妇产科疾病诊疗与临床护理

王丹丹 等 主编

吉林科学技术出版社

图书在版编目（CIP）数据

妇产科疾病诊疗与临床护理/王丹丹等主编 . -- 长
春：吉林科学技术出版社，2024.3
ISBN 978-7-5744-1094-7

Ⅰ.①妇... Ⅱ.①王... Ⅲ.①妇产科病—诊疗②妇产
科病—护理 Ⅳ.① R71 ② R473.71

中国国家版本馆 CIP 数据核字 (2024) 第 059325 号

妇产科疾病诊疗与临床护理

主　　编	王丹丹　等	
出 版 人	宛　霞	
责任编辑	张　楠	
封面设计	刘　雨	
制　　版	刘　雨	
幅面尺寸	185mm×260mm	
开　　本	16	
字　　数	308 千字	
印　　张	14.25	
印　　数	1~1500 册	
版　　次	2024 年 3 月第 1 版	
印　　次	2024 年 12 月第 1 次印刷	

出　　版	吉林科学技术出版社
发　　行	吉林科学技术出版社
地　　址	长春市福祉大路5788 号出版大厦A 座
邮　　编	130118
发行部电话/传真	0431–81629529 81629530 81629531
	81629532 81629533 81629534
储运部电话	0431–86059116
编辑部电话	0431–81629510
印　　刷	廊坊市印艺阁数字科技有限公司

书　　号	ISBN 978-7-5744-1094-7
定　　价	84.00元

前　言

妇女作为特殊群体，其健康问题受到全社会高度关注。随着我国社会的进步，医疗保障水平的不断提高，妇产科专业的诊疗任务将更加繁重，这也对妇产科学科建设、医务人员的技术能力提出了更高的要求。制定科学、合理、可操作的妇产科疾病诊疗流程，进一步提高医务人员的诊疗能力与水平，规范临床诊疗行为，无疑是保障医疗质量与安全的重要措施。

妇产科学是临床医学的一门专科，专门研究妇女生殖系统疾病和生育的学科。由于机体的整体性，生殖系统的病变和生理变化可能影响生育及其他系统而发生并发症。本书内容主要包括女性生殖系统炎症、女性不孕症相关疾病、宫内节育器、输卵管绝育术与复通术、妇科疾病的护理、产褥期的护理和胎儿及新生儿的护理。本书内容全面、新颖、实用性强，是指导临床实践理想的工具书和参考书。

由于编者的能力和水平有限，书中难免存在错误和疏漏，恳请使用本书的广大读者和同仁给予批评和指正。

目 录

第一章 女性生殖系统炎症

第一节 外阴及阴道炎症

外阴及阴道炎症是妇科最常见的疾病。外阴及阴道炎可单独存在，也可同时存在。

一、概述

（一）阴道自净作用

生理情况下，雌激素使阴道上皮增生变厚并富含糖原，增加对病原体的抵抗力，糖原在阴道乳杆菌的作用下分解为乳酸，维持阴道正常的酸性环境（pH ≤ 4.5，多在3.8～4.4），使适应弱碱性环境中的病原体受到抑制，称为阴道自净作用。

1. 阴道正常菌群

正常阴道内有病原体寄居形成阴道正常菌群。正常阴道中以产生H_2O_2的乳杆菌占优势，乳杆菌一方面分解糖原，使阴道处于酸性环境；另一方面，产生的H_2O_2及其他抗微生物a因子可抑制或杀灭其他细菌包括厌氧菌，在维持阴道正常菌群中起关键作用。

2. 阴道生态系统及影响阴道生态平衡的因素

虽然正常阴道内有多种细菌存在，但由于阴道与这些菌群之间形成生态平衡并不致病，阴道环境影响菌群，菌群也影响阴道环境。阴道生态平衡一旦被打破或外源病原体侵入，即可导致炎症发生。影响阴道生态平衡的因素主要为pH，体内雌激素水平、频繁性交、阴道灌洗等均可改变阴道pH，进而影响阴道生态平衡。雌激素水平低，阴道上皮糖原含量下降，阴道pH升高；性交后阴道pH可上升至7.2并维持6～8小时；阴道灌洗，尤其是中性或碱性灌洗液可中和阴道分泌物，使阴道pH上升，不利于乳杆菌生长。阴道菌群的变化也可影响阴道生态平衡，如长期应用抗生素抑制乳杆菌生长，从而使其他致病菌成为优势菌。其他因素如阴道异物也可改变阴道生态平衡，引起炎症。

（二）阴道分泌物

正常妇女有一定量的阴道分泌物，分泌物清亮、透明或乳白色、无味，不引起外阴刺激症状。除外阴阴道炎外，宫颈炎症、盆腔炎症等疾病也可导致阴道分泌物增多。因此，对阴道分泌物异常者应做全面的妇科检查。

外阴及阴道炎症的共同特点是阴道分泌物增多及外阴瘙痒，但因病原体不同，分泌物特点、性质及瘙痒轻重不同。在进行妇科检查时，应注意阴道分泌物的颜色、气味及

pH。应取阴道上、中 1/3 侧壁分泌物做 pH 测定及病原体检查。

二、非特异性外阴炎

（一）病因

外阴与尿道、肛门临近，经常受到经血、阴道分泌物、尿液、粪便的刺激，若不注意皮肤清洁易引起外阴炎。另外，糖尿病患者糖尿的刺激、粪瘘患者粪便的刺激及尿瘘患者尿液的长期浸渍等也可引起外阴炎。此外，穿紧身化纤内裤导致局部通透性差、局部潮湿及经期使用卫生巾的刺激，亦可引起非特异性外阴炎。

（二）临床表现

外阴皮肤瘙痒、疼痛、烧灼感，于活动、性交、排尿及排便时加重。

检查见局部充血、肿胀、糜烂，常有抓痕，严重者可形成溃疡或湿疹。慢性炎症可使皮肤增厚、粗糙、皲裂，甚至苔藓样变。

（三）治疗

1. 病因治疗

积极寻找病因，去除可能的发病因素，若发现糖尿病应及时治疗糖尿病，若有尿瘘或粪瘘应及时行修补术。

2. 局部治疗

可用 0.1% 聚维酮碘或 1:5000 高锰酸钾液坐浴，每日 2 次，每次 15 ～ 30 分钟。坐浴后擦涂抗生素软膏等。此外，可选用中药水煎熏洗外阴部，每日 1 ～ 2 次。急性期还可选用微波或红外线局部物理治疗。

三、前庭大腺炎

病原体侵入前庭大腺引起炎症，称前庭大腺炎。因前庭大腺解剖部位的特点，其位于两侧大阴唇后 1/3 深部，腺管开口于处女膜与小阴唇之间，在性交、分娩等其他情况污染外阴部时，易发生炎症。此病以育龄妇女多见，幼女及绝经后妇女少见。

（一）病原体

主要病原体为葡萄球菌、大肠埃希菌、链球菌、肠球菌。随着性传播感染发病率的增加，淋病奈瑟菌及沙眼衣原体已成为常见病原体。急性炎症发作时，病原体首先侵犯腺管，腺管呈急性化脓性炎症，腺管开口往往因肿胀或渗出物凝聚而阻塞，脓液不能外流、积存而形成脓肿，称前庭大腺脓肿。

（二）临床表现

炎症多发生于一侧。初起时多为前庭大腺导管炎，表现为局部肿胀、疼痛、灼热感、行走不便，有时会致大小便困难。检查见局部皮肤红肿、发热、压痛明显，有时患侧前庭大腺开口处可见白色小点。当脓肿形成时，疼痛加剧，脓肿直径可达 3 ～ 6cm，局部可触及波动感。部分患者出现发热等全身症状，腹股沟淋巴结可呈不同程度增大。当脓肿内压力增大时，表面皮肤变薄，脓肿自行破溃，若破孔大，可自行引流，炎症较快消退而痊愈；若破孔小，引流不畅，则炎症持续不消退，并可反复急性发作。

（三）治疗

急性炎症发作时，需卧床休息，局部保持清洁。可取前庭大腺开口处分泌物做细菌培养，确定病原体。根据病原体选用口服或肌内注射抗生素。此外，可选用清热、解毒中药局部热敷或坐浴。脓肿形成后可切开引流并做造口术，因单纯切开引流只能暂时缓解症状，切口闭合后，仍可形成囊肿或反复感染。

四、前庭大腺囊肿

（一）病因

前庭大腺囊肿系因前庭大腺管开口部阻塞，分泌物积聚于腺腔而形成。

前庭大腺管阻塞的原因：

（1）前庭大腺脓肿消退后，腺管阻塞，脓液吸收后由黏液分泌物所代替。

（2）先天性腺管狭窄或腺腔内黏液浓稠，分泌物排出不畅，导致囊肿形成。

（3）前庭大腺管损伤，如分娩时会阴与阴道裂伤后瘢痕阻塞腺管口，或会阴侧切术损伤腺管。前庭大腺囊肿可继发感染形成脓肿反复发作。

（二）临床表现

前庭大腺囊肿多由小逐渐增大，有些可持续数年不变。若囊肿小且无感染，患者无自觉症状，往往于妇科检查时方被发现；若囊肿大，患者可有外阴坠胀感或性交不适。检查见囊肿多呈椭圆形，大小不等，囊肿多为单侧，也可为双侧。

（三）治疗

行前庭大腺囊肿造口术取代以前的囊肿剥出术，造口术方法简单，损伤小，术后还能保留腺体功能。近年采用 CO_2 激光或电刀做囊肿造口术效果良好，术中出血少，无须缝合，术后不用抗生素，局部无瘢痕形成，并可保留腺体功能。

（四）护理

（1）提供清凉的环境，室内注意通风，空气清新，保持室温在 18～20℃，相对湿度 50%～60% 为宜。嘱患者卧床休息，减少活动时对脓肿的刺激，限制活动量。

（2）进食清淡的高蛋白、高热量、高维生素、易消化饮食，增强机体抵抗力。鼓励患者多喝水，每日饮水量保持 1500～2000mL。

（3）注意会阴部清洁，常换内衣裤。遵医嘱用中药或抗生素治疗，局部热敷或坐浴。脓肿形成后可切开引流或做造口术。

（4）测量体温：体温突然升高或骤降要随时测量。体温高可给予物理降温。遵医嘱给予抗生素、退热药。出汗后要及时更换衣服，注意保暖。

（五）健康教育

（1）卧床休息及半卧床的重要性：有利于脓液聚积于直肠子宫陷凹，使炎症局限。适当休息活动。

（2）患者局部热敷及坐浴的方法和注意事项：用 1:5000 高锰酸钾液坐浴，每天 1～2 次，注意浓度准确，温度 40℃左右，时间 20～30 分钟。

（3）饮食指导：进高蛋白、高维生素、易消化食物。

五、滴虫阴道炎

滴虫阴道炎由阴道毛滴虫引起，是常见的阴道炎。阴道毛滴虫适宜在温度 25～40℃、pH 5.2～6.6 的潮湿环境中生长，pH 在 5 以下或 7.5 以上的环境中不生长。月经前后阴道 pH 发生变化，经后接近中性，故隐藏在腺体及阴道皱襞中的滴虫于月经前后常得以繁殖，引起炎症发作。滴虫能消耗或吞噬阴道上皮细胞内的糖原，阻碍乳酸生成，使阴道 pH 升高。滴虫阴道炎患者的阴道 pH 一般在 5～6.5，多数 pH > 6。滴虫不仅寄生于阴道，还常侵入尿道或尿道旁腺，甚至膀胱、肾盂及男方的包皮皱褶、尿道或前列腺中。

滴虫性阴道炎属性传播感染，与沙眼衣原体感染、淋病奈瑟菌感染、盆腔炎性疾病、宫颈上皮内瘤样病变、人获得性免疫缺陷病毒感染，以及早产、胎膜早破、低出生体重儿存在相关性。

（一）传播方式

1.经性交直接传播

成人滴虫性阴道炎 90% 由性交传播。由于男性感染滴虫后常无症状，易成为感染源。

2.间接传播

较少见，主要是幼女滴虫感染的主要原因。经公共浴池、浴盆、浴巾、游泳池、坐式便器、衣物、污染的器械及敷料等传播。

（二）临床表现

潜伏期为 4～28 天。25%～50% 的患者感染初期无症状，症状有无及症状轻重取决于局部免疫因素、滴虫数量多少及毒力强弱。

主要症状是阴道分泌物的增多及外阴瘙痒，间或有灼热、疼痛、性交痛等。分泌物的典型特点为稀薄脓性、黄绿色、泡沫状、有臭味。分泌物特点因炎症轻重及有无合并感染而不同。分泌物呈脓性是因分泌物中含有白细胞，若合并其他感染则呈黄绿色；呈泡沫状、有臭味是因滴虫无氧糖酵解，产生腐臭气体。瘙痒部位主要为阴道口及外阴。若尿道口有感染，可有尿频、尿痛，有时可见血尿。阴道毛滴虫能吞噬精子，并能阻碍乳酸生成，影响精子在阴道内存活，可致不孕。

检查见阴道黏膜充血，严重者有散在出血点，甚至宫颈有出血斑点，形成"草莓样"宫颈，后穹隆有多量白带，呈灰黄色、黄白色稀薄液体或黄绿色脓性分泌物，常呈泡沫状。带虫者阴道黏膜无异常改变。

（三）诊断

典型病例容易诊断，若在阴道分泌物中找到滴虫即可确诊。最简便的方法是生理盐水悬滴法，显微镜下见到呈波状运动的滴虫及增多的白细胞。在有症状的患者中，其阳性率达80%～90%。对可疑患者，若多次悬滴法未能发现滴虫时，可送培养，准确性达98%左右。取分泌物前24～48小时避免性交、阴道灌洗或局部用药，取分泌物时窥器不涂润滑剂，分泌物取出后应及时送检并注意保暖，否则滴虫活动力减弱，造成辨认困难。目前，聚合酶链反应（PCR）可用于滴虫的诊断，敏感性及特异性均与培养法相似，但较培养法简单。

（四）治疗

硝基咪唑类药物主要用于治疗滴虫性阴道炎，滴虫性阴道炎经常合并其他部位的滴虫感染，故不推荐局部用药。主要治疗药物为甲硝唑。

1. 推荐方案

全身用药：甲硝唑，2g，单次口服；或替硝唑，2g，单次口服。

2. 替代方案

全身用药：甲硝唑，400mg，口服，2次/日，共7天。

对于不能耐受口服药物或不适宜全身用药者，可选择阴道局部用药，但疗效低于口服用药。

3. 性伴侣的治疗

滴虫阴道炎主要经性行为传播，性伴侣应同时进行治疗，治疗期间避免无保护性交。

4. 治疗后随诊

治疗后无临床症状及初始无症状者不需随访。

5. 妊娠期滴虫阴道炎的处理

对妊娠期滴虫阴道炎进行治疗，可缓解阴道分泌物增多症状，防止新生儿呼吸道和生殖道感染，阻止阴道毛滴虫的进一步传播，但临床中应权衡利弊，知情选择。治疗可选择甲硝唑，400mg，口服，每日2次，共7天。

六、外阴阴道假丝酵母菌病

外阴阴道假丝酵母菌病（VVC）是一种由念珠菌引起的机会性真菌感染，是常见的妇产科感染性疾病，约占微生物所致阴道炎的1/4～1/3。

（一）病原体及诱发因素

80%～90%的VVC由白色念珠菌引起，少数由非白色念珠菌（如光滑念珠菌、近平滑念珠菌及热带念珠菌等）引起。有研究认为，近年来非白色念珠菌引起的 VVC 有上升的趋势。酸性环境适宜假丝酵母菌的生长，有假丝酵母菌感染的阴道 pH 多在 4.0～4.7，通常 pH < 4.5。

白假丝酵母菌为双相菌，有酵母相及菌丝相，酵母相为芽生孢子，在无症状寄居及传播中起作用；菌丝相为芽生孢子伸长形成假菌丝，侵袭组织能力加强。假丝酵母菌对热的抵抗力不强，加热至 60℃后 1 小时即死亡；但对于干燥、日光、紫外线及化学制剂等抵抗力较强。

白假丝酵母菌为条件致病菌，10%～20%非孕妇女及 30%孕妇阴道中有此菌寄生，但菌量极少，呈酵母相，并不引起症状，只有在全身及阴道局部细胞免疫力下降，假丝酵母菌大量繁殖，并转变为菌丝相，才出现症状。

VVC 是一种内源性疾病，念珠菌是人阴道内 20 多种微生物中的一种，在 10%的正常女性阴道和 30%妊娠女性阴道内可以存在而不致病，我们称为定殖。在女性阴道内，占优势的乳杆菌对维持阴道正常菌群及阴道的自净作用起关键作用，同时它分泌的一些物质（如硬脂酸）可以抑制念珠菌由孢子相转为菌丝相，从而减少其繁殖的机会。任何原因造成的乳杆菌减少或消失，都可以给念珠菌提供繁殖的能源和条件。

常见发病诱因主要有以下几种：

1. 妊娠

妊娠时机体免疫力下降，性激素水平高，阴道组织内糖原增加，酸度增高，有利于假丝酵母菌生长，雌激素还有促进假菌丝形成的作用。

2. 糖尿病

糖尿病患者机体免疫力下降，阴道内糖原增加，适合假丝酵母菌繁殖。

3. 大量应用免疫抑制剂

使机体抵抗力降低。

4. 长期应用广谱抗生素

改变了阴道内病原体之间的相互制约关系。

5. 其他诱因

胃肠道假丝酵母菌、穿紧身化纤内裤及肥胖，后者可使会阴局部温度及相对湿度增加，假丝酵母菌易于繁殖引起感染。

（二）传染途径

主要为内源性传染，假丝酵母菌除作为条件致病菌寄生于阴道外，也可寄生于人的口腔、肠道，一旦条件适宜可引起感染。部分患者可通过性交直接传染或通过接触感染的衣物间接传染。

（三）临床表现

主要表现为外阴瘙痒、灼痛，严重时坐卧不宁，异常痛苦，还可伴有尿频、尿痛及性交痛。部分患者阴道分泌物增多，分泌物由脱落上皮细胞和菌丝体、酵母菌和假菌丝组成，其特征是白色稠厚呈凝乳或豆腐渣样。若为外阴炎，妇科检查外阴可见地图样红斑，即在界限清楚的大红斑周围有小的卫星病灶，另可见外阴水肿，常伴有抓痕。若为阴道炎，阴道黏膜可见水肿、红斑，小阴唇内侧及阴道黏膜上附有白色块状物，擦除后露出红肿黏膜面，急性期还可见到糜烂及浅表溃疡。

（四）诊断

典型病例不难诊断。若在分泌物中观察到白假丝酵母菌即可确诊。

1. 悬滴法

取少许凝乳状分泌物，放于盛有 10% 氢氧化钾的玻片上，混匀后在显微镜下找到芽孢和假菌丝。由于 10% 氢氧化钾可溶解其他细胞成分，使假丝酵母菌检出率提高，阳性率为 70%～80%，高于生理盐水的 30%～50%。

2. 涂片法

取少许凝乳状分泌物，均匀涂在玻片上，革兰染色后在显微镜下找到芽孢和假菌丝。菌丝阳性率为 70%～80%。

3. 培养法

若有症状而多次涂片检查为阴性，或为顽固病例，为确诊是否为非白假丝酵母菌感染，可采用培养法，应同时进行药物敏感试验。

pH 测定具有重要鉴别意义，若 pH < 4.5，可能为单纯假丝酵母菌感染，若 pH > 4.5，并且涂片中有多量白细胞，可能存在混合感染。

（五）治疗

消除诱因，根据患者情况选择局部或全身应用抗真菌药物。

1. 消除诱因

消除诱因是减少或防止复发的关键。若有糖尿病应积极治疗，及时停用广谱抗生素、雌激素及类固醇皮质激素。

2. 局部用药

可选用下列药物放于阴道内：

（1）咪康唑栓剂，每晚 200mg，连用 7 天；或每晚 400mg，连用 3 天；或 1200mg，单次应用。

（2）克霉唑栓剂，每晚 100mg，塞入阴道深部，连用 7 天；或 500mg，单次用药。

（3）制霉菌素栓剂，每晚 10 万 U，连用 10～14 天。

局部用药前，是否行阴道冲洗及用何种液体冲洗，目前观点尚不一致。多数国内学者认为，急性期阴道冲洗可减少分泌物并减轻瘙痒症状。临床多用 2%～4% 硼酸液冲洗阴道，帮助阴道恢复为弱酸性环境。

3. 全身用药

症状严重者、经局部治疗未愈者、不能耐受局部用药者、未婚妇女及不愿采用局部用药者均可选用口服药物。首选药物：氟康唑 150mg，顿服。也可选用伊曲康唑每次 200mg，每日 2 次，仅用 1 天。

4. 复发性外阴阴道假丝酵母菌病（RVVC）的治疗

由于外阴阴道假丝酵母菌病容易在月经前后复发，故治疗后应在月经前后复查阴道分泌物。若患者经治疗临床症状及体征消失，真菌学检查阴性后又出现真菌学证实的症状称为复发，若 1 年内发作 4 次或以上称为复发性外阴阴道假丝酵母菌病。

VVC 经治疗后 5%～10%复发，部分 RVVC 病例有诱发因素，但大部分患者的复发机制不明。对复发病例应检查并消除诱因，并应检查是否合并其他感染性疾病，如艾滋病、滴虫阴道炎、细菌性阴道病等。

应根据药物敏感试验结果及患者个人情况选择抗真菌药物，原则是先采用长疗程的强化治疗后，复查有效者开始长达半年左右的低剂量巩固治疗。

5. 性伴侣治疗

约 15%男性与女性患者接触后患有龟头炎，对有症状男性应进行念珠菌检查及治疗，预防女性重复感染。

6. 妊娠期 VVC 的处理

感染率为 9.4%～18.5%，可引起新生儿真菌感染。无症状者不需要治疗，如出现外阴瘙痒、白带增多时，应治疗。妊娠期 VVC 的治疗以阴道用药为主，可选用克霉唑或制霉菌素等。

七、细菌性阴道病

细菌性阴道病（BV）是以阴道乳杆菌减少或消失，相关微生物增多为特征的临床综合征。与盆腔炎、不孕、不育、流产、妇科和产科手术后感染、早产、胎膜早破、新生儿感染和产褥感染等发生有关。

（一）病因

与 BV 发病相关的微生物包括：阴道加德纳菌、普雷沃菌属、动弯杆菌、拟杆菌、消化链球菌、阴道阿托普菌和人型支原体等。

正常阴道内以产生 H_2O_2 的乳杆菌占优势。细菌性阴道病时，阴道内产生 H_2O_2 的乳杆菌减少而其他细菌大量繁殖，其中以厌氧菌居多，厌氧菌数量可增加 100～1000 倍。厌氧菌繁殖的同时可产生胺类物质（尸胺、腐胺、三甲胺），使阴道分泌物增多并有臭味。

促使阴道菌群发生变化的原因仍不清楚，推测可能与多个性伴侣、频繁性交或阴道灌洗使阴道碱化有关。

（二）临床表现

大约半数 BV 患者无临床症状，有症状者可表现为白带增多伴腥臭味，体检见外阴阴道黏膜无明显充血等炎性反应，阴道分泌物呈灰白色，均匀一致，稀薄，常黏附于阴道壁，但黏度很低，容易将分泌物从阴道壁拭去。

（三）诊断

下列 4 项中有 3 项阳性即可临床诊断为细菌性阴道病，其中线索细胞阳性必备。

（1）匀质、稀薄、白色的阴道分泌物。

（2）阴道 pH > 4.5（pH 通常为 4.7 ～ 5.7，多为 5.0 ～ 5.5）。

（3）氨试验（Whiff test）阳性：取阴道分泌物少许放在玻片上，加入 10% 氢氧化钾 1 ～ 2 滴，产生一种烂鱼肉样腥臭气味，这是由于胺遇碱释放氨所致。

（4）线索细胞（clue cell）阳性：取少许分泌物放在玻片上，加一滴生理盐水混合，高倍显微镜下寻找线索细胞，在严重病例中，线索细胞可达 20% 以上，但几乎无白细胞。线索细胞即阴道脱落的表层细胞，于细胞边缘贴附颗粒状物即各种厌氧菌，尤其是加德纳菌，细胞边缘不清。

此外，有条件者可采用阴道涂片 Nugent 评分诊断。

（四）治疗

选用抗厌氧菌药物，主要有甲硝唑、克林霉素。

1. 治疗指征

有症状患者、妇科和产科手术前患者、无症状孕妇。

2. 具体方案

（1）首选方案：甲硝唑 400mg，口服，每日 2 次，共 7 天；或甲硝唑阴道栓（片）200mg，每日 1 次，共 5 ～ 7 天；或 2% 克林霉素膏（5g），阴道上药，每晚 1 次，共 7 天。

（2）替换方案：克林霉素 300mg，口服，每日 2 次，共 7 天。

可选用恢复阴道正常菌群的制剂。

应用甲硝唑期间及停药 24 小时之内禁止饮酒。

3. 性伴侣的治疗

本病虽与多个性伴侣有关，但对性伴侣给予治疗并未改善治疗效果及降低其复发。因此，性伴侣不需要常规治疗。

4. 妊娠期细菌性阴道病的治疗

由于本病与不良妊娠结局有关，应在妊娠中期进行细菌性阴道病的筛查，任何有症状的细菌性阴道病孕妇及无症状的高危孕妇（有胎膜早破、早产史）均需治疗。妊娠期应用甲硝唑需采用知情选择原则。

（1）首选方案：甲硝唑 400mg，口服，每日 2 次，共 7 天。

（2）替换方案：克林霉素 300mg，口服，每日 2 次，共 7 天。

八、老年性阴道炎

老年性阴道炎见于自然绝经及卵巢去势后妇女，因卵巢功能衰退，雌激素水平降低，阴道壁萎缩，黏膜变薄，上皮细胞内糖原含量减少，阴道内 pH 增高，局部抵抗力降低，致病菌容易入侵、繁殖引起炎症。

（一）临床表现

主要症状为阴道分泌物增多及外阴瘙痒、灼热感。阴道分泌物稀薄，呈淡黄色，严重者呈脓血性白带。可伴有性交痛。检查见阴道呈老年性改变，上皮萎缩、菲薄，皱襞消失，上皮变平滑。阴道黏膜充血，有小出血点，有时可见浅表溃疡。

（二）诊断

根据年龄及临床表现，诊断一般不难，但应排除其他疾病才能诊断。应取阴道分泌物检查，显微镜下见大量基底层细胞及白细胞而无滴虫及假丝酵母菌。应注意查找造成老年性阴道炎的致病微生物，多为需氧菌和厌氧菌感染引起。

对有血性白带者，应与子宫恶性肿瘤鉴别。对阴道壁肉芽组织及溃疡需与阴道癌相鉴别，可行局部活组织检查。

（三）治疗

治疗原则为增加阴道抵抗力及抑制病原微生物生长。

1. 增加阴道抵抗力

给予雌激素制剂，可局部给药，也可全身给药。

2. 抑制微生物生长

用乳酸或 0.5%醋酸液冲洗阴道，每日 1 次，增加阴道酸度，抑制细菌生长繁殖。阴道冲洗后，应用抗生素如甲硝唑 200mg 或诺氟沙星 100mg，放于阴道深部，每日 1 次，7～10 天为 1 个疗程。

九、婴幼儿外阴阴道炎

婴幼儿阴道炎常见于 5 岁以下幼女，多与外阴炎并存。

（一）病因

1. 婴幼儿解剖特点

幼女外阴发育差，不能遮盖尿道口及阴道前庭，细菌容易侵入。

2. 婴幼儿的阴道环境

新生儿出生数小时后，阴道内即可检测出细菌，由于受母亲及胎盘雌激素的影响，阴道上皮内富含糖原，阴道 pH 低，为 4～4.5。此时，阴道内优势菌群为乳杆菌。出生后 2～3 周，雌激素水平下降，阴道上皮逐渐变薄，糖原减少，pH 上升至 6～8，乳杆菌不再为优势菌，易受其他细菌感染。

3. 婴幼儿卫生习惯不良

外阴不洁、大便污染、外阴损伤或蛲虫感染均可引起炎症。

4. 阴道误放异物

婴幼儿好奇，在阴道内放置橡皮、纽扣、果核、发夹等异物，造成继发感染。

（二）病原体

常见病原体有大肠埃希菌及葡萄球菌、链球菌等。其他有淋病奈瑟菌、滴虫、假丝酵母菌等。病原体常通过患病母亲或保育员的手、衣物、毛巾、浴盆等间接传播。

（三）临床表现

主要症状为阴道分泌物增多，呈脓性。临床上多由母亲发现婴幼儿内裤上有脓性分泌物而就诊。由于大量分泌物刺激引起外阴痛痒，患儿哭闹、烦躁不安或用手搔抓外阴。部分患儿伴有泌尿系统感染，出现尿急、尿频、尿痛。若有小阴唇粘连，排尿时尿流变细或分道。

检查可见外阴、阴蒂、尿道口、阴道口黏膜充血、水肿，有脓性分泌物自阴道口流出。病变严重者，外阴表面可见溃疡，小阴唇可发生粘连，粘连的小阴唇有时遮盖阴道口及尿道口。在检查时还应做肛诊排除阴道异物及肿瘤。对有小阴唇粘连者，应注意与外生殖器畸形鉴别。

（四）诊断

婴幼儿语言表达能力差，采集病史常需详细询问女孩母亲，同时询问母亲有无阴道炎病史，结合症状及查体所见，通常可做出初步诊断。用细棉拭子或吸管取阴道分泌物找滴虫、假丝酵母菌或涂片染色做病原学检查，以明确病原体，必要时做细菌培养。

（1）保持外阴清洁、干燥，减少摩擦。

（2）针对病原体选择相应口服抗生素治疗，或用吸管将抗生素溶液滴入阴道。

（3）对症处理有蛲虫者，给予驱虫治疗；若阴道有异物，应及时取出；小阴唇粘连者外涂雌激素软膏后，多可松解，严重者应分离粘连，并涂以抗生素软膏。

第二节 宫颈炎症

一、急性子宫颈炎

急性子宫颈炎多见于不洁性交后，产后、剖宫产后引起的宫颈损伤，人工流产术时，一些宫颈手术时扩张宫颈的损伤或穿孔，以及诊断性刮宫时宫颈或宫体的损伤等，病原体进入损伤部位而发生的感染，如产褥感染、感染性流产等。此外，医务人员不慎在产道内遗留纱布，以及不适当地使用高浓度的酸性或碱性药液冲洗阴道等均可引起急性子宫颈炎。

（一）病原体

最常见的病原体为淋球菌及沙眼衣原体，淋球菌感染时 45%～60% 常合并沙眼衣原体感染，其次为一般化脓菌，如葡萄球菌、链球菌、大肠杆菌、滴虫、念珠菌、阿米巴原虫等。淋球菌及沙眼衣原体可累及子宫颈黏膜的腺体，沿黏膜表面扩散的浅层感染。其他病原体与淋球菌不同，侵入宫颈较深，可通过淋巴管引起急性盆腔结缔组织炎，致病情严重。

（二）病理

急性宫颈炎的病理变化可见宫颈红肿，颈管黏膜水肿，组织学表现可见血管充血，子宫颈黏膜及黏膜下组织、腺体周围见大量中性粒细胞浸润，腺腔内见脓性分泌物，这种分泌物可由子宫口流出。

（三）临床表现

淋菌性宫颈炎和沙眼衣原体性宫颈炎主要侵犯宫颈管内黏膜腺体的柱状上皮，如直接向上蔓延则可导致上生殖道黏膜感染。一般化脓菌则侵入宫颈组织较深，并可沿两侧宫颈淋巴管向上蔓延导致盆腔结缔组织炎。淋菌性或一般化脓菌性宫颈炎表现为脓性或脓血性白带增多，下腹坠痛、腰背痛、性交疼痛和尿路刺激症状，体温可轻微升高。如感染沿宫颈淋巴管向周围扩散，则可引起宫颈上皮脱落，甚至形成溃疡。本病常与阴道炎症同时发生，也可同时发生急性子宫内膜炎。

妇科检查见宫颈充血、红肿，颈管黏膜水肿，宫颈黏膜外翻，宫颈触痛，脓性分泌物从宫颈管内流出，特别是淋菌性宫颈炎时，尿道、尿道旁腺、前庭大腺亦可同时感染而有脓液排出。沙眼衣原体性宫颈炎则症状不典型或无症状，有症状者表现为宫颈分泌物增多，点滴状出血或尿路刺激症状，妇科检查宫颈口可见黏液脓性分泌物。

（四）诊断

根据病史、症状及妇科检查，诊断急性宫颈炎并不困难，关键是确定病原体。疑为淋球菌感染时，应取宫颈管内分泌物做涂片检查（敏感性 50%～70%）或细菌培养（敏感性 80%～90%），对培养可疑的菌落，可采用单克隆抗体免疫荧光法检测。检测沙眼衣原体感染时，可取宫颈管分泌物涂片染色找细胞质内包涵体，但敏感性不高，培养法技术要求高，费时长，难以推广，目前推荐的方法是直接免疫荧光法（DFA）或酶免疫法（EIA），敏感性在 89%～98%。注意诊断时要考虑是否合并急性子宫内膜炎和盆腔炎。

（五）治疗

以全身治疗为主，抗生素选择、给药途径、剂量和疗程则根据病原体和病情严重程度决定。目前，淋菌性宫颈炎推荐的首选药物为头孢曲松，备用药物有大观霉素、青霉素、氧氟沙星、左氧氟沙星、依诺沙星等，治疗时需同时加服多西环素（强力霉素）。沙眼衣原体性宫颈炎推荐的首选药物为阿奇霉素或多西环素，备用药物有米诺环素、氧氟沙星等。一般化脓菌感染最好根据药敏试验进行治疗。念珠菌和滴虫性宫颈炎参见阴道炎的治疗方法。急性宫颈炎的治疗应力求彻底，以免形成慢性宫颈炎。

二、慢性子宫颈炎

慢性子宫颈炎多由急性子宫颈炎转变而来，往往是急性宫颈炎治疗不彻底，病原体隐居于子宫颈黏膜内形成慢性炎症。急性宫颈炎容易转为慢性的原因主要是由于宫颈黏膜皱褶较多，腺体呈葡萄状，病原体侵入腺体深处后极难根除，导致病程反复、迁延不愈所致。阴道分娩、流产或手术损伤宫颈后，继发感染亦可表现为慢性过程。此外，不洁性生活、雌激素水平下降、阴道异物（如子宫托）均可引起慢性宫颈炎。其病原体一般为葡萄球菌、链球菌、沙眼衣原体、淋球菌、厌氧菌等。也有患者不表现急性症状，直接发生慢性宫颈炎。

（一）病理

慢性子宫颈炎表现为宫颈糜烂、宫颈息肉、宫颈黏膜炎、宫颈腺囊肿、宫颈肥大及宫颈外翻。

1. 宫颈糜烂

宫颈糜烂是慢性宫颈炎的一种形式，宫颈糜烂形成的原因有以下3种。

（1）先天性糜烂：指女性胎儿在生殖系统发育时受母体性激素影响，导致鳞、柱交界向外迁移，宫颈外口为柱状上皮覆盖。正常时新生儿出生后糜烂仅存在较短时间，当来自母体的雌激素水平下降后即逐渐自然消退，但亦有个别患者糜烂长期持续存在，先天性糜烂的宫颈形状往往是正常或稍大，不甚整齐，宫颈口多为裂开。

（2）后天性糜烂：指宫颈管内膜柱状上皮向阴道方向增生，超越宫颈外口所致的糜烂，仅发生于卵巢功能旺盛的妊娠期，产后可自行消退。患者虽诉白带增多，但为清澈的黏液，病理检查在柱状上皮下没有炎症细胞浸润，仅见少数淋巴细胞，后天性糜烂的宫颈往往偏大，宫颈口正常或横裂或为不整齐的破裂。糜烂面周围的境界与正常宫颈上皮的界限清楚，甚至可看到交界线呈现一道凹入的线沟，有的糜烂可见到毛细血管浮现在表面上，表现为局部慢性充血。

（3）炎症性糜烂：是慢性宫颈炎最常见的病理改变，宫颈阴道部的鳞状上皮被宫颈管柱状上皮所替代，其外表呈红色，所以不是真正的糜烂，故称假性糜烂，光镜下可见黏膜下有多核白细胞及淋巴细胞浸润，间质则有小圆形细胞和浆细胞浸润，黏膜下结缔组织的浅层为炎性细胞浸润的主要场所，宫颈的纤维组织增生。宫颈管黏膜也有增生，突出子宫颈口外形成息肉状。

根据糜烂表面可分为以下3种不同类型：

1）单纯型：此型糜烂面的表面系一片红色光滑面，糜烂较浅，有一层柱状上皮覆盖。

2）颗粒型：此型糜烂面的组织增生，形成颗粒状。

3）乳头型：此型糜烂组织增生更明显，形成一团成乳头状。

根据糜烂区所占宫颈的比例可分3度：

1）轻度糜烂：系糜烂面积占整个宫颈面积的1/3以内。

2）中度糜烂：系糜烂面积占整个宫颈面积的1/3～2/3。

3）重度糜烂：系糜烂面积占整个宫颈面积的2/3以上。

此外，在幼女及未婚妇女有时见宫颈红色，细颗粒状，形似糜烂，但无炎症，是颈管柱状上皮外移，不应称为糜烂。

宫颈糜烂在其修复的过程中，柱状上皮下的基底细胞（储备细胞）增生，最后分化为鳞状上皮，邻近的鳞状上皮也可向糜烂面的柱状上皮生长，逐渐将腺上皮推移，最后完全由鳞状上皮覆盖而痊愈。糜烂的愈合呈片状分布，新生的鳞状上皮生长于炎性糜烂组织的基础上，故表层细胞极易脱落而变薄，稍受刺激又可恢复糜烂，因此愈合和炎症的扩展交替发生，不容易彻底治愈。这种过程是受卵巢内分泌、感染、损伤及酸碱度的影响。两种上皮细胞在争夺中不断地增生、增殖，而起到不同的变化。

基底层细胞增生：系基底层与基底旁层形成一界限清楚的厚层，其中细胞质明显嗜碱，细胞层次清楚，都是成熟的细胞。

储备细胞增生：是在宫颈部表面或腺体内的柱状上皮细胞与基底层之间有1～2层细胞增生，这些细胞为多角形或方形，细胞质有空泡，并稍嗜碱，胞核较大，呈圆形或椭圆形，染色质分布均匀，很少核分裂，这些细胞系储备细胞增生，如储备细胞超过3层，则系储备细胞增殖。

鳞状上皮化生：在宫颈部常有鳞状上皮细胞的化生，也是储备细胞的增殖，细胞核成熟，细胞分化良好，细胞间桥形成，深层细胞排列与基底层呈直角，而浅层细胞的排列则与表面平行。鳞状上皮化生可能是柱状上皮部分或全部被鳞状上皮所代替，从而形成不规则大小片，层次不清的上皮层，这一过程可在宫颈部上，也可在腺腔内发生。

分化良好的正常鳞状上皮细胞：化生前阶段的上皮细胞则形成波浪式和柱状的上皮细胞团，伸入纤维组织，并可在宫颈管的腺体内看到。

2. 宫颈息肉

由于炎症的长期刺激，使宫颈管局部黏膜增生，自基底层逐渐向宫颈外口部突出，形成一个或多个宫颈息肉。息肉色红，呈舌形，质软而脆，血管丰富易出血。蒂细长，长短不一，多附着于颈管外口或颈管壁内，直径1cm左右。镜下见息肉表面覆盖一层柱状上皮，中心为结缔组织，伴充血、水肿及炎性细胞浸润，极易复发。息肉的恶变率不到1%。

3. 宫颈黏膜炎

宫颈黏膜炎又称宫颈管炎，病变局限于子宫颈管黏膜及黏膜下组织。宫颈阴道部上皮表面光滑。宫颈口可有脓性分泌物阻塞。由于子宫颈黏膜充血增生，可使子宫颈肥大，可达正常宫颈的 2～3 倍，质硬。宫颈黏膜炎常与糜烂、腺囊肿同时发生。

4. 宫颈腺囊肿

在宫颈糜烂愈合的过程中，新生的鳞状上皮覆盖宫颈腺管口或伸入腺管，将腺管口阻塞，腺管周围的结缔组织增生或瘢痕形成，压迫腺管，使腺管变窄甚至阻塞，腺体分泌物不能引流形成子宫颈腺囊肿。检查时见宫颈表面突出多个数毫米大小白色或青白色小囊肿，内含无色黏液。

5. 宫颈肥大

由于慢性炎症的长期刺激，宫颈组织充血、水肿，腺体和间质增生，还可能在腺体深部有黏液潴留形成囊肿，使宫颈呈不同程度的肥大，但表面多光滑，有时可见潴留囊肿突起。最后由于纤维结缔组织增生，使宫颈硬度增加。

6. 宫颈外翻

由于分娩、人工流产或其他原因发生宫颈损伤，宫颈口撕裂，未及时修补，以后颈管内膜增生并暴露于外，即形成宫颈外翻。检查子宫颈口增宽，横裂或呈星状撕裂，可见颈管下端的红色黏膜皱褶，宫颈前、后唇肥大，但距离较远。

（二）临床表现

慢性宫颈炎主要表现为白带增多，常刺激外阴引起外阴不适和瘙痒。由于病原体种类、炎症的范围、程度和病程不同，白带的量、颜色、性状、气味也不同，可为乳白色黏液状至黄色脓性，如伴有息肉形成，可有白带中混有血，或宫颈接触性出血。若白带增多，似白色干酪样，应考虑是否合并念珠菌性阴道炎；若白带呈稀薄泡沫状，有臭味，则应考虑滴虫性阴道炎。如有恶臭则多为厌氧菌的感染。严重感染时可有腰骶部疼痛、下腹坠胀，由于慢性宫颈炎可直接向前蔓延或通过淋巴管扩散，当波及膀胱三角区及膀胱周围结缔组织时，可出现尿路刺激症状。较多的黏稠脓性白带有碍精子上行，可导致不孕。妇科检查可见宫颈不同程度的糜烂、肥大、宫颈裂伤，有时可见宫颈息肉、宫颈腺体囊肿、宫颈外翻等，宫颈口多有分泌物，亦可有宫颈触痛和宫颈出血。

（三）诊断

宫颈糜烂在诊断上不困难，但需与宫颈上皮内瘤样变、早期浸润癌、宫颈结核、宫颈尖锐湿疣等鉴别，还需与淋病、梅毒等鉴别，因此应常规进行宫颈刮片细胞学检查，细胞涂片尚可查出淋菌、滴虫、真菌，能做到与一般慢性宫颈炎鉴别。目前已有电脑超薄细胞检测系统，准确率显著提高。必要时须做病理活检以明确诊断，电子阴道镜辅助活检对提高诊断准确率很有帮助。宫颈息肉、宫颈腺体囊肿及宫颈尖锐湿疣可根据病理活检确诊。

1. 阴道镜检查

在宫颈病变部涂碘后在碘不着色区用阴道镜检查，如见到厚的醋酸白色上皮及血管异形可诊断为宫颈上皮内瘤样变，在这类病变区取活体组织检查诊断早期宫颈癌准确率高。

2. 活体组织检查

活体组织检查为最准确的检查方法，可检出宫颈湿疣、癌细胞、结核、梅毒等，从而与一般慢性宫颈炎糜烂鉴别。

（四）治疗

须做宫颈涂片先排除宫颈上皮内瘤样变及早期宫颈癌后再进行治疗。治疗方法以局部治疗为主，使糜烂面坏死、脱落，为新生鳞状上皮覆盖，病变深者，疗程需 6～8 周。

1. 物理治疗

（1）电熨：此法较简便，适用于糜烂程度较深、糜烂面积较大的病例。采用电灼器或电熨器对整个病变区电灼或电熨，直至组织呈乳白色或微黄色为止。一般近宫口处稍深，越近边缘越浅，深度为 2mm 并超出病变区 3mm，深入宫颈管内 0.5～1.0cm，治愈率 50%～90%。术后涂抹磺胺粉或呋喃西林粉，用醋酸冲洗阴道，每日 1 次，有助于创面愈合。

治疗后阴道流液，有时呈脓样，须避免性交至创面全部愈合为止，需 6 周左右。术后阴道出血多时可用纱布填塞止血。

（2）冷冻治疗：冷冻治疗术是利用制冷剂，快速产生低温，使糜烂组织冻结、坏死、变性而脱落，创面经组织修复而达到治疗疾病的目的。

操作方法：选择适当的冷冻探头，利用液氮快速达到超低温（-196℃），使糜烂组织冻结、坏死、变性而脱落，创面修复而达到治疗目的。一般采用接触冷冻法，选择相应的冷冻头，覆盖全部病变区并略超过其范围 2～3mm，根据快速冷冻，缓慢复温的原则，冷冻 1 分钟、复温 3 分钟、再冷冻 1 分钟。进行单次或重复冷冻，治愈率 80% 左右。

冷冻治疗后，宫颈表面很快发生水肿，冷冻后 7～10 天，宫颈表层糜烂组织形成一层膜状痂皮，逐渐分散脱落。

（3）激光治疗：采用 Co 激光器使糜烂部分组织炭化、结痂，痂皮脱落后，创面修复而达到治疗目的。激光头距离糜烂面 3～5cm，照射范围应超出糜烂面 2mm，轻症的烧灼深度为 2～3mm，重症可达 4～5mm，治愈率 70%～90%。

（4）微波治疗：微波电极接触局部病变组织时，瞬间产生高热效应（44～61℃）而达到组织凝固的目的，并可出现凝固性血栓形成而止血，治愈率 90% 左右。

（5）波姆光治疗：采用波姆光照射糜烂面，直至变为均匀灰白色为止，照射深度 2～3mm，治愈率可达 80%。

（6）红外线凝结法：红外线照射糜烂面，局部组织凝固，坏死，形成非炎性表浅溃疡，新生鳞状上皮覆盖溃疡面而达到治疗目的，治愈率 90% 以上。

物理治疗的注意事项：

①治疗时间应在月经干净后 3～7 天进行。

②排除宫颈上皮内瘤样病变、早期宫颈癌、宫颈结核和急性感染期后方可进行。

③术后阴道分泌物增多，甚至有大量水样排液，有时呈血性，脱痂时可引起活动性出血，如量较多先用过氧化氢溶液（双氧水）清洗伤口，用消毒棉球局部压迫止血，24小时后取出。

④物理治疗的持续时间、次数、强度、范围应严格掌握。

⑤创面愈合需要一段时间（2～8周），在此期间禁止盆浴和性生活。

⑥定期复查，随访有无宫颈管狭窄。

2. 药物治疗

适用于糜烂面积小和炎症浸润较浅的病例。

（1）硝酸银或重铬酸钾液：强腐蚀剂，方法简单，配制容易，用药量少，适宜于基层医院。

（2）免疫治疗：采用重组人干扰素 α-2a，每晚 1 枚，6 天为一个疗程。近年报道用红色奴卡放射线菌细胞壁骨架 N-CWs 菌苗治疗慢性宫颈炎，该菌苗具有非特异性免疫增强及抗感染作用，促进鳞状上皮化生，修复宫颈糜烂病变达到治疗效果。将菌苗滴注在用生理盐水浸透的带尾无菌棉球上，将棉球置于宫颈糜烂的局部，24 小时后取出，每周上药 2 次，每疗程 10 次。

（3）宫颈管炎时，根据细菌培养和药敏试验结果，采用抗生素全身治疗。

3. 手术治疗

宫颈息肉可行息肉摘除术或电切术。对重度糜烂，糜烂面较深及乳头状糜烂，或用上述各种治疗方法久治不愈的患者可考虑用宫颈锥形切除术，锥形切除范围从病灶外缘0.3～0.5cm 开始，深入宫颈管 1～2cm，锥形切除，压迫止血，如有动脉出血，可用肠线缝扎止血，也可加用止血粉 8 号、明胶海绵、凝血酶、巴曲酶（立止血）等止血。此法因出血及感染，现多不采用。

第三节　盆腔炎症

女性内生殖器及其周围的结缔组织、盆腔腹膜发生炎症时，称为盆腔炎（PID），主要包括子宫内膜炎、输卵管炎、输卵管卵巢脓肿（TOA）、盆腔腹膜炎。炎症可局限于一个部位，也可同时累及几个部位。性传播感染（STI）的病原体如淋病奈瑟菌、沙眼衣原体是主要的致病源。一些需氧菌、厌氧菌、病毒和支原体等也参与 PID 的发生。多数引起 PID 的致病微生物是由阴道上行发生的，且多为混合感染。延误对 PID 的诊断和有效治疗都可能导致上生殖道感染后遗症（输卵管因素不育和异位妊娠等）。

一、女性生殖道的自然防御功能

女性生殖道的解剖、生理、生化及免疫学特点具有比较完善的自然防御功能，增强了对感染的防御能力，在健康妇女阴道内虽有某些病原体存在，但并不引起炎症。

（1）两侧大阴唇自然合拢，遮掩阴道口、尿道口。

（2）由于盆底肌的作用，阴道口闭合，阴道前后壁紧贴，可防止外界污染。

（3）阴道正常菌群尤其是乳杆菌可抑制其他细菌生长。此外，阴道分泌物可维持巨噬细胞的活性，防止细菌侵入阴道黏膜。

（4）宫颈内口紧闭，宫颈管黏膜为分泌黏液的高柱状上皮所覆盖，黏膜形成皱褶、嵴突或陷窝，从而增加黏膜表面积；宫颈管分泌大量黏液形成胶冻状黏液栓，为上生殖道感染的机械屏障；黏液栓内含乳铁蛋白、溶菌酶，可抑制细菌侵入子宫内膜。

（5）育龄妇女子宫内膜周期性剥脱，也是消除宫腔感染的有利条件。此外，子宫内膜分泌液含有乳铁蛋白、溶菌酶，可清除少量进入宫腔的病原体。

（6）输卵管黏膜上皮细胞的纤毛向宫腔方向摆动以及输卵管的蠕动，均有利于阻止病原体的侵入。输卵管液与子宫内膜分泌液一样，含有乳铁蛋白、溶菌酶，可清除偶然进入上生殖道的病原体。

（7）生殖道的免疫系统：生殖道黏膜如宫颈和子宫含有不同数量的聚集淋巴组织及散在的淋巴细胞，包括 T 细胞、B 细胞。此外，中性粒细胞、巨噬细胞、补体及一些细胞因子均在局部有重要的免疫功能，发挥抗感染作用。

当自然防御功能遭到破坏，或机体免疫功能下降、内分泌发生变化或外源性致病菌侵入，均可导致炎症发生。

二、病原微生物

几乎所有致病源都是通过阴道而感染宫颈并上行，主要由 3 类微生物引起：

（1）性传播感染（STI）致病微生物。

（2）需氧菌。

（3）厌氧菌。

目前，国外比较一致的观点认为，PID 的主要致病菌是 STI 致病微生物，最值得一提的是淋菌和沙眼衣原体。美国 1991 年有研究显示淋球菌和沙眼衣原体分别占 PID 病原体的 53％和 31％。现在美国的一些资料显示 40％～ 50％的 PID 是由淋病奈瑟菌引起，10％～ 40％的 PID 分离出沙眼衣原体，对下生殖道淋病奈瑟菌及衣原体的筛查及治疗，已使美国 PID 发病率有所下降。在我国，STI 近年来发病率迅速增加，由此引起的 PID 及其并发症、后遗症当应予以重视。2001 年，安徽省对 PID 的致病微生物研究显示，STI 病原占 42.3％。2003 年《天津医药杂志》报道淋病奈瑟菌、沙眼衣原体、人型支原体和厌氧菌感染分别占 PID 病原体的 10％、26％、47.5％和 3％。2003 年，青岛市对 325 例 PID 病原体分布的研究显示淋菌占 11.1％、沙眼衣原体占 15.6％、解脲支原体占 41.2％。国内报道淋球菌的阳性率为 6.19％～ 10.10％，衣原体的阳性率为 4.16％～ 26.10％。最新的一项全国多中心的前瞻性研究报告了中国 PID 的致病菌情况：在 477 例 PID 微生物测定的检查中细菌培养阳性占 18.8%、衣原体阳性占 19.9%、支原体阳性占 32.4%、淋菌阳性占 10.1%、厌氧菌阳性占 25.0%。而细菌培养中以大肠埃希菌最多，其次为金黄色葡萄球菌、链球菌和表皮葡萄球菌。

性传播感染可同时伴有需氧菌及厌氧菌感染，可能是衣原体或淋病奈瑟菌感染造成输卵管损伤后，容易继发需氧菌及厌氧菌感染。

三、感染途径

（一）沿生殖道黏膜上行蔓延

病原体侵入外阴、阴道后，沿黏膜面经宫颈、子宫内膜、输卵管黏膜至卵巢及腹腔，是非妊娠期、非产褥期盆腔炎的主要感染途径。淋病奈瑟菌、衣原体及葡萄球菌等常沿此途径扩散。

（二）经淋巴系统蔓延

病原体经外阴、阴道、宫颈及宫体创伤处的淋巴管侵入盆腔结缔组织及内生殖器其他部分，是产褥感染、流产后感染及放置宫内节育器后感染的主要感染途径。链球菌、大肠埃希菌、厌氧菌多沿此途径蔓延。

（三）经血循环传播

病原体先侵入人体的其他系统，再经血循环感染生殖器，为结核菌感染的主要途径。

（四）直接蔓延

腹腔其他脏器感染后，直接蔓延到内生殖器，如阑尾炎可引起右侧输卵管炎。

四、高危因素

（一）宫腔内手术操作后感染

如刮宫术、输卵管通液术、子宫输卵管造影术、宫腔镜检查、人工流产、放置宫内节育器等，由于手术消毒不严格或术前适应证选择不当，导致下生殖道内源性菌群的病原体上行感染。

（二）下生殖道感染

淋病奈瑟菌性宫颈炎、衣原体性宫颈炎及细菌性阴道病与 PID 密切相关。10%～17%的淋病可发生上生殖道的感染。

（三）性活动

盆腔炎多发生在性活跃期妇女，尤其是过早性交、有多个性伴侣、性伴侣有性传播感染者。

（四）经期卫生不良

使用不洁的月经垫、经期性交等，均可使病原体侵入而引起炎症。

（五）年龄

据美国资料，PID 的高发年龄在 15～25 岁。年轻者容易发生 PID 可能与频繁的性活动、宫颈柱状上皮生理性移位（高雌激素影响）、宫颈黏液的机械防御功能较差有关。

（六）邻近器官炎症直接蔓延

如阑尾炎、腹膜炎等蔓延至盆腔，病原体以大肠埃希菌为主。

五、病理及发病机制

（一）子宫内膜炎及急性子宫肌炎

多见于流产、分娩后。

（二）输卵管炎、输卵管积脓、输卵管卵巢脓肿

急性输卵管炎主要由化脓菌引起，轻者输卵管仅有轻度充血、肿胀、略增粗；重者输卵管明显增粗、弯曲，纤维素性脓性渗出物增多，造成与周围组织粘连。急性输卵管炎因传播途径不同而有不同的病变特点。

1. 炎症

经子宫内膜向上蔓延，首先引起输卵管黏膜炎，输卵管黏膜肿胀、间质水肿、充血及大量中性粒细胞浸润，重者输卵管上皮发生退行性变或成片脱落，引起输卵管黏膜粘连，导致输卵管管腔及伞端闭锁，若有脓液积聚于管腔内则形成输卵管积脓。淋病奈瑟菌及大肠埃希菌、类杆菌及普雷沃菌除直接引起输卵管上皮损伤外，其细胞壁脂多糖等内毒素引起输卵管纤毛大量脱落，最后输卵管运输功能减退、丧失。因衣原体的热休克蛋白与输卵管热休克蛋白有相似性，感染后引起的交叉免疫反应可损伤输卵管，导致严重输卵管黏膜结构及功能破坏，并引起盆腔广泛粘连。

2. 病原菌

通过宫颈的淋巴管播散到宫旁结缔组织，首先侵及浆膜层，发生输卵管周围炎，然后累及肌层，而输卵管黏膜层可不受累或受累极轻。病变以输卵管间质炎为主，其管腔常可因肌壁增厚受压变窄，但仍能保持通畅。卵巢很少单独发炎，白膜是良好的防御屏障，卵巢常与发炎的输卵管伞端粘连而发生卵巢周围炎，称输卵管卵巢炎，习称附件炎。炎症可通过卵巢排卵的破孔侵入卵巢实质形成卵巢脓肿，脓肿壁与输卵管积脓粘连并穿通，形成输卵管卵巢脓肿（TOA）。TOA 可为一侧或两侧病变，一部分是在可识别的急性盆腔炎初次发病后形成，另一部分是在慢性盆腔炎屡次急性发作或重复感染而形成。脓肿多位于子宫后方或子宫、阔韧带后叶及肠管间粘连处，可破入直肠或阴道，若破入腹腔则引起弥漫性腹膜炎。

（三）盆腔腹膜炎

盆腔内器官发生严重感染时，往往蔓延到盆腔腹膜，发炎的腹膜充血、水肿，并有少量含纤维素渗出物，形成盆腔脏器粘连。当有大量脓性渗出液积聚于粘连的间隙内，

可形成散在小脓肿；若积聚于直肠子宫陷凹处则形成盆腔脓肿，较多见。脓肿的前方为子宫，后方为直肠，顶部为粘连的肠管及大网膜，脓肿可破入直肠而使症状突然减轻，也可破入腹腔引起弥漫性腹膜炎。

（四）盆腔结缔组织炎

内生殖器急性炎症时，或阴道、宫颈有创伤时，病原体经淋巴管进入盆腔结缔组织而引起结缔组织充血、水肿及中性粒细胞浸润。以宫旁结缔组织炎最常见，开始局部增厚，质地较软，边界不清，以后向两侧盆壁呈扇形浸润，若组织化脓则形成盆腔腹膜外脓肿，可自发破入直肠或阴道。

（五）败血症及脓毒血症

当病原体毒性强、数量多、患者抵抗力降低时，常发生败血症。多见于严重的产褥感染、感染性流产及播散性淋病。近年有报道放置宫内节育器、人工流产及输卵管绝育术损伤脏器引起败血症，若不及时控制，往往很快出现感染性休克，甚至死亡。发生感染后，若身体其他部位发现多处炎症病灶或脓肿者，应考虑有脓毒血症存在，但需经血培养证实。

（六）Fitz-Hugh-Curtis 综合征

Fitz-Hugh-Curtis 综合征是指肝包膜炎症而无肝实质损害的肝周围炎。淋病奈瑟菌及衣原体感染均可引起。由于肝包膜水肿，吸气时右上腹疼痛。肝包膜上有脓性或纤维渗出物，早期在肝包膜与前腹壁腹膜之间形成松软粘连，晚期形成琴弦样粘连。5%～10%的输卵管炎可出现此综合征，临床表现为继下腹痛后出现右上腹痛，或下腹疼痛与右上腹疼痛同时出现。

六、临床表现

可因炎症轻重及范围大小而有不同的临床表现。轻者无症状或症状轻微。常见症状为下腹痛、发热、阴道分泌物增多。腹痛为持续性、活动或性交后加重。若病情严重可有寒战、高热、头痛、食欲缺乏。若有腹膜炎，则出现消化系统症状，如恶心、呕吐、腹胀、腹泻等。月经期发病可出现经量增多、经期延长。若有脓肿形成，可有下腹包块及局部压迫刺激症状；包块位于子宫前方可出现膀胱刺激症状，如排尿困难、尿频，若引起膀胱肌炎还可有尿痛等；包块位于子宫后方可有直肠刺激症状；若在腹膜外可致腹泻、里急后重感和排便困难。若有输卵管炎的症状及体征并同时有右上腹疼痛者，应怀疑有肝周围炎。由于感染的病原体不同，临床表现也有差异。淋病奈瑟菌感染以年轻妇女多见，多于月经期或经后 7 天内发病，起病急，可有高热，体温在 38℃以上，常引起输卵管积脓，出现腹膜刺激征及阴道脓性分泌物。非淋病奈瑟菌性盆腔炎起病较缓慢，高热及腹膜刺激征不如淋病奈瑟菌感染明显。若为厌氧菌感染，患者的年龄偏大，容易多次复发，常伴有脓肿形成。衣原体感染病程较长，高热不明显，长期持续低热，主要表现为轻微下腹痛，并久治不愈。患者体征差异较大，轻者无明显异常发现。典型体征呈急性病容，体温升高，心率加快，下腹部有压痛、反跳痛及肌紧张，若病情严重可出现腹胀、肠鸣音减弱或消失。

盆腔检查：阴道可有充血，并有大量脓性臭味分泌物；宫颈充血、水肿，将宫颈表面分泌物拭净，若见脓性分泌物从宫颈口流出，说明宫颈管黏膜或宫腔有急性炎症。穹隆触痛明显，须注意是否饱满；宫颈举痛；宫体稍大，有压痛，活动受限；子宫两侧压痛明显，若为单纯输卵管炎，可触及增粗的输卵管，压痛明显；若为输卵管积脓或输卵管卵巢脓肿，则可触及包块且压痛明显，不活动；宫旁结缔组织炎时，可扪及宫旁一侧或两侧片状增厚，或两侧宫骶韧带高度水肿、增粗，压痛明显；若有盆腔脓肿形成且位置较低时，可扪及后穹隆或侧穹隆有肿块且有波动感，三合诊常能协助进一步了解盆腔情况。

七、诊断及鉴别诊断

根据病史、症状和体征可做出初步诊断。由于急性盆腔炎的临床表现变异较大，临床诊断准确性不高，尚需做必要的辅助检查，如血常规、尿常规、宫颈管分泌物检查等。

（1）最低诊断标准：

①子宫压痛。

②附件压痛。

③宫颈举痛。

下腹压痛同时伴有下生殖道感染征象的患者，诊断 PID 的可能性大大增加。生育期妇女或 STI 门诊人群，可按最低诊断标准。

（2）支持 PID 诊断的附加条件：

①口腔温度 ≥ 38.3℃。

②宫颈或阴道黏液脓性分泌物。

③阴道分泌物显微镜检查有白细胞计数增多。

④血沉加快。

⑤C 反应蛋白水平升高。

⑥实验室检查证实有宫颈淋病奈瑟菌或沙眼衣原体感染。

大多数 PID 患者都有宫颈黏液脓性分泌物或阴道分泌物镜检有白细胞计数增多。如果宫颈分泌物外观正常并且阴道分泌物镜检无白细胞，则 PID 诊断成立的可能性不大，需要考虑其他可能引起下腹痛的病因。如有条件应积极寻找致病微生物。

（3）PID 的最特异标准包括：

①子宫内膜活检显示有子宫内膜炎的病理组织学证据。

②经阴道超声检查或磁共振显像技术显示输卵管管壁增厚、管腔积液，可伴有盆腔游离液体或输卵管卵巢包块。

③腹腔镜检查结果符合 PID 表现。

盆腔炎应与急性阑尾炎、输卵管妊娠流产或破裂、卵巢囊肿蒂扭转或破裂等急症相鉴别。

八、治疗

(一) 治疗原则

盆腔炎主要为抗生素药物治疗，必要时手术治疗。抗生素治疗可清除病原体，改善症状及体征，减少后遗症。经恰当的抗生素积极治疗，绝大多数急性盆腔炎能彻底治愈。由于急性盆腔炎的病原体多为需氧菌、厌氧菌及衣原体的混合感染，需氧菌及厌氧菌又有革兰阴性及革兰阳性之分，故抗生素多采用联合用药，并覆盖所有可能的病原微生物。

(二) 具体方案

1. 静脉给药

对于症状较重者给予静脉治疗。

（1）头孢替坦 2g，静滴，每 12 小时 1 次；或头孢西丁 2g，静滴，每 6 小时 1 次。加用：多西环素 100mg，口服，每 12 小时 1 次（或米诺环素 100mg，口服，每 12 小时 1 次，或阿奇霉素 0.5g，静滴或口服，每日 1 次）。

注意：

①其他第二代或第三代头孢菌素（如头孢唑肟、头孢噻肟和头孢曲松）也可能对 HD 有效并有可能代替头孢替坦和头孢西丁，而后两者的抗厌氧菌效果更强。

②对输卵管卵巢脓肿的患者，通常在多西环素（或米诺环素，或阿奇霉素）的基础上加用克林霉素或甲硝唑，从而更有效地对抗厌氧菌。

③临床症状改善后继续静脉给药至少 24 小时，然后转为口服药物治疗，共持续 14 天。

（2）克林霉素 900mg，静滴，每 8 小时 1 次，加用庆大霉素负荷剂量（2mg/kg），静滴或肌内注射，维持剂量（1.5mg/kg），每 8 小时 1 次，也可采用每日 1 次给药。

注意：

①临床症状改善后继续静脉给药至少 24 小时，继续口服克林霉素 450mg，每日 1 次，共 14 天。

②对输卵管卵巢脓肿的患者，应用多西环素（或米诺环素，或阿奇霉素）加甲硝唑或多西环素（或米诺环素，或阿奇霉素）加克林霉素比单纯应用多西环素（或米诺环素，或阿奇霉素）对治疗厌氧菌感染更优越。

③注意庆大霉素的毒副作用。

（3）喹诺酮类药物：氧氟沙星 400mg，静滴，每 12 小时 1 次，加用甲硝唑 500mg，静滴，每 8 小时 1 次；或左氧氟沙星 500mg，静滴，每日 1 次，加用甲硝唑 500mg，静滴，每 8 小时 1 次；或莫西沙星 400mg，静滴，每日 1 次。

（4）氨苄西林－舒巴坦 3g，静滴，每 6 小时 1 次，加用多西环素 100mg，口服，每 12 小时 1 次；或米诺环素 100mg，口服，每 12 小时 1 次；或阿奇霉素 0.5g，静滴或口服，每日 1 次。

2. 非静脉药物治疗

症状较轻者可采用以下方案：

（1）氧氟沙星 400mg，口服，每日 2 次，加用甲硝唑 500mg，口服，每日 2 次，共 14 天；或左氧氟沙星 500mg，口服，每日 1 次，加用甲硝唑 500mg，口服，每日 2 次，共 14 天；或莫西沙星 400mg，口服，每日 1 次，共 14 天。

（2）头孢曲松 250mg，肌内注射，单次给药；或头孢西丁 2g，肌内注射，加用丙磺舒 1g，口服，均单次给药；或其他第三代头孢类药物。例如，头孢唑肟、头孢噻肟等非静脉外给药。加用：多西环素 100mg，口服，每 12 小时 1 次；或米诺环素 100mg，口服，每 12 小时 1 次；或阿奇霉素 0.5g，口服，每日 1 次，共 14 天或甲硝唑 500mg，口服，每日 2 次，共 14 天。

（3）阿莫西林克拉维酸钾加用多西环素可以获得短期的临床效果，但胃肠道不良反应可能会影响该方案的依从性。

（三）手术治疗

1. 适应证

（1）药物治疗无效：输卵管卵巢脓肿或盆腔脓肿经药物治疗 48～72 小时，体温持续不降，患者中毒症状加重或包块增大者，应及时手术，以免发生脓肿破裂。

（2）脓肿持续存在：经药物治疗病情有好转，继续控制炎症数日（2～3 周），包块仍未消失但已局限化，应手术切除，以免日后再次急性发作，或形成慢性盆腔炎。

（3）脓肿破裂：突然腹痛加剧，寒战、高热、恶心、呕吐、腹胀，检查腹部拒按或有中毒性休克表现，应怀疑脓肿破裂。若脓肿破裂未及时诊治，病死率高。因此，一旦怀疑脓肿破裂，需立即在抗生素治疗的同时行剖腹探查。

2. 手术方式和范围

可根据情况选择经腹手术或腹腔镜手术。手术范围应根据病变范围、患者年龄、一般状态等全面考虑。原则以切除病灶为主。年轻妇女应尽量保留卵巢功能，以采用保守性手术为主；年龄大、双侧附件受累或附件脓肿屡次发作者，行全子宫及双附件切除术；对极度衰弱危重患者的手术范围须按具体情况决定。若盆腔脓肿位置低、突向阴道后穹隆时，可经阴道切开排脓，同时注入抗生素。

（四）随访

患者应在开始治疗 3 天内出现临床情况的改善，如退热、腹部压痛或反跳痛减轻、子宫及附件压痛减轻、宫颈举痛减轻等。在此期间病情无好转的患者需住院治疗，进一步检查以及手术治疗。

对于药物治疗的患者，应在 72 小时内随诊，明确有无临床情况的改善（具体标准如前所述）。如果未见好转则建议住院接受静脉给药治疗以及进一步检查。建议对于沙眼衣原体和淋病奈瑟菌感染的 PID 患者，还应在治疗结束后 4～6 周时重新筛查上述病原体。

（五）性伴侣的治疗

对 PID 患者出现症状前 60 天内接触过的性伴侣进行检查和治疗。这种检查和评价是必要的，因为患者有再感染的危险，而且其性伴侣很可能感染淋病及沙眼衣原体。由淋病或沙眼衣原体感染引起 PID 患者的男性性伴侣常无症状。无论 PID 患者分离的病原体如何，均应建议患者的性伴侣进行 STI 的检测和治疗。在女性 PID 患者治疗期间应避免无保护屏障（避孕套）的性交。

（六）中药治疗

主要为活血化瘀、清热解毒药物。例如，银翘解毒汤、安宫牛黄丸或紫雪丹等。

九、预防

（1）做好经期、孕期及产褥期的卫生宣传。

（2）严格掌握产科、妇科手术指征，做好术前准备；术时注意无菌操作；术后做好护理，预防感染。

（3）治疗急性盆腔炎时，应做到及时治疗、彻底治愈，防止转为慢性盆腔炎。

（4）注意性生活卫生，减少性传播感染，经期禁止性交。

十、并发症

（一）复发性盆腔炎

有 25% 的急性盆腔炎可于以后重复发作，年轻患者的重复感染是一般年龄组的 2 倍。由于输卵管在上次感染时的损害，对细菌的侵犯敏感性增加。

（二）输卵管积水

慢性输卵管炎双侧居多，输卵管呈轻度或中度肿大，伞端可部分或完全闭锁，并与周围组织粘连。若输卵管伞端及峡部因炎症粘连闭锁，浆液性渗出物积聚形成输卵管积水；有时输卵管积脓中的脓液渐被吸收，浆液性液体继续自管壁渗出充满管腔，亦可形成输卵管积水。积水输卵管表面光滑，管壁甚薄，由于输卵管系膜不能随积水输卵管囊壁的增长扩大而相应延长，故积水输卵管向系膜侧弯曲，形似腊肠或呈曲颈的蒸馏瓶状，卷曲向后，可游离或与周围组织有膜样粘连，应行手术治疗。

（三）输卵管卵巢囊肿

输卵管发炎时波及卵巢，输卵管与卵巢相互粘连形成炎性肿块，或输卵管伞端与卵巢粘连并贯通，液体渗出形成输卵管卵巢囊肿，也可由输卵管卵巢脓肿的脓液被吸收后由渗出物替代而形成。常无病原体，抗生素治疗无效，应行手术治疗。

（四）慢性腹痛

盆腔炎后遗留慢性腹痛（超过 6 个月），可达 18%。相比较，没有 PID 历史的，罹患慢性腹痛者只有 5%。疼痛常常是周期性的，主要和输卵管、卵巢及其周围组织粘连有关。

（五）不孕

盆腔炎是造成输卵管梗阻及不孕的重要原因，增加不孕的概率与 PID 发作的次数和严重性有关。盆腔炎后不孕发生率为 20%～30%。有文献报道 1 次盆腔炎发作，不孕危险为 13%，2 次为 36%，3 次为 60%～75%。

（六）宫外孕

输卵管由于炎症的损害，其攫取受精卵及转送受精卵的功能受到影响。因而，PID 后宫外孕的发生率明显上升，比未发生过 PID 者高 7～10 倍。

（七）骶髂关节炎

PID 后可有 68% 发生骶髂关节炎，而对照组只有 3%。虽然以骶髂关节炎形式出现的脊椎的慢性关节炎在女性比在男性少，但有 PID 历史的，却是一个重要的易患因素。

十一、护理

1. 保持室内空气新鲜

保持室温在 18～22℃，相对湿度 50%～70%。每日通风 3 次，并注意保暖。患者宜卧床休息，取半卧位以利于脓液聚积于直肠子宫陷窝，使炎症局限。

2. 注意饮食调理

进高热量、高蛋白、高维生素、易消化食物，注意多饮水，纠正电解质紊乱及酸碱失衡。如腹胀禁食糖、奶，可多进流质食物，以促进肠蠕动。

3. 密切观察患者体温

体温突然升高或骤降要随时测量。高热时可采用物理降温，如乙醇擦浴、温水擦浴等。出汗后及时更换衣服。

4. 解除焦虑

家属应耐心倾听患者诉说，关心体贴理解其病痛。

5. 注意患者疼痛有无加重

可采用热敷、理疗、按摩等方法缓解疼痛。观察有无突然腹痛加重、拒按。腹胀患者可轻轻顺时针按摩腹部，以促进肠蠕动。

6. 注意外阴清洁

每日清洁外阴 2 次，做好日常生活及卫生处理，避免性生活。

十二、健康教育

1. 卧床休息及半卧位的重要性

有利于脓液聚积于直肠子宫陷窝，使炎症局限。休养环境要安静舒适，温湿度适宜。注意通风，使室内空气新鲜。注意休息，以防疾病复发。

2. 饮食的重要性

高营养饮食可提高机体抵抗力，促进康复。选择高蛋白、高维生素饮食，如瘦肉、鸡蛋、牛奶、鱼类，还应注意粗细粮搭配。

3. 有关疾病常见病因

产后感染、不洁性生活、体质虚弱等。人工流产、放置子宫内节育器、诊断性刮宫等治疗1个月内避免性生活。性生活要适度，避免不洁性生活，性伴侣也应接受治疗。

4. 应及时彻底治疗急性盆腔炎

保持良好的心境，增强自信心，愉快的心情有利于疾病康复。

5. 保持外阴清洁的重要性

防止感染，做好经期、孕期及产褥期卫生。经期：注意适当休息，用消毒月经垫，经期避免性生活。孕期：妊娠32周后适当减轻工作量，不值夜班及避免重体力劳动，保证足够的睡眠时间，勤洗澡，勤换内裤，不宜盆浴，可选用淋浴或擦浴，以防污水进入阴道，引起感染。每日用温水清洗外阴部，妊娠12周以内及32周以后均应避免性生活。产褥期：勤换内衣及床单，温水擦浴，保持外阴部清洁，禁止盆浴及性生活。

第四节　生殖器官结核

一、流行情况与发病机制

由结核杆菌引起的女性生殖器炎症，称为女性生殖器结核。多见于20～40岁妇女，也可见于绝经后的老年妇女。常首先侵犯输卵管，继而感染子宫内膜、卵巢、子宫颈、盆腔，侵犯阴道、外阴者甚为少见。主要通过血行传播；也可经腹膜直接蔓延；经腹腔淋巴结逆行传播和经阴道上行的直接感染。男性患有泌尿生殖器结核，有可能通过性传播，引起女方外阴或阴道的原发性结核病变。

据国外文献报道，女性生殖器结核的发病年龄有向后推迟趋势，50岁以上患者占总数的20%～45%，提示，近年来老年妇女发病率有增长趋势。在农村或边远山区经济条件差的地方，生殖器结核仍是妇女不育的主要原因之一。世界各地不孕门诊中不孕妇女患生殖器结核占5%～10%，各国差异很大，澳大利亚不到1%，天津（1974）报道为5.4%，印度则为19%。这显然与不同国家和地区结核病的流行状况有密切的关系。

Schaefer（1976）报告尸解死于肺结核的女尸，有生殖器结核者占8%。

二、病理改变

（一）输卵管结核

约占女性生殖器结核的85%～95%，占所有慢性输卵管炎性疾病的10%左右。多为双侧性，随着病情发展一般可分为下列4种类型：

1. 溃疡干酪型

输卵管红肿增粗，管径扩大，伞端封闭，管腔内充满或部分节段有灰黄色黏厚的干酪样物质，易被误诊为卵巢囊肿。

2. 粟粒结节型

输卵管充血水肿，与周围器官有紧密粘连。输卵管浆膜层散布有大量粟粒状灰白色结节。有时盆腔腹膜、肠管表面及卵巢表面均有类似结节，并可能合并有腹水或并发腹水型结核性腹膜炎。

3. 单纯肥大型

输卵管增粗肥大与一般非结核性慢性间质性输卵管炎相似，但伞端常向外翻出呈烟斗状嘴；这是不同于一般炎症的。管腔内有时露出干酪样物质。

4. 峡部结节型

输卵管僵直变粗，峡部有多个结节突起。

镜下检查：如病变严重而有广泛肉芽肿增生波及肌层及浆膜层时，在肉芽组织中可发现大量吞噬细胞或典型的结核结节，此时诊断确立，但在那些局部病变不明显的患者，往往需做大量连续切片，并在黏膜层内找到结核结节后方可确诊。有时虽未发现结核结节或上皮样增生时，但黏膜被破坏且相互融合呈现腺样增生时，即应考虑有结核的可能，由于镜检时此种增生、黏膜皱襞聚集成腺瘤样颇似输卵管腺癌，需予鉴别。如输卵管结核已痊愈，往往很难再找到明确的结核病变，仅能在切片中见到纤维化、玻璃样性变或钙化区。

（二）子宫内膜结核

输卵管结核50%～80%并发于子宫底及子宫内膜结核。病变主要在子宫底及子宫双角，子宫大小、形状均正常，结核病变一般局限在内膜，早期仅有散在的结节，而其余的内膜及腺体基本正常。结节周围内膜的葡萄糖含量低，持续在增生期状态。在结节更外围的内膜则有典型的分泌期改变。因而结核病变的内膜有不同程度的功能障碍，约60%的患者月经正常。由于子宫内膜周期性脱落，则不可能形成广泛而严重的结核病灶，干酪化、纤维化及钙化等现象亦很少见。少数严重病例可累及肌层，黏膜部分或全部破坏，为干酪样组织所替代形成溃疡，宫腔积脓，子宫内膜受到不同程度的破坏，最后代以瘢痕组织，可使子宫腔粘连、变形、缩小。尚有一型少见的增生型内膜结核，内膜全部转变为干酪样肉芽肿样组织，临床上出现大量浆液性恶臭白带，子宫球形增大，易与宫体癌相混淆，子宫内膜改变是诊断生殖器结核的主要依据。

（三）卵巢结核

常双侧受侵，有卵巢周围炎及卵巢炎两型，前者为卵巢肿块，在卵巢表面有结核性肉芽组织，局限于卵巢的皮质的外围部分；后者在卵巢深层间质中形成结节或干酪样坏死性脓肿。

（四）盆腔结核

多合并输卵管结核，常分两型。

1. 渗出型

在整个腹膜和盆腔器官的浆膜上，散在无数大小不等的灰黄结节，腹膜充血，渗出，有腹水，腹水为浆液性草黄色液体，可被吸收形成多数包裹性囊肿。

2. 粘连型

多数渗出型的后期，腹膜增厚，与网膜、肠管、输卵管等发生紧密粘连，其粘连组织常有干酪样坏死、钙化或瘘管形成。

（五）子宫颈结核

较为少见，病理检查见宫颈组织内有结核结节及干酪样坏死。病变多局限于子宫颈表层，有时可发生溃疡及干酪样坏死。病理上可分为溃疡型、乳头型、间质型、黏膜型（结核病变局限于宫颈管内）。

三、临床表现

由于女性生殖器结核病程缓慢，病变隐伏，临床表现可随病情的轻重、久暂而有很大差异。如有的除不孕外，可无任何症状与体征；而较重病例，除有典型的盆腔结核表现外，尚有明显的全身症状，常与晚期恶性肿瘤相混淆。

临床表现大致可归纳如下：

（一）不孕

不孕是生殖器结核的主要症状，是就诊的常见原因，患者往往是通过不孕症的常规检查而发现生殖器结核。以不孕为唯一主诉，就医求治，经检查获得诊断的占生殖道结核患者的40%～50%。据统计，本病患者基本上都有原发或继发不孕，尤以前者为主，可达85%。主要是由于输卵管黏膜破坏与粘连，常使管腔狭窄或阻塞；或由于输卵管周围粘连，即使管腔尚保持部分通畅，但黏膜纤毛被破坏，输卵管僵硬，蠕动受限，丧失其运输功能，影响精子或受精卵的输送而致不孕。子宫内膜结核妨碍受精卵着床而造成不育或流产。

（二）月经异常

一般月经不受影响，当引起盆腔器官淤血或子宫内膜有炎症改变时，会出现各种各样的月经变化。在炎症初期，因子宫内膜充血及溃疡，可致月经量过多、经期延长或不规则子宫出血。多数患者就诊时患病已久，子宫内膜遭受不同程度破坏，表现为月经稀少，甚至闭经。

（三）下腹坠痛

50%～75%患者有轻微下腹痛。由于盆腔炎症和粘连，可有不同程度的下腹坠痛，于经期、性交后、体力活动时加重。如合并有化脓菌感染，则有明显的腹痛、发热、压痛性包块等类似急性盆腔炎的表现，有的腹腔内粟粒性结核急性播散亦可引起急腹症。

（四）白带增多

盆腔或子宫内膜结核病变均可导致白带增多。特别是宫颈结核时，其分泌物呈脓性或脓血性，有时甚至有接触性出血及臭性脓血带。

（五）全身症状

若为活动期，可有结核病的一般症状，如发热、盗汗、乏力、食欲缺乏或体重减轻等，但多数生殖器结核患者缺乏自觉症状，常在其他原因体检时发现。真正发热者较自觉发热者多1倍，尤其是在月经期明显。

（六）全身及妇科检查

由于病变程度与范围不同而有较大差异，较多患者因不孕而行诊断性刮宫才发现患有子宫内膜结核，而无明显体征和其他自觉症状。较严重患者若有腹膜结核，检查时腹部有柔韧感或腹水症，形成包裹性积液时，触及囊性包块而误诊为卵巢囊肿。生殖器结核患者的子宫活动度可能正常或因粘连而活动受限，子宫一般发育较差。若附件受累，在子宫两侧可触及双侧硬索条状物，严重者于附件处可触及大小不等及形状不规则的肿块，质硬、表面凹凸不平或乳头状突起，或可触及钙化结节。

四、诊断

多数患者缺乏明显症状，阳性体征不多，故诊断时易被忽略。为提高确诊率，应详细询问病史，患有原发不孕，月经稀少或闭经时；未婚女青年有低热、盗汗、盆腔炎或腹水时；慢性盆腔炎久治不愈时；既往有结核病接触史或本人曾患肺结核、胸膜炎、肠结核等，均应考虑有生殖器结核的可能。

（一）辅助诊断方法

1.病理检查

子宫内膜病理检查是诊断子宫内膜结核最可靠的依据。于月经前2～3天或月经来潮时12小时内做刮宫术。在术前3天及术后4天应抗结核治疗，以预防刮宫引起结核病灶扩散。由于子宫内膜结核较多由输卵管结核蔓延而来，故刮宫时应注意刮取子宫角内膜，并将全部刮出物送病理检查，在病理切片上找到典型的结核结节，诊断即可成立。但阴性结果并不能排除结核的可能。遇有子宫腔小而坚硬，无组织物刮出，结合临床病史及症状，也应考虑子宫内膜结核，并做进一步检查。刮取内膜标本分为两组，一组固定于10%甲醛液做病理检查，一组放入干燥试管，立即送细菌培养或 PCR 检菌、动物接种。病理检查最好做连续切片，以免漏诊。闭经时间长的患者可能刮不出内膜，可收集宫腔血液做细菌培养或 PCR 检菌、动物接种。若宫颈有结核可疑，做活组织检查，可明确诊断。

2. X 线检查

（1）胸部 X 线拍片：必要时做消化道或泌尿系统 X 线检查以便发现原发病灶。

（2）盆腔 X 线平片：检查若摄片显示多个钙化阴影，表示盆腔淋巴结或输卵管区发生结核病灶形成的钙化，内生殖器结核的诊断可基本肯定。片中未见钙化影，不能排除结核病的存在，可能病程较短，钙化尚未形成。

（3）子宫输卵管碘油造影：在月经净后 3 ～ 7 天造影，闭经者随时进行，手术前后 3天，每日肌内注射链霉素 0.75g，以防病灶扩散。结核杆菌侵犯输卵管、卵巢、子宫后所造成的组织损害程序不同，始自干酪样坏死、溃疡形成，发展至最终由瘢痕形成或钙化，因此，X 线片上表现各异。

诊断价值较高的影像特征为：

①盆腔内有多个散在钙化影。

②输卵管腔多处狭窄，碘显影剂呈串珠状。

③输卵管中段阻塞，伴碘显影剂进入管壁间质。

④子宫腔重度狭窄或变形。

⑤碘显影剂进入宫壁间质或宫旁淋巴管、血管。

⑥卵巢区域见环状或球状钙化影。

可能征象有：

①盆腔内仅有单个孤立的钙化影。

②输卵管腔僵直，远端阻塞。

③输卵管形态不规则，并有阻塞。

④双输卵管峡部阻塞。

⑤输卵管远端闭锁，管腔内有充盈缺损。

⑥子宫腔边缘不规则，呈锯齿形。

3. 腹腔镜检查

可直接观察病变情况，并可在镜下取活检做病理检查，腹水做直接涂片抗酸染色镜检或送细菌培养，以及 PCR 检菌敏感性高度增加，尤其对子宫内膜异位症或卵巢癌的鉴别价值较大。许多超声扫描及 CT 等检查不能确诊的疑难病例，经腹腔镜而确诊。对病变严重病例，由于致密粘连常可致肠管损伤而列入禁忌，遇此情况可做一小切口取标本更为安全。轻型输卵管结核，外观可无明显改变或仅峡部有结节隆起。随病情发展，可见两种类型的改变：

（1）输卵管表面有大量黄白色结节，增粗、变硬、伞端明显肿大，管口张开——增生粘连型。

（2）管壁有广泛肉芽肿反应及干酪样坏死，管腔内充满干酪样物及渗出液，输卵管肿胀，伞端外翻或封闭，与周围仅有轻度甚至无粘连——渗出型。卵巢结核亦有两种改变，即卵巢周围炎和卵巢炎。

4. 结核菌培养与动物接种

刮取子宫内膜，收集血或宫腔、宫颈分泌物做结核杆菌培养或豚鼠接种。于 6～8 周处死豚鼠，取接种周围的淋巴结涂片找结核菌或进行病理检验，可确立诊断，但一般阳性率不高，急性活动期可高些。

5. 其他

白细胞计数不高，分类中淋巴细胞可能增多，不同于一般化脓性炎症。活动期血沉增快，但血沉正常不能排除结核病变。结核菌素试验若为阳性说明体内曾有结核感染；若为强阳性说明目前仍有活动结核病变，但不能说明病灶部位；若为阴性不能完全排除结核病。这些化验检查均非特异性，只能作为诊断的参考。

（二）鉴别诊断

1. 慢性盆腔炎（非特异性）

慢性盆腔炎多有分娩、流产、急性盆腔炎病史，月经量一般较多，闭经极少见；而生殖器结核多为不孕、月经量减少甚至闭经，盆腔检查时有时可触及结节。

2. 子宫内膜异位症

子宫内膜异位症与生殖器结核的临床表现有很多相似之处，如低热、痛经，盆腔有粘连、增厚及结节等。但子宫内膜异位症痛经明显，月经量一般较多，经诊断性刮宫及子宫输卵管碘油造影及腹腔镜检查可协助诊断。

3. 卵巢肿瘤

结核性腹膜炎有包裹性积液时应和卵巢囊肿鉴别，可根据发病过程、有无结核病史、B 型超声波检查帮助鉴别。结核性附件炎形成的包块表面不平，有结节感或乳头状突起，须和卵巢癌鉴别。临床上有时将卵巢癌误认为盆腔腹膜和生殖器结核，长期采用抗结核治疗，以致延误病情，甚至危及患者生命，故诊断困难时，可做腹腔镜检查或剖腹探查以明确诊断。

4. 宫颈癌

宫颈结核可有乳头状增生或溃疡，与宫颈癌不易鉴别，应做宫颈刮片及宫颈活组织检查。

五、治疗与预后

（一）手术治疗

抗结核药物治疗对生殖器结核的疗效虽已较肯定，但在一些情况下，仍需手术治疗。

1. 手术指征

（1）药物治疗 6 个月，盆腔包块持续存在。

（2）包裹性积液较大。

（3）药物治疗正规、足量，但无效或反复发作。

（4）瘘管形成未能愈合。

（5）盆腔附件结核，特别是输卵管内积留大量干酪样坏死物或腹水合并感染者。

（6）怀疑同时有生殖道肿瘤存在等，方可考虑手术治疗。

2. 术前准备

为了避免手术时感染扩散，减少盆腔器官广泛粘连、充血而导致手术操作困难，也有利于腹壁切口愈合，术前应做抗结核治疗 1～2 个月。如有盆腔结核所形成的瘘管，手术前应做泌尿系及全消化道 X 线检查，以了解瘘管的全部情况。术前数日开始服新霉素、甲硝唑、庆大霉素等药物进行肠道准备。

3. 手术范围

根据年龄及病变范围而定。

（1）年龄 40 岁以上，不论病情轻重，均宜行双附件及子宫切除术，以清除病灶及避免术后复发。

（2）年轻妇女可考虑保留卵巢功能，但术中必须剖视卵巢，肉眼无可疑病灶者，可切除双输卵管及子宫。对于要求保留月经者，必须经病理检查证明子宫内膜结核已治愈，才考虑保留子宫。如双输卵管卵巢已形成难以分离的包块，则不论患者年龄大小，均需行双附件及子宫全切术。

（3）结核性包裹性积液经探查，确认不能完全切除时，可行造袋术。在壁上做一小切口，吸净囊液后，将囊壁切口边缘缝于直肌前筋膜使成袋口，用纱条填塞囊腔，一端露于腹壁外。以后每 2～3 天更换纱条一次，直至囊腔封闭为止。

（4）术中注意事项：

①凡炎块粘连严重，应避免用力做钝性剥离。一经在器官间做出分离线后，即做锐性剥离，每次宜少剪，循序渐进，以避免损伤邻近脏器。

②陈旧性肠管彼此粘连不必予以分离。

③愈合性粘连宁可残留小部分宫壁或输卵管于肠管或膀胱，比强行切除全部更为安全。如遇盆腔器官粘连重、广泛，应查明圆韧带，先游离子宫底，便于确定手术方向，进行剥离。

（5）术后药物治疗：

①手术已将双附件及子宫完整切除，腹腔内病灶全部除净，无并存其他器官结核，则术后再做 1～2 个月抗结核治疗即可，避免复发。

②若病灶未完全清除，或合并其他器官结核（如肺、腹膜或泌尿系统结核等），则

需继续用药 6～12 个月，以求根治。

③行包裹性积液造袋术者，术后给予抗结核治疗，直至囊腔完全封闭为止。

（二）预后

当前，由于手术的进步及抗结核药物的发展，女性生殖器结核预后较好，但若生殖器官破坏造成功能障碍，则很难恢复。曾有文献报道 100 例生殖器结核，经治疗后，虽再孕率可达 20%，但其中 14 例有 1 次或多次宫外孕，3 例自然流产，而维持到足月产者仅 2%～3%。

有人认为，目前已有可靠的抗结核药物，对年轻患者，仍尽量保留子宫及一侧或双侧卵巢为宜。如术前能确诊为结核，免予手术。结核性输卵管炎行修复（重建）术意义不大，正常宫内妊娠的概率微乎其微，严格来说，这些人应视为不孕者。

患者应由妇科医生长期随访，关于抗结核药的应用，应与结核科医生共同研究，制订合理的化疗方案。

第二章　女性不孕症相关疾病

第一节　输卵管性不孕

输卵管因为炎症、肿瘤、息肉宫内感染和子宫内膜异位症等病变导致输卵管阻塞、通而不畅和输卵管周围粘连，是不孕的重要原因，占不孕的25%～35%。

输卵管在女性生殖系统中起重要作用，输卵管不仅是连接卵巢和子宫的渠道，而且还具有拾卵、贮卵、输精及担负着运送配子和受精卵的作用，而且为胚胎的早期发育提供场所和环境。受精卵和早期胚胎在输卵管内运输是靠输卵管上皮纤毛运动和输卵管正常蠕动来完成的，因此，无论是输卵管器质性病变，还是支配输卵管的自主神经功能障碍，或是内分泌功能失调，只要影响输卵管的通畅和正常生理功能，均可导致不孕。

一、病因

引起输卵管性不孕的高危因素包括输卵管原发性病变，如输卵管先天畸形；输卵管继发性损伤或机械性阻塞，如慢性盆腔炎、子宫内膜异位症（EMT）、异位妊娠、腹部手术后盆腔粘连、反复人工流产和药物流产。

输卵管性不孕患者中有盆腔炎史者占35%～40%，其中约1/3有反复感染史；盆腔炎发作1次、2次、3次后输卵管性不孕的患病率分别为12%、23%、54%。子宫输卵管造影的结果显示输卵管阻塞的发生率为32%～68%。输卵管阻塞与人工流产术后继发感染相关，且与流产次数成正比。有1次人工流产史者，输卵管阻塞约占22%；有3次人工流产史者，输卵管阻塞约占44%；有5次及以上人工流产史者，输卵管阻塞约占75%。有流产后感染史者，输卵管阻塞可达70%；有不完全流产及流产后出血2周以上者，输卵管阻塞可达40%以上。

（一）输卵管和盆腔炎症

输卵管性不孕的最重要最常见的原因是输卵管和盆腔炎症。因不孕就诊的输卵管炎病变皆为慢性输卵管炎，输卵管通畅是受孕必不可少的条件之一。当发生炎症时，输卵管最狭窄的部分及伞端很容易发生粘连或完全闭锁，因而造成不孕。炎症还可以造成输卵管壁僵硬和周围粘连，影响输卵管蠕动，同时输卵管内膜炎可破坏和影响纤毛的活动，妨碍配子、受精卵和早期胚胎在输卵管内的运送，导致不孕，输卵管内膜炎治疗不彻底可导致输卵管黏膜粘连闭塞、伞端闭塞或盆腔炎。如有渗出液或脓液积聚，可形成输卵管积脓，与卵巢粘连形成炎性包块。输卵管炎可以由上行感染造成，如不完全流产、残留胎盘的继发炎症、宫内节育器等导致子宫内膜局部病灶而引起上行感染，也可继发于阑尾炎或其他盆腹膜炎症，尤其是在输卵管伞部或卵巢周围形成炎症粘连，使输卵管伞部不能将卵巢排出的卵细胞吸入输卵管内与精子相遇。输卵管炎症同时又有阻塞时，管腔渗出物逐渐积留于输卵管腔内可造成输卵管积水或积脓。近年来，人工流产、药物流产和引产的年轻女性数量明显增加，造成输卵管炎症和输卵管阻塞的发病率明显提高。部分患者无急性输卵管炎临床表现，或只为亚临床感染，引起输卵管黏膜不同程度的粘连、阻塞。常见致病菌有细菌、病毒、衣原体、支原体和淋球菌等。

（二）子宫内膜异位症

内异症引起不孕的原因有盆腔结构改变、腹腔积液对生殖过程的干扰造成内分泌紊乱等。盆腔解剖结构改变是影响输卵管功能的重要原因。盆腔内 EMT 所产生的炎性反应造成盆腔内组织、器官粘连。其粘连的特点是范围大而致密，容易使盆腔内器官的解剖功能异常。一般 EMT 很少侵犯输卵管的肌层和黏膜层，故输卵管多为通畅。但盆腔内广泛粘连可导致输卵管变硬僵直，影响输卵管的蠕动，或卵巢与输卵管伞部隔离，从而影响卵母细胞的捡拾和受精卵的输送，严重者可导致输卵管阻塞。如卵巢周围的严重粘连或卵巢子宫内膜异位囊肿破坏正常卵巢组织，可妨碍卵子的排出。

二、输卵管性不孕的诊断

临床常用的有输卵管通液、X 射线下子宫输卵管造影（HSG）、子宫输卵管超声造影（HyCoSy）、宫腔镜输卵管插管通液和腹腔镜检查。其他有输卵管镜检查、放射性核素子宫输卵管造影。常用检查方法的应用评价如下：

（一）输卵管通液

输卵管通液的优点是无须特殊设备，简便易行、不良反应少，费用低，还有治疗作用，能多次重复操作，可作为输卵管通畅性的初步诊断和治疗之用。如在输卵管通液术前和术后阴道 B 超检查，可通过盆腔内液体多少变化来提高输卵管通液诊断的准确性。输卵管通液缺点是无法观察子宫及输卵管的内部情况，无法判断何侧输卵管通畅或阻塞，阻塞部位及阻塞性质，假阻塞或假通畅率较高，如输卵管积水管腔粗大，一侧管腔可以容纳 20mL 以上的液体而产生通畅的假象。对怀疑输卵管积水者，通液术后做 B 超检查，可确诊有无积水对诊断不明确或怀疑输卵管阻塞、积水或通畅不良伴粘连者，可做 HSG 确诊。循证医学认为输卵管通液检查无助于不孕症患者的病因诊断，故目前多不推荐使用输卵管通液检查作为输卵管性不孕的诊断依据。

（二）子宫输卵管造影

HSG 反映输卵管通畅性的敏感性和特异性达 79％和 58％，被多数学者推荐为输卵管性不孕的一线检查方案。HSG 可以直观地显示子宫腔的大小、形态有无畸形，宫颈内口松弛或狭窄，宫腔粘连，输卵管形态、长度、走向，管腔直径，能较准确判断输卵管通畅阻塞部位、阻塞性质、输卵管积水、输卵管周围粘连及输卵管功能状态等，并可预测腹腔镜手术的必要性和预后。HSG 在提供输卵管内部结构及确定阻塞部位方面，优于腹腔镜；在明确盆腔内疾病及粘连方面，不及腹腔镜。HSG 诊断准确率较高，与腹腔镜检查相比，诊断符合率约 80%。但推注造影剂时有时发生输卵管痉挛，或增生的内膜、息肉或肿瘤等阻塞输卵管开口时，可能造成输卵管不通的假象。另外，HSG 诊断的准确性与造影技术、摄片时间和阅片医师的经验有关。

（三）子宫输卵管超声造影

子宫输卵管声学造影操作简便，无放射线、不良反应少、准确性较高，效果优于普通输卵管通液，与腹腔镜检查（腹部 B 超）相比，诊断符合率为 50%。如用阴道 B 超，患者不需充盈膀胱，盆腔扫描清晰度高，与 HSG 准确性基本相同。缺点为对单侧输卵管阻塞的诊断准确率较低，不能观察输卵管内部结构，不能明确输卵管阻塞的确切部位，亦不易获得满意的图片。除碘过敏外，目前尚不能取代 HSG 而广泛应用。

采用声诺维造影剂三维彩超子宫输卵管造影术，能够更加准确地反映输卵管的结构、走行和阻塞部位，诊断准确率达 89.1%，并且获得的造影图像立体、形象、客观，更有利于临床医生的观察和判断。

（四）宫腔镜检查

宫腔镜下可以直视子宫腔内的生理与病理变化，直视下定位取内膜活检，进行宫腔内治疗和手术，如宫腔内残留异物取出、子宫内粘连分解、子宫纵隔切开、黏膜下子宫肌瘤或内膜息肉摘除术等。可以观察输卵管开口的形状、子宫内膜发育情况、内膜息肉、肌瘤畸形、粘连、异物和炎症等，也可发现微小组织变异，如局限性子宫内膜增厚、草莓样腺体开口和异性血管等。宫腔镜下输卵管插管通液诊断输卵管通畅性、准确性高，对输卵管近端阻塞治疗效果较好。

宫腔镜比传统的诊断性刮宫、HSG 以及 B 超检查更直观、准确、可靠，能减少渗漏，被誉为现代诊断宫腔内病变的金标准。

（五）腹腔镜检查

腹腔镜下通液是评价输卵管通畅性的金标准。在腹腔镜直视下观察盆腔，并经宫颈口注入亚甲蓝液，观察亚甲蓝液在输卵管内的流动情况，即可判断输卵管是否通畅和明确阻塞部位。术中还能直接观察子宫、双侧输卵管和卵巢的形态，了解有无盆腔粘连炎性包块、结核子宫内膜异位症肿瘤或畸形等，且可取活检。腹腔镜检查对子宫内膜异位症的诊断准确性高。检查同时还可对子宫、双侧附件及盆腔的异常情况进行处理，如分离粘连囊肿剥除、电灼内异症病灶和输卵管造口术等。腹腔镜不能了解宫腔及输卵管管腔的情况，手术费用高，对技术和设备的要求也较高，手术可能发生并发症。

近年来，经阴道注水腹腔镜（THL）联合宫腔镜检查在输卵管不孕的诊断和治疗方面得到了广泛的关注。THL 经直肠子宫陷凹入路穿刺套管，注入生理性液体作为盆腔膨胀媒介，进入微小内镜，进行诊断和治疗的新型微创手术。在液体的环境中，输卵管、卵巢保持自然位置，便于对其结构进行系统观察。手术可在门诊局部麻醉下进行，手术创伤小、无须腹壁切口、费用低，对于检查不孕和一些盆腔疾患较为准确。术中可观察盆腔情况，同时还可进行简单的治疗性操作，如分离轻度粘连、输卵管通液、活检和卵巢打孔术等。但 THL 对盆腔前部病变无法观测，另外盆腔粘连可影响对盆腔的全面检查，THL 检查存在一定的局限性，因此应该严格掌握手术指征。

（六）输卵管镜

输卵管镜是一种可以直视输卵管内部结构以发现输卵管管腔内各种病理改变的检查方法。在输卵管镜下直视整条输卵管内膜情况，可以发现输卵管近段不同程度的狭窄、粘连、息肉、黏液栓及内膜憩室等病变，以及远端炎性血管管型、黏膜萎缩和原发上皮皱襞消失等输卵管积水的特征性改变。并可在直视下插管通液、取出管腔内的栓子、取活检及分离粘连等。其最主要的优点在于，对输卵管性不孕的患者在决定首选显微手术或 IVF 前，对输卵管的病变作出非侵袭性的评价，而对原因不明性不孕症则具有诊断和治疗的双重作用。输卵管镜价格昂贵、易损坏，检查和疏通术费用较高，操作复杂，视野小，对人员和技术的要求均较高，疏通疗效并不突出，临床价值尚待研究。

三、输卵管性不孕的治疗

（一）药物治疗

对患有慢性盆腔炎症者，首先抗感染、对症治疗。

1. 抗生素

选择敏感抗生素，月经第 5 天开始服，连服 15 ～ 20 天，第 2 个月开始宫腔注。

2. 地塞米松

20 天减量法，月经第 5 天开始服，每天 3mg 服 5 天，2.25mg 服 5 天，每天 1.5mg 服 5 天，每天 0.75mg 服 5 天，共 20 天。与抗生素联合应用。

3. 中药

选择口服大黄蟅虫丸、桂枝茯苓胶囊和桃红四物汤等。选用活血化瘀、软坚散结中药液保留灌肠。这些中药具有活血化瘀、理气行滞、清热解毒和软坚散结之功效，并具有抑菌、抗感染、消除粘连和疏通管道等作用。

4. 物理疗法

超短波透热疗法，药物离子导入等。

（二）手术治疗

根据输卵管病变的部位性质及阻塞的程度选用不同手术方法治疗。

1. 宫腔注药

手术时间、方法及禁忌证同输卵管通液，选择庆大霉素、地塞米松、α- 糜蛋白酶加生理盐水或低分子右旋糖酐 30～50mL，隔天 1 次，每月宫腔注药 2～3 次，或复方丹参注射液 14mL，加生理盐水 20mL 宫腔注药。

宫腔注药前后 B 超检查对照。根据注液压力大小、注液量和腹痛情况结合 B 超下检查子宫直肠凹液体量的增加与否，可以判断宫腔注药效果。如果注药的阻力越来越小，表示管腔阻塞部分逐渐被疏通；输卵管完全通畅后第 2 个月可做 HSG，了解输卵管通畅度。如果注药治疗 2～3 次无明显进展，则应停止宫腔注药治疗。

宫腔注药价格便宜，操作简便，不需要特殊设备，适用于输卵管近端管腔狭窄、管腔轻度粘连阻塞，黏液栓阻塞或输卵管通畅不良伴输卵管周围轻度粘连的患者。对输卵管积水伞端阻塞及周围粘连疗效不佳。

反复的宫腔操作可能增加子宫和输卵管感染，导致医源性的输卵管阻塞、盆腔炎症或盆腔粘连。

2. 宫腔镜下输卵管插管通液治疗

（1）输卵管插管通液的指征：

① HSC 显示输卵管通而不畅。

②先天性输卵管纤细、迂曲和过长者。

③输卵管近端阻塞，尤其是子宫角部阻塞者效果较好。

④轻度管腔粘连或阻塞的患者。

（2）输卵管插管通液通畅度判断及注意事项：插管通液时以液体反流和推注压力大小来判断输卵管通畅度，20kPa 为阻力小，53.33～106.67kPa 为阻力中等，＞133.33kPa 为阻力大。

插管通液时可同时用腹部 B 超监测注入液体的流向，以及输卵管内、卵巢窝周围或直肠子宫陷凹液体聚集状况。

通液后 5～7 天 B 超复查，了解有无输卵管积水、盆腔积液等。若无异常情况，可每月通液 1 次，直至输卵管通畅为止。必要时选择 HSG 复查。

输卵管远端阻塞最好选择宫、腹腔镜联合手术。

（3）输卵管插管通液疗效及特点：可直接检视子宫腔内的生理、病理变化和输卵管开口情况，直视下定位子宫内膜活检。对合并有子宫内膜息肉、黏膜下肌瘤等轻微病变的患者可同时给予治疗。输卵管插管通液是直接将液体注入输卵管管腔内，在输卵管管腔内形成较高的压力，容易使管腔轻度粘连、组织碎片及黏液栓、小血栓等被冲开。

输卵管插管通液的疗效高于宫腔注药，且腹痛明显减轻。缺点是宫腔镜无法观察及评价输卵管伞端及盆腔粘连情况，对输卵管远端阻塞、伞端积水治疗效果差。无腹腔镜监视下插管，有时可能造成输卵管穿孔。

3. 介入放射学治疗

由于输卵管的特殊解剖和形态，药物治疗很难取得满意疗效。输卵管介入再通术主要是采用导管导丝等专门器材，通过插入导管、导丝，利用导丝的推进、扩张和分离作用等，使输卵管疏通至伞端。该手术具有直观性、可视性、操作简便、安全和损伤小的优点，可在门诊进行；熟练者输卵管插管成功率约96%，手术时间一般20min左右，术后观察1h即可回家。介入再通术成功者，术后第2个月再次行HSG，评估输卵管通畅情况，如输卵管正常可以促进排卵治疗，早日妊娠。如输卵管再次阻塞，可行第2次介入再通术。

介入治疗为治疗输卵管阻塞开辟了一条新的治疗途径，主要用于输卵管近端阻塞者。近端阻塞再通成功率为80%～90%，术后4年妊娠率50%。

输卵管介入再通术对于输卵管近端阻塞比输卵管远端阻塞的再通率和受孕率高，壶腹部阻塞疗效次之，而伞部阻塞疗效最差。

输卵管介入再通术是治疗输卵管阻塞性不孕症较好的方法，但该方法需要一定的设备条件，并难以反复使用而受到限制。

4. 腹腔镜治疗

腹腔镜手术适用于输卵管远端阻塞，如伞端狭窄、闭锁、积水、积脓；输卵管结扎术后要求复通；采用辅助生殖技术前的辅助治疗，如输卵管积水行输卵管结扎术；其他类型可进行输卵管造口、整形松解盆腔粘连等治疗，恢复盆腔正常解剖形态和功能。腹腔镜手术创伤小、恢复快、住院时间短并较安全。使用腹腔镜对输卵管伞端及其周围粘连行分离术，术后宫内妊娠率为29%～62%，与显微手术52%的妊娠率相近；造口术后宫内妊娠率为19%～48%。但腹腔镜不能评估不孕症患者宫腔情况，对输卵管近端阻塞或管腔内粘连无法治疗。

常用手术方法有以下几种：

（1）输卵管伞端及其周围粘连分离术：适用于HSG显示输卵管通畅，而伞端周围粘连。首选腹腔镜手术。术后宫内妊娠率与显微手术相近。

（2）输卵管造口术：HSG显示输卵管伞端粘连闭锁，可施行输卵管远端造口。腹腔镜造口术后宫内妊娠率约25%。该手术复发率较高，术后伞端口再闭锁或输卵管周围再次粘连，影响输卵管伞捕捉成熟卵功能。

对患有输卵管积水者不宜做造口术。因为输卵管积水者其输卵管管腔内黏膜、纤毛细胞都已受到损害，伞端有粘连，即使经过手术治疗，通液表示基本通畅，但输卵管黏膜的功能减弱甚至消失，并且输卵管伞端和输卵管管腔很容易再次发生粘连，输卵管妊娠的可能性较高。在IVF-ET时，输卵管积水管腔内的液体不断流入宫腔胚胎移入宫内，受到液体毒性的损害不能生存，必须将积水的输卵管从输卵管根部结扎。

（3）输卵管子宫吻合术：适用于输卵管间质部及峡部阻塞者。

（4）输卵管端端吻合术：适用于输卵管结扎后要求复孕者。此类手术成功率较高，术后妊娠率可高达84%。

5. 宫腔镜联合腹腔镜治疗

适用于输卵管阻塞，同时可能存在宫腔病变的不孕患者。宫、腹腔镜联合应用治疗输卵管性不孕，克服了二者单独使用的局限性，可在直视下发现宫腔及盆腔异常情况并同时治疗。宫腔镜治疗输卵管近端阻塞和管腔粘连效果最好，在腹腔镜监视下，宫腔镜直视输卵管插管通液，可避免插管过深或角度不当引起子宫穿孔的危险。腹腔镜治疗远端阻塞效果较好，并可行盆腔粘连松解以恢复子宫、输卵管和卵巢的正常解剖位置与生理功能，盆腔 EMT 病灶去除，输卵管末端阻塞的造口术等。

6. 体外受精胚胎移植（IVF-FT）

为解决输卵管性不孕，IVF-ET 技术应运而生。该技术跨越了妊娠必须依赖输卵管的人类生殖历史，开创了人类治疗不孕症的辅助生殖技术的新纪元。IVF-ET 技术的诞生被认为是 20 世纪世界医学界医学史上最伟大的事件之一，标志性事件为 1978 年 7 月 25 日世界上首位试管婴儿 Louise Brown 在英国诞生。输卵管性不孕是 IVF-ET 的首选适应证，对无法疏通或手术难以矫正的输卵管阻塞、输卵管积水、严重盆腔粘连影响拾卵或受精卵输送障碍的输卵管性不孕，可选用 IVF-ET。IVF-ET 是一种具有远大前景的人工助孕技术，目前国内已普遍开展此项业务。IVF-ET 对技术、设备要求较高，手术费用昂贵，妊娠率 40% 左右。

第二节　免疫性不孕

免疫性不孕是相对概念，是指免疫功能紊乱使生育力降低，暂时导致不孕。不孕状态能否持续取决于免疫力与生育力间的相互作用，若免疫力强于生育力，则不孕发生，如后者强于前者则妊娠发生。不孕常有多种因素同时存在，免疫因素也可作为不孕的唯一原因或与其他病因并存。

正常机体具有自身免疫调节功能，产生极弱的自身抗体，帮助清除体内衰老变性的自身成分，一旦由于某种原因导致免疫系统对自身组织产生过度免疫应答，则会发生过强的免疫反应，致使所侵的组织免疫活性细胞增多，免疫复合物沉积，而导致功能改变。因此，免疫因素导致的不孕症包括同种免疫性和自身免疫性不孕及流产。

人体的免疫系统主要有三大功能，即抵御外来的致病微生物侵袭、清除自身衰老死亡的细胞以及识别并清除突变的细胞，因而是维持机体内环境稳定的必不可少的生理性防御机制。当免疫系统防御功能发生异常，则会导致一系列免疫病理过程，如感染、免疫缺陷、自身免疫性疾病以及肿瘤等的发生，也可能导致生殖过程的障碍。一般自身组织不成为抗原，但在有些情况下也会产生抗体，如感染、经血倒流、烧灼或药物作用等，能使组织细胞中的蛋白质发生质的变性而成为自身抗原，这种物质一旦进入血液循环，刺激机体则可产生免疫反应。

一、抗精子抗体与不孕

抗精子抗体（ASAb）是一个复杂的病理产物，男女均可罹患。人类精子具有抗原性，可作为自身或同种抗原刺激机体而产生免疫应答，由于正常的精浆中存在免疫抑制因子，并且女性生殖道内的酶系统能降解进入的精子抗原，可保护精子顺利进行受精而不至于刺激机体产生 ASAb。正常机体的血清中不应检出 ASAb。若某个环节异常，如精浆中免疫抑制因子缺乏，或女性生殖道内的酶系统缺陷，或生殖道损伤、月经期、子宫内膜炎时接触精子，该精子就可以作为抗原进入血液循环引起免疫反应，产生 ASAb，这种抗体可循环至宫颈黏液中，导致精子凝集或制动，造成不孕。

（一）男性抗精子抗体产生原因及导致不孕的机制

5%～9% 不育男性体内存在 ASAb。正常情况下，男性不产生 ASAb，当血睾屏障受到破坏，如手术、外伤等，精子漏出或巨噬细胞进入生殖道吞噬、消化精子细胞，其携带的精子抗原激活免疫系统就会产生 ASAb。泌尿生殖道感染也是男性产生 ASAb 的重要原因。支原体、衣原体等病原体的感染可导致前列腺炎及附睾炎，特别是支原体、衣原体与精子表面有共同抗原均可引起免疫损伤，使血睾屏障受到破坏，使抗体产生并进入精液内，导致精子质量下降。另外，输精管手术创伤，发生炎症反应，导致血睾屏障破坏，精子及可溶性抗原漏出，生成 ASAb，精子凝集，精子活动度下降或影响顶体酶释放，干扰精子获能，引起精子的自身免疫，导致生育能力下降。

（二）女性抗精子抗体产生原因及导致不孕的机制

精子进入女性生殖道后，由于精浆中存在一些免疫性因素和女性生殖道某些蛋白成分包裹精子的保护作用，正常情况下仅少部分人产生 ASAb。如果女性生殖道有感染、子宫内膜损伤和局部炎性渗出增加等导致黏膜免疫防御机制削弱，增加了精子抗原与免疫相关细胞接触机会，感染因子刺激了免疫系统，摆脱上述免疫抑制因素，精子抗原可被女性宫颈上皮或子宫内膜免疫细胞识别，引起生殖道局部或全身免疫性反应，产生 ASAb。

研究表明，ASAb 可降低精子活力及精子穿透宫颈黏液和透明带的能力，干扰精子获能、受精及胚泡植入，是造成不孕及流产的原因之一。ASAb 抗体检测对临床诊断与治疗不孕不育患者有重要的应用价值。宫颈黏液中的 ASAb 使精子在宫颈管内凝集，不能进入宫腔，导致不孕。

（三）ASAb 检测方法

ASAb 可存在于血清、精浆（宫浆黏液）和精子表面，血清内的 ASAb 主要是 IgG 和 IgM，精浆内的 ASAb 主要是 IgG 和 IgA。目前临床上用于检测 ASAb 的方法很多，各有优缺点，常用的方法有免疫珠试验（IBT）、混合抗球蛋白反应（MAR）试验、ELISA、精子凝集和固定试验等方法，根据其不同的用途简单介绍如下：

1. 检测精子凝集和精子制动的方法

检测精子凝集抗体的 Friberg 微孔板凝集试验（17AT）和检测补体依赖性精子毒性抗体的 Lsojima 精子制动试验可用于检测男性或女性患者血清、精液及宫颈黏液中的 ASAb。

2. 检测精子表面抗体的方法

混合抗球蛋白反应（MAR）试验，是一种扩大的 Coomb's 试验方法，用于检测精子表面的凝集素。

3. 免疫珠试验（IBT）

在检测精子表面抗体的同时还可以鉴定抗体的种类（IgG、IgA 或 IgM）。

4. 检测宫颈黏液中抗体的方法

ASAb 可以出现在女性阴道黏液的分泌物中，可应用精子-宫颈黏液接触试验（SCMC）检测，与 IBT 方法结合，可提高检测的准确性。阴道黏液分泌物中的抗体主要是 IgG 和 IgA；IgA 与血清中补体依赖的精子制动抗体有关，如果宫颈黏液中 IgA 抗体阳性，则明显地抑制精子的穿透力和移动性。

5. 精子-毛细管穿透试验

Kremer 试验。

6. 血清 ASAb 检测

采用酶联免疫吸附试验（ELISA），可用于大批量标本的测量。

抗体在精子上结合部位的不同，对生育力的损害也不同。结合于精子头部的 ASAb 对生育力的影响较大，而结合于尾尖部的抗体对生育力影响不明显。由于血液循环中的 ASAb 与生殖道局部抗体的存在并不一致，故血液中的 ASAb 是否对生育有影响尚存在争议；而在生殖道局部，尤其是精子表面的抗体对生育力有直接影响，故检测生殖道局部包括宫颈黏液、精子表面的 ASAb 有很重要的临床意义。

二、抗子宫内膜抗体与不孕

抗子宫内膜抗体（EMAb）属于自身抗体，在正常育龄妇女中可以检测到，但在不孕症人群中，特别是患有子宫内膜异位症（EMT）的妇女中更多见。有报道表明在子宫内膜异位症及不育妇女血中 EMAb 的阳性率比正常对照有显著性增高，其中在子宫内膜异位症血清中，EMAb 的检出率为 70%～80%。在不明原因不孕的复发性流产妇女中也有 30%～40% 为阳性。

（一）EMAb 产生原因

子宫内膜是胚胎着床和生长发育之地，但在病理状态下，如子宫内膜炎、EMT 及子宫腺肌症等，可转化成抗原或半抗原，刺激机体自身产生相应的抗体。此外，人工流产吸宫时，胚囊也可能作为抗原刺激机体产生抗体。一旦女性体内有 EMAb 存在，便会导致不孕、停育或发生流产。部分女性因在初次妊娠时做了人工流产术，术后发生继发不孕，这种继发不孕症患者，部分是因为体内产生了 EMAb。

EMAb 的靶抗原是一种子宫内膜腺上皮中的孕激素依赖糖蛋白，EMAb 以子宫内膜为靶抗原并引起一系列免疫反应的自身抗体，与靶抗原结合可干扰受精卵植入导致不孕。

（二）EMAb 导致不孕原因

当这种 EMAb 由于反复刺激而大量产生达到一定的含量时，可与自身的子宫内膜组织发生抗原抗体结合反应，并激活免疫系统引起损伤性效应，造成子宫内膜组织细胞生化代谢及生理功能的损害，干扰和妨碍精卵结合及受精卵的着床和胚囊的发育而导致不孕或流产。

正常机体具有自身免疫调节功能，产生极弱的自身抗体，帮助清除体内衰老变性的自身成分，一旦由于某种原因导致免疫系统对自身组织产生过度免疫应答，则会发生过强的一系列免疫反应，致使所侵及的组织免疫活性细胞增多，免疫复合物沉积，而导致功能改变。

（三）EMAb 检测方法

目前常用的检测血清 EMAb 方法为酶联免疫吸附试验（ELISA）。

三、抗卵巢抗体与不孕

抗卵巢抗体（AOAb）是一种靶抗原在卵巢颗粒细胞、卵母细胞、黄体细胞和间质细胞内的自身抗体。抗卵巢自身免疫可影响卵巢的正常发育和功能，可导致卵巢衰竭或卵泡成熟前闭锁而导致不孕。有卵巢抗体的女性卵泡发育不正常，影响优势卵泡的发育，使成熟卵泡无法自然排出，从而导致原发性不孕和继发性不孕。

（一）AOAb 产生的原因

（1）自身免疫功能异常：可能与免疫细胞、抗体和激素三个因素有关。细胞因素包括 T 细胞、NK 细胞及巨噬细胞破坏卵巢结构，损伤及溶解各级卵泡。患者血清中可能存在一种类似 IgG 的球蛋白，如抗 FSH 抗体或抗 FSH 受体的抗体，可导致生殖细胞减少、卵泡闭锁加快、生殖细胞破坏。卵巢内生殖细胞、粒层细胞、膜细胞和透明带的自身抗体存在，产生显著的抗生育效应。自身免疫性卵巢炎是以患者卵巢组织作为抗原而引起的一种罕见的自身免疫性疾病，为卵巢早衰的病因之一。

（2）卵巢组织中抗原成分复杂：每一种成分都可能因感染、手术等原因使其抗原表达异常，从而导致抗卵巢抗体的产生。

（3）与体外人工授精时多次穿刺取卵有关：在 IVF-ET 不孕妇女中，AOAb 的阳性率可达 28.8%，可能与卵泡的穿刺促使 AOAb 合成增加有关。

（4）多囊卵巢综合征（PCOS）、卵巢早衰（POF）及其他排卵障碍者，AOAb 阳性率分别为 46.76%、45.16%、42.86%。

（5）病毒感染：病毒进入卵巢组织的细胞内，使其细胞膜上既有来自细胞的自身抗原，又携带有病毒抗原。当机体对病毒的抗原发生免疫反应时，往往同时也破坏了卵巢的细胞，发生免疫性卵巢炎，最后导致卵巢功能的衰竭。

（6）一些有阿狄森病、甲状腺炎和甲亢患者也可为阳性。正常妇女体内可以存在一定量的非致病性的 AOAb。

AOAb 的产生可影响卵巢和卵泡的发育及功能，导致卵巢早衰、经期不规律。在不明原因不孕妇女中，AOAb 活性明显高于有明确原因者。

（二）AOAb 导致不孕机制

（1）包裹卵细胞，影响其排出或阻止精子穿入。

（2）AOAb 在补体作用下产生细胞毒性作用，破坏卵巢细胞，还能干扰孕卵破壳而妨碍受精和着床。

（3）引起自身免疫性卵巢炎，可能引起卵巢衰竭。

（4）影响卵巢内分泌功能，引起下丘脑－垂体－卵巢轴功能紊乱，间接影响卵泡发育、成熟和排出，使得雌激素、孕激素分泌减少，导致不孕。抗颗粒细胞抗体可导致内分泌功能异常；抗卵泡内膜细胞抗体及抗 FSH 受体的抗体影响卵巢内分泌和生殖功能。

四、抗人绒毛膜促性腺激素抗体与不孕

（一）抗人绒毛膜促性腺激素抗体产生的原因

人绒毛膜促性腺激素（HCG）是维持早期妊娠的主要激素。有自然流产史、人工流产史及生化妊娠史的女性在流产过程中，绒毛组织中的 HCG 可能作为抗原刺激母体产生抗体。另外，曾接受过 HCG 注射以促进排卵的女性，体内的抗 HCG 抗体也有可能为阳性。此类患者可能在临床上表现为不孕或习惯性流产等。

目前认为 HCG 在配子着床和维持妊娠中有重要的作用。HCG 还能阻止胎儿滋养细胞与母体血清中的抗体结合或被母体淋巴细胞识别。绒毛膜促性腺激素可被特异性抗绒毛膜促性腺激素抗体（AHCGAb）灭活。AHCGAb 肯定有致不孕的作用，可作为不孕症的临床诊断指标之一。

（二）抗人绒毛膜促性腺激素抗体检测方法

目前常用的检测血清 AHCGAb 方法为酶联免疫吸附试验（ELISA）。

五、抗透明带抗体与不孕

透明带(ZP)是一层包绕着卵母细胞及着床前孕卵的非细胞性明胶样酸性糖蛋白膜，主要由 3 种糖蛋白组成且内含特异性精子受体，是卵母细胞及颗粒细胞分泌的，覆盖于卵母细胞及着床前受精卵外的一层基质。在受精过程中及早期孕卵发育方面具有重要作用：调节精卵识别，激活精子，导致顶体反应的发生；阻断多精受精，并能保护受精卵。

（一）ZP 的生物学特征

透明带是包绕哺乳动物卵细胞外的一层非细胞结构，受精时，精子首先必须穿过透明带。受精前，精子首先与在 ZP 的精子特异受体位点结合，精子与 ZP 结合后，依靠精子的酶系统产生局部溶解作用，受精后 ZP 恢复完整性，保护受精卵的发育，防止受精卵在输卵管内溶解，并保证受精卵向宫腔内的运送。受精后 ZP 的结构发生改变，受精卵膜的皮质颗粒释放某些物质，抵制 ZP 蛋白再被精子的透明质酸酶溶解，ZP 不再次发生反应，抑制再次受精作用。

（二）抗透明带抗体产生原因

ZP 有着很强的免疫原性，能诱发机体产生全身或局部的细胞与体液免疫反应，产生抗透明带抗体（AZPAb），近年来 AZPAb 在不孕不育症中的意义逐渐受到关注。

AZPAb 产生的机制尚不完全清楚。目前推测认为，育龄妇女 ZP 在每次排卵和卵泡闭锁后的机体局部反复吸收，当机体遭受与 ZP 有交叉抗原刺激或各种致病因子使透明带蛋白结构变形，及体内免疫识别功能障碍时，可刺激机体产生透明带抗体，最终产生损伤性抗透明带免疫，使生育力降低；或由于感染致使 ZP 变性，刺激机体产生 AZPAb。透明带抗体可导致卵母细胞加速破坏和耗竭而导致卵巢早衰。此外，也可能 AZPAb 是自身免疫型卵巢炎的表面现象。

（三）AZPAb 导致不孕的机制

（1）AZPAb 与 ZP 上的精子受体结合，或 AZPAb 遮盖了位于透明带上的精子受体，使精子不能认识卵子，也就无从与卵子结合，阻止精卵结合。

（2）AZPAb 能使 ZP 结构加固，即使精卵结合，受精卵被包裹在坚固的 ZP 内，不能脱壳着床。

（3）抗体可以稳定透明带表面结构，因而能抵抗精子顶体酶对透明带的溶解作用，使精子穿透不了透明带。

（4）卵子如已受精。因透明带结构的稳定，致胚胎被封固在透明带内而无法着床。

六、抗滋养层细胞膜抗体与不孕

对孕妇而言，胎儿是一个半非己的同种异体移植物。对胎儿而言，其具有来自父方和母方的基因，胎儿之所以不被排斥，主要依赖于母体对胎儿特殊的免疫调节，这种调节可以制止或改变对胚胎不利的免疫因素，以达到新的免疫平衡，如平衡失调即可导致流产。胚胎的外层即合体滋养层是直接与母体循环相接触的部分，免疫组化证实合体滋养层不表达任何 HLA 或 ABO 抗原，这点被认为是确保胎儿成活的保护性机制之一，但是合体滋养层浆膜上却明显存在抗原系统，并且可被母体识别。至于这些抗原的性质尚无统一定论，但它们却不容置疑地影响着孕妇与胎儿之间的免疫平衡。

在合体滋养层浆膜上有可被母体识别的抗原系统，它们的存在影响着孕妇与胎儿之间的免疫平衡，研究表明在不明原因流产的妇女血清中，抗滋养层细胞膜抗体（TAAb）比正常孕妇明显增高，这种抗体的增高与流产之间有着密切联系。

（一）抗滋养层细胞膜抗体的产生以及与封闭抗体的关系

滋养层细胞表面有大量的滋养层细胞膜抗原（TA），其抗血清能和淋巴细胞发生交叉反应，称为滋养层-淋巴细胞交叉反应性抗原（TLX）。正常妊娠时，脱落的滋养层细胞或胎儿细胞通过胎盘进入母体血液循环，刺激母体针对胚胎的 HLA-Ⅱ类抗原和 TLX 产生免疫识别和免疫反应，生成特异性的抗体。这些特异性抗体通过与胎儿胎盘滋养叶抗原或母体淋巴细胞结合，遮盖来自父源的 HLA 或干扰淋巴细胞介导的细胞毒作用，防止胚胎父系抗原被母体免疫系统识别和杀伤，使胎儿、胎盘不致受损，发挥一种保护性免疫增强反应，被称为"封闭抗体（BA）"。TA 分为 TA1 和 TA2，这两种抗原的作用相互拮抗，前者位于滋养层细胞上，诱导产生细胞毒性淋巴细胞反应，后者位于滋养层细胞、淋巴细胞和内皮细胞上，实质就是 TLX，刺激母体产生封闭抗体，封闭 TA1，使其不被免疫系统识别，正常妊娠得以维持。当夫妇间具有相同的 TLX 时，不能激发母体产生抗 TLX 封闭抗体，从而使滋养细胞 TA1 暴露，遭受母体免疫攻击而流产。因此，TAAb 的存在从某种程度上提示封闭抗体不足。

研究报道有免疫性流产史的未孕妇女外周血 TA-IgG 阳性率为 28.81%～65.3%，显著高于无流产史的未孕妇女，后者 TA-IgG 阳性率为 2.9%～3.33%，且随着流产次数的增多，TA-IgG 阳性率也升高，二者成呈相关。如果是曾经有流产史的女性结果属于阳性，应该在转阴之后考虑怀孕。

（二）抗滋养层细胞膜抗体检测方法

目前常用的检测血清 TAAb 方法为酶联免疫吸附试验（ELISA）。

七、免疫性不孕的诊断

（一）病史

详细询问患者有无生殖道感染、外伤和手术史。

（二）体格检查

重点在生殖器官的检查。注意检查宫颈有无糜烂，子宫的位置、大小、形态、质地、活动度和有无压痛；附件有无增厚，有无包块、压痛；子宫骶韧带和直肠陷窝有无结节、触痛等。

（三）实验室检查

1. 免疫学检查

局部（如宫颈、精液、子宫内膜等）抗体浓度的检测临床意义较大，血液中抗体的检测（如 ASAb、AOAb、ACA、EMAb 等），只能作为间接证据。

2. 性交后试验（PCT）

检测精子对宫颈黏液穿透性和相容性的试验。PCT 呈阴性者，应检测宫颈黏液中的 ASAb。

（四）免疫性不孕的诊断标准

（1）不孕期超过 2 年。

（2）除外致不孕的其他原因。

（3）可靠的检测方法证实体内存在抗生育免疫。

（4）体外试验证实抗生育免疫干扰精卵结合。

上述 4 项标准中，满足前 3 项可作出免疫性不孕症的临床诊断；若同时满足 4 项标准则肯定临床诊断。

八、免疫性不孕的治疗

（一）消除致病诱因

积极治疗生殖道炎症，避免不必要的手术操作。

（二）避免抗原接触

女性抗精子抗体阳性，可用避孕套隔绝 6～12 个月，待抗体转阴或抗体滴度明显下降后排卵期过性生活。但是，因为患者本身存在不孕，因此，应该详细了解不孕原因，针对血清抗精子抗体阳性的患者，排除其他引起不孕的原因后，与其他疗法联合应用治疗不孕症。

（三）治疗合并症

治疗子宫内膜异位症及其他自身免疫性疾病。

（四）免疫抑制剂

主要用类固醇激素。皮质激素对抗体的消除不具特异性，不因多种抗体并存而增加用量，治疗作用可保持半年。对于免疫性不孕患者采取局部疗法、低剂量持续疗法和大剂量间歇疗法。使用类固醇激素虽能抑制抗体，但副作用较明显。

（1）泼尼松 5mg/d，连用 3～12 个月，停药时逐渐减量。

（2）地塞米松 2.25mg/d，3 天后改用 1.5mg/d，2 天后改用 0.75mg/d，2 天后改用 2.25mg/d，反复交替使用数周至 6 个月。

（3）大剂量皮质激素：泼尼松 60mg/d×7 天。甲基泼尼松龙 32mg，每天 3 次，共 3～7 天，每个月 1 个疗程。副作用大，目前较少使用。

（五）局部疗法

用氢化可的松栓置于阴道内，用于宫颈黏液中 ASAb 阳性者。

（六）中药治疗

中药药理研究证实，活血化瘀中药和部分滋阴中药有抑制异常的免疫反应、消除抗体和抑制抗体形成等作用。如熟地黄、女贞子可抑制免疫功能亢进；当归、丹参和桃仁等有消炎、降低毛细血管通透性、减少炎症渗出及促进吸收的作用；甘草有类激素样作用；甘草粗提物是溶于水的多糖体，为抗体抑制因子，能抑制抗体的产生。

中药的免疫调节作用是一种整体调节，其疗效确切，作用较持久，毒副作用轻微，具有显著的优势。罗颂平等研究表明，中医补肾活血法治疗免疫性不孕安全、有效、简便，并能显著缩短疗程，可广泛应用于临床。

针对 ASAb 和 EMAb 阳性患者，中药消抗灵治疗效果良好。组方：丹参 20g，赤芍 10g，红花 3g，枸杞子 15g，熟地黄 15g，当归 12g，白芍 10g，益智仁 10g，黄芪 15g，党参 15g，菟丝子 12g，鹿角霜 10g，山茱萸 10g，香附 10g，牡丹皮 6g，泽泻 6g，甘草 3g，并结合辨证施治随证加减。每天 1 剂，水煎服，早晚空腹服用，30 天为 1 个疗程。辨证：分为肝肾阴虚型，知柏地黄汤合左归饮加减；阴虚夹瘀型：四物汤加减。

针对抗卵巢抗体阳性患者，抗卵衰冲剂效果良好。组方：熟地黄 20g，山药 15g，山茱萸 15g，茯苓 15g，泽泻 15g，牡丹皮 10g，女贞子 15g，墨旱莲 15g，仙茅 15g，淫羊藿 20g，紫河车 3g，菟丝子 15g，桃仁 10g，红花 15g，川芎 15g，当归 15g，香附 15g，赤芍 20g，柴胡 15g，知母 10g，黄檗 10g，黄芪 20g 等，每天 3 次冲服。

（七）中西医结合治疗

免疫性不孕症是临床难治性疾患，单用免疫抑制剂难以奏效，且产生干扰生殖功能的不良反应。李大金认为滋阴降火中药有调低免疫功能的作用。应用知柏地黄丸治疗免疫性不孕症，精子抗体阴转率为 81.3%，妊娠成功率为 25.0%。因此，采用中药复方，配合辅助生殖技术，不失为免疫性不孕症的有效治疗手段。

（八）维生素 E 及维生素 C

维生素 E 可减少抗原的产生，加速抗体的消除。维生素 C 可加强维生素 E 的作用。因此，在免疫性不孕症的治疗中，应常规应用。

维生素 C 100mg，2～3 次 /d；维生素 E 100mg，1～2 次 /d。

（九）人工授精

1. 丈夫精液人工授精（AIH）

将丈夫精液洗涤后注入宫腔。将新鲜精液用 4% 人清蛋白稀释液反复洗涤 3 次去除大部分精子抗体。最近报道用特异性 IgA 蛋白酶体外处理精子使结合抗体的精子数从 90% 降至 10% 以下，可能是一种有潜力的方法。

2. 供精人工授精（AID）

确诊男方为免疫性不育，经夫妇双方同意可行 AID。

（十）IVF-ET 和 ICSI

明显提高 ASAb 和抗透明带抗体阳性患者的妊娠率，但是对其他抗体阳性者，效果不佳。

（十一）主动免疫和（或）被动免疫治疗

针对抗滋养层细胞膜抗体阳性的流产患者，在完善流产相关原因检查后，行主动免疫或被动免疫治疗。

第三节　复发性流产

一、概述

复发性流产（RSA）是指连续自然流产 2 次或 2 次以上者，发生率约 5%。经典概念认为连续自然流产 3 次或 3 次以上称习惯性流产，发生率 0.8%～2%。

近年来由于敏感的放射免疫技术的广泛应用，在已婚女性月经周期的后期检测 β-HCG 发现 30%～40% 的患者晚期囊胚在着床后至月经前发生流产，临床表现月经周期正常或稍延迟，经血稍多或正常，这样进一步证实和解释了隐性流产或称亚临床自然流产现象，也使得自然流产或复发性流产的实际发病率明显高于临床统计结果。

二、病因

复发性流产病因相当复杂，任何影响胚胎生长或着床的因素，都可能导致复发性流产的发生。

（一）染色体异常

发生在孕早期的自然流产中，约 50% 是由于染色体异常引起。对这类因流产导致不孕的夫妇首先应进行外周血染色体检查，以便及时检出染色体异常携带者。染色体异常占复发性流产人群的 3%～8%。而一般人群染色体异常的发生率约为 0.2%。

1. 染色体数目异常

（1）非整倍体：任何 1 个染色体均可多 1 条或 2 条染色体，总数达 47 条或 48 条染色体，是最常见的染色体异常，其中以 13 号、16 号、18 号、21 号及 22 号染色体最常见。随着母体年龄的增加，异常的发生率亦增加。

（2）单体 X：是较常见的染色体异常，45，X。常因精子发生障碍，染色体不分离所致。X 染色单体也是活产婴儿中唯一能见到的单体型染色体畸变。

（3）多倍体：在多倍体染色体畸形中，常见三倍体、四倍体。其发生率约为8%和2.5%，发生原因可能为双精子受精或受精卵核分裂异常。大部分三倍体、四倍体为致死性染色体异常，胚胎在发育早期即死亡流产。

2.染色体结构异常

（1）易位：在流产的胚胎中染色体易位发生率约为2%，其中2/3为平行易位，常发生在6号、7号、9号及16号染色体。如果夫妇中的一方为非同源染色体间的相互易位携带者，在减数分裂形成生殖细胞时，相关染色体经过分离与交换，理论上至少可产生18种类型的配子。它们分别与正常配子受精后所形成的合子中，仅一种是完全正常的，一种为表型正常的平衡易位携带者，其余16种均不正常。

罗伯逊易位携带者常发生在13号、14号、15号、21号及22号染色体。如果夫妇中任一方为同源染色体之间的罗伯逊易位携带者，如13/13易位、14/14易位、15/15易位、21/21易位、22/22易位，那么在配子形成中仅能产生两种配子，与正常配子结合后，则形成三体型和单体型两种合子，即后代中不可能出现正常儿。如果夫妇中任一方为非同源罗伯逊易位携带者，如14/21易位、13/14易位、15/21易位、21/22易位等，那么在配子发生过程中，不能正常配对而形成三价体，可产生6种配子，受精后则形成6种合子：一种为完全正常，一种为含有易位染色体的携带者，其余4种为染色体出现部分单体、部分三体等异常而引发流产或出现染色体病患儿。

（2）倒位：染色体倒位有臂间倒位和臂内倒位两种类型。临床上多见9号、2号和5号染色体的臂间倒位携带者。在倒位中一般没有遗传物质的丢失，所以倒位携带者本身没有明显的表型改变。但是，由于这条染色体包含了一段颠倒了的基因顺序，因此在形成生殖细胞的减数分裂中，根据同源染色体的联合规律，将形成一个特殊的倒位圈（环）。如果在倒位圈（环）内发生非姐妹染色单体交换，那么将产生4种配子。一种具有正常染色体，一种具有倒位染色体，其余两种均带有部分重复和缺失的染色体。具有这种异常配子的个体，可出现流产、死产或不孕现象。一般来说，染色体上倒位的片段越短，则发生重复和缺失的片段就越长，可能出现流产和不孕的比例就越高。

（二）生殖道畸形或疾病

1.子宫发育畸形

占12%～15%，包括双角子宫、鞍状子宫、单角子宫及子宫纵隔等。导致流产的机制可能是畸形的子宫宫腔小，适应性扩张能力低下；子宫纵隔可致子宫血运不良，影响孕卵植入及胚胎发育。

2.子宫肌瘤

约41%子宫肌瘤患者发生复发性流产，流产与肌瘤部位、大小有关，其中以黏膜下肌瘤发生流产机会最多，发生机制为黏膜下肌瘤引起宫腔变形，部分宫腔闭塞，子宫内膜异常及内膜血运障碍影响受精卵着床植入或影响胚胎发育。

3. 宫颈功能不全

复发性流产患者中宫颈功能不全发生率为 3%～5%，宫颈功能不全时宫颈不能有效地承受不断增加的宫腔内的压力和重量，宫颈渐扩张，胎囊脱出导致流产。

4. 宫腔粘连

刮宫是引起宫腔粘连的主要原因。子宫内膜创伤或创伤后合并感染引起宫腔粘连，宫腔粘连者 14%～40% 发生复发性流产。其发病机制：粘连引起宫腔变形和子宫内膜异常，阻碍孕卵着床，或胚胎胎盘形成过程中血供不足，生长受限而流产。

（三）内分泌异常

1. 黄体功能不全

黄体主要功能之一是分泌孕激素，维持早期胚胎发育。黄体功能不全时体内孕激素水平低下，影响早期胚胎发育，25%～60% 的流产患者黄体功能不全。妊娠 8 周后胎盘产生的孕激素渐增多而取代妊娠黄体，若胎盘功能低下亦可导致流产或死胎。

2. 多囊卵巢综合征

约 44% 的多囊卵巢综合征患者有复发性流产病史，其原因为 LH 异常可引起未成熟卵泡排卵，受精后很难正常发育；雄激素分泌过多导致黄体功能不全；多囊卵巢综合征常合并高胰岛素血症，胰岛素对卵子和早期胚胎有直接的损害作用。

3. 子宫内膜异位症

子宫内膜异位症患者流产的发生率平均为 33%。其机制可能为：子宫内膜异位症患者前列腺素的合成及代谢异常，影响孕卵植入与胚胎发育；有 45%～67% 的子宫内膜异位症患者合并有黄体功能不全；子宫内膜异位症患者腹腔液中前列腺素（PG）升高，含有多种细胞因子、肿瘤坏死因子和血小板活化因子等物质，均影响卵泡发育和排卵。

4. 甲状腺功能障碍、未控制的糖尿病等代谢性疾病

如甲状腺功能低下、糖尿病均可影响胎儿生长发育和子宫血管病变而导致复发性流产。

（四）免疫因素

免疫异常是导致复发性流产的重要原因之一，50%～60% 的复发性流产与免疫因素有关。

1. 抗精子抗体（AsAb）

复发性流产抗精子抗体阳性率达 50% 以上。发生机制为抗精子抗体能激活巨噬细胞对配子和胚胎产生毒性作用；滋养层可能与精子有共同抗原性，抗体可直接破坏滋养细胞。

2. 抗心磷脂抗体（ACA）

ACA 是自身免疫性抗体，抗心磷脂抗体阳性者流产发生率高达 66%～89%，但其发生机制尚不完全清楚，可能为抗心磷脂抗体抑制血管内皮前列环素的产生导致血管收缩或损伤血小板而易于与血管内皮结合发生凝聚而导致血栓形成。

3. 血型抗原系统

胎儿的一半基因来自父亲，胎儿红细胞可能携带来自父体的抗原，使胎儿的血型可不同于父母。当胎儿的红细胞进入母体后，诱导母体产生抗体，抗体再通过胎盘进入胎儿血液循环系统，与胎儿红细胞结合，破坏胎儿红细胞，致胎儿溶血，而导致流产。在我国 ABO 血型不合是造成胎儿溶血的主要原因，母亲为 O 型，父亲为 A 型或 B 型占发病95%以上。第一胎即可发生，因肠道寄生虫、某些免疫疫苗和动植物都有 ABO 血型抗原。另一种为 Rh 血型不合，Rh 血型共有 6 种抗原，即 C 和 c、D 和 d、E 和 e。其中 D 抗原性最强，临床上 D 抗原阳性者称为 Rh 阳性，无 D 抗原者为 Rh 阴性，Rh 阴性在不同民族和人群差异较大，我国汉族占0.34%。大多数在第二胎发生溶血，约有 1% 在第一胎即发生溶血，可能是由于在妊娠前输注过 Rh 血型不合的血液或孕妇在胎儿期接触过 Rh 血型不合的血液。Rh 血型不合发生溶血出现早、病情重和流产率高。

4. 人类组织相容性抗原（HLA）

HLA 是一种广泛存在于各种组织细胞表面能引起排斥反应的抗原，主要有 HLA-A、B、C 和 DR。胚胎是母体的同种免疫移植物，发生流产的夫妇中具有共同 HLA 抗原的概率相当高，近年研究发现流产夫妇 HLA-DR 相同的频率显著增高。

（五）感染因素

约5%复发性流产与感染有关。

1. 支原体感染

女性生殖道支原体感染以人型支原体（MH）及解脲脲原体（UU）最常见。孕妇感染 MH 或 UU 后，可在妊娠中期侵袭胎膜、胎盘，造成绒毛膜羊膜炎导致流产、早产或死产。

2. 衣原体感染

沙眼衣原体有 18 个血清型，其中与生殖道有关的 D、E、F 型最常见。沙眼衣原体主要感染柱状上皮及移行上皮，引起宫颈管黏膜炎、子宫内膜炎，影响受精卵着床或引起绒毛膜羊膜炎而导致流产。

3. 病毒感染

风疹病毒、单纯疱疹病毒、巨细胞病毒、乙肝病毒和艾滋病病毒，均可通过胎盘，影响胚胎发育，导致流产。

4. 原虫感染

弓形虫或梅毒螺旋体等感染者，在胎盘部位形成病灶后感染胚胎或胎儿，导致流产。

5. 其他病原微生物

如革兰阴性双球菌等感染后可通过生殖道感染子宫内膜引起子宫内膜炎或绒毛膜羊膜炎，细菌及其代谢产物对胚胎产生毒性作用等而导致流产。

三、临床表现及诊断

复发性流产是流产的一种特殊类型。特点：流产常发生于同一妊娠月份；流产经过遵循流产一般规律，即先兆流产—难免流产—不完全流产—完全流产。

诊断要点：

（1）有自然流产史（2 次或 2 次以上）。

（2）停经史。

（3）出现腹痛、阴道流血症状。

（4）尿妊娠试验阳性，B 超提示宫内妊娠。

根据临床特点确定诊断并不困难，但明确导致复发性流产的原因需经诸多方面的检查。

（一）病史

了解月经史、流产史，注意流产方式及经过；家族遗传史；内科疾病史，如糖尿病、甲状腺疾病和自身免疫性疾病，同时了解疾病的治疗经过。

（二）体格检查

参考相关章节。

（三）辅助检查

1. 遗传学检查

建议夫妇双方行外周血染色体核型检查。

2. 基础体温测定

测基础体温的动态变化能反映卵巢功能状态。黄体功能不全者表现为：

（1）高温相＜ 11 天。

（2）高温相体温上升幅度＜ 0.3℃。

（3）高温相体温波动＞ 0.1℃。

（4）高温相上升和下降＞ 3 天。

3. 超声检查

检查子宫有无器质性病变，如子宫肌瘤的大小、部位及数目。了解胚胎发育及宫颈内口情况。通过 B 超测定胎囊大小、形态和有无胎心搏动来判断胚胎发育状况，预测妊娠结局。

4. 子宫输卵管造影术（HSG）

通过导管向子宫腔注入造影剂，X 射线下透视摄片，根据造影剂在子宫腔及通过输卵管到盆腔的显影，了解子宫腔形态，是确定子宫畸形及类型、宫颈内口是否松弛和宫腔粘连的常用方法。造影剂常用油剂和水剂两类，临床常用 76％泛影葡胺液。注意：在使用前应做碘过敏试验。如检查提示宫腔大小、形态有改变，但充盈良好，边缘光整，见于各种类型子宫畸形；如宫腔变形、不规则并边缘不光整，则提示宫腔粘连；宫腔内圆形光滑的充盈缺损，见于黏膜下肌瘤或息肉。

5. 宫腔镜

应用宫腔镜直接观察或通过摄像系统在监视屏幕上观察图像，了解子宫腔状态，能明确诊断和确定子宫畸形及类型；有无纵隔、粘连、息肉及黏膜下肌瘤等，该技术是目前诊断子宫腔内病变的最佳方法。在宫腔镜直视下可行子宫内膜息肉、子宫黏膜下肌瘤、子宫纵隔切除术和子宫腔粘连松解术。

6. 腹腔镜

将接有冷光源的内镜经腹壁插入腹腔，通过摄像系统在监视屏幕上观察盆腔、腹腔。该技术是诊断子宫内膜异位症的金标准方法。常用于治疗子宫肌瘤、子宫内膜异位症及生殖器官畸形矫治等。

7. 子宫内膜病理检查

子宫内膜活检行病理检查可了解子宫内膜对孕激素的反应。诊刮日期尽可能靠近下次月经期，目的在于了解子宫内膜对全部孕激素的反应。一般在月经来潮前或来潮 12h 内取子宫内膜，如黄体分泌不足则表现分泌反应不良，间质水肿不明显或腺体与间质发育不同步、分泌反应至少落后 2 天等改变。

8. 内分泌血清学检测

（1）HCG 测定：HCG 由个体滋养细胞产生，由 α、β 两个不同的亚基组成。α 亚基的结构与垂体分泌的 LH 的结构基本相似，可发生交叉反应，β 亚基则不同，无交叉反应，故临床检测 β-HCG 可准确反映体内 HCG 水平。HCG 在受精后第 6 天开始分泌，早期妊娠 β-HCG 值 2～3 天增长 1 倍，动态重复检测，如递增缓慢或维持原有水平则流产可能性大。

（2）血清黄体酮测定：外周血中的黄体酮主要来自排卵后的月经黄体，其含量随着黄体的形成、成熟和萎缩而变化。黄体功能不全时孕激素分泌量下降，故测定外周血黄体酮水平可反映黄体功能状态。黄体期血清黄体酮值 15.9～63.6nmol/L，黄体功能不全者血清黄体酮水平低于生理值。自妊娠第 8 周胎盘分泌黄体酮的数量已超过卵巢黄体。妊娠早期、中期，血清黄体酮值分别为 63.6～95.4nmol/L、159～318nmol/L，连续测定血清黄体酮值，动态观察黄体酮的变化是监测胎盘功能的敏感指标之一。连续监测黄体酮有下降趋势，则有发生流产的可能，血清黄体酮 ≤ 15.6nmol/L，临床提示死胎。

（3）甲状腺功能测定及胰岛功能测定：甲状腺功能低下和胰岛功能异常是发生复发性流产的高危因素之一。

9. 免疫学检测

检测抗精子抗体、抗心磷脂抗体（ACA）、狼疮抗凝物（LAC）、组织相容性抗原（HLA-Ⅱ）及血型检查（血型及抗血型抗体），是复发性流产病因学检查的重要内容之一。在 ABO 血型不合孕妇中，免疫性抗 A 抗体或免疫性抗 B 抗体滴度达到 1:64，可疑胎儿溶血；抗体滴度达到 1:512，高度怀疑胎儿溶血。Rh 血型不合孕妇中，抗 D 抗体滴度达到 1:16，提示胎儿溶血严重。

10.病原微生物检测

采集宫颈分泌物、阴道分泌物、血、尿等，通过镜检法、培养法、分离病毒法、酶联免疫法、免疫荧光法、放射免疫法和核酸探针等方法，查找病原微生物。

四、治疗

复发性流产的治疗原则：积极查找流产原因，针对病因进行治疗。

（一）染色体异常

应在妊娠前进行遗传咨询，正确估计染色体异常胎儿发生的风险概率，确定可否妊娠。

（二）生殖道畸形或疾病

可通过手术治疗，如子宫纵隔、子宫内膜息肉和黏膜下肌瘤等可通过宫腔镜手术切除。宫腔粘连可在宫腔镜下行粘连分离术，术后置宫内节育器并给予人工周期 3 个月，以促进子宫内膜增生并预防再粘连。

（三）宫颈环扎术

子宫颈内口松弛可在妊娠前行宫颈内口修补术，或在妊娠 14 ～ 18 周行宫颈内口环扎术，待临产前拆除缝线。如有流产征象应及时拆除缝线，以免造成宫颈撕裂。

（四）补充孕激素治疗

黄体功能不全者补充黄体酮 10 ～ 20mg，1 次 /d，肌内注射，或 HCG 4000IU 隔日 1 次，肌内注射，至超过以往发生流产月份。同时监测黄体酮和绒毛膜促性腺激素水平以指导用药。

（五）免疫治疗

1.自身免疫异常

如抗心磷脂抗体、狼疮抗凝物阳性者可用小剂量阿司匹林，肝素或类固醇激素治疗。应用免疫抑制剂，如类固醇类药物通过增加免疫球蛋白分解代谢而达到免疫抑制的作用，可抑制抗精子抗体及自身抗体的形成和活性而达到治疗目的。

（1）类固醇激素治疗：低剂量维持法：泼尼松 5mg，1 次 /d，应用 3 ～ 12 个月。大剂量冲击法：泼尼松 60mg/d，连用 7 天。

（2）肝素治疗：肝素能降低母体过强的免疫反应，吸收和灭活血清中混合淋巴细胞阻断物，并可抑制母体混合淋巴细胞反应。常用肝素 500IU，皮下注射，2 次 /d，至孕 36 周。

（3）低剂量阿司匹林＋泼尼松治疗：低剂量阿司匹林可抑制血栓素的合成，恢复和维持正常的前列环素 - 血栓素的平衡，泼尼松可抑制抗磷脂抗体（APA）的产生和活性。阿司匹林 75mg/d ＋泼尼松 60mg/d，服用至抗磷脂抗体转为阴性。

2. 同种免疫异常

可采取主动免疫，取丈夫或第三者淋巴细胞或白细胞，在患者前臂内侧或臀部做多点皮内注射，疗程从孕前开始，每疗程 2 ～ 4 次，每次剂量为 $12×10^7$ 淋巴细胞，间隔 2 周。妊娠早期加强免疫 1 ～ 3 次。

3. 被动免疫治疗

免疫球蛋白（IVIG）含有抗胎盘滋养层抗原的独特性抗体及抗独特型抗体，有利于自身抗独特性抗体产生不足的复发性流产患者。常用静脉注射，一般在孕 5 周时给药 300 ～ 400mg/kg，每隔 2 周用药 1 次，直至孕 22 ～ 24 周。抗精子抗体阳性的患者，使用避孕套 3 ～ 6 个月，可防止抗体进一步产生，并可使原有抗体滴度降低。

（六）抗感染治疗

切断传播途径，针对不同致病性微生物对因治疗。如支原体、衣原体感染常用多西环素 100mg，2 次 /d，连用 7 天，或阿奇霉素 1g 单次顿服。妊娠期间应选择最敏感的、对胚胎发育影响最小的药物，宜用红霉素 500mg，4 次 /d，连用 7 天。性伴侣同时进行治疗；淋病奈瑟菌感染首选头孢曲松钠，轻者或孕妇可单次给药 19mg 肌内注射，严重者可用头孢曲松钠 1g，1 次 /d，连用 7 天。临床上有 25% ～ 30% 淋病奈瑟菌感染同时合并沙眼衣原体感染，故同时需抗衣原体治疗。

第四节　排卵障碍

一、排卵障碍概述

排卵障碍，又称不排卵，是女性不孕症的主要原因之一，也是许多妇科疾病所共有的一个症状，占不孕症病因的 25% ～ 30%。

排卵障碍除引起不孕外，还可导致月经失调、闭经等症状。另外，如果长期不排卵，性激素代谢紊乱，子宫内膜受单一雌激素长期刺激，导致过度增生而无周期性孕激素的对抗作用，易发生子宫内膜癌。所以对排卵障碍者应给予足够的重视，进行积极的检查和治疗。

二、排卵障碍的原因

卵泡发育及排卵是由下丘脑－垂体－卵巢性腺轴调控的，所以性腺轴的任何一个部位异常都可引起排卵障碍。

（一）下丘脑性无排卵

由于下丘脑促性腺激素释放激素（GnRH）缺乏或分泌形式失调而导致排卵障碍。包括先天性下丘脑-垂体功能缺陷，亦可为继发于损伤后、肿瘤、炎症及放射等所致的下丘脑激素 GnRH 合成和分泌障碍，以及其他内分泌异常引起的下丘脑不适当的反馈调节所致的排卵障碍。

1. 器质性因素

颅咽管肿瘤、Kallman 综合征、外伤和颅内感染等。

2. 功能性因素

严重的精神障碍或过度紧张、体重过轻或肥胖、剧烈运动、神经性厌食、长期服用安定镇静类药物、避孕药和某些减肥药等。

（二）垂体性无排卵

1. 器质性因素

希恩综合征、垂体肿瘤和空蝶鞍综合征。

2. 功能性因素

垂体促性腺激素低下性闭经，功能性高 PRL 血症。

（三）卵巢形无排卵

卵巢是卵泡发育成熟以及排卵场所，卵巢本身或其他任何引起卵巢器质性病变或功能异常的疾病均会引起排卵障碍。由于手术切除双侧卵巢或双侧卵巢经放射治疗后，卵巢组织被破坏以致功能丧失，导致无卵泡发育；先天性卵巢发育不全、单纯性腺发育不全综合征和性腺形成不全症（Turner's）患者卵泡发育不良；卵巢早衰（POF）、多囊卵巢综合征（PCOS）和未破裂卵泡黄素化综合征（LUFS）等是常见的卵巢功能异常出现排卵障碍的疾病。

（四）其他内分泌器官功能异常

如甲状腺、肾上腺皮质功能异常引起的排卵障碍，如甲状腺功能亢进、甲状腺功能低下、肾上腺皮质功能亢进、库欣综合征、肾上腺皮质肿瘤和肾上腺皮质功能低下。

三、排卵障碍的诊断

排卵障碍分为卵泡发育障碍和卵泡排出障碍，临床上两种情况都比较常见。准确预测并诊断排卵对指导不孕夫妇性交、人工授精及体外受精-胚胎移植（IVF-ET）等起关键性作用。但由于个体差异及同一个体每个月经周期都有不同变化，至今尚无一种简便且完全可靠的方法预测排卵；排卵障碍导致月经失调及不孕，应该查清病因，及时治疗。

（一）排卵障碍病史

规律的月经来潮与卵泡发育以及排卵关系密切，因此，诊断排卵障碍时首先询问患者的月经是否正常，有无不规则或闭经的情况。过去有无慢性疾病，如结核、贫血和消化吸收不良等，是否动过手术，以往性发育的情况和有无职业性的有毒物质影响等，以便初步推测有无可能影响排卵的病变。

排卵障碍也是许多妇科疾病所共有的一个症状，应该详细询问既往有无导致排卵障碍的疾病，临床常见的有 PCOS、高泌乳素血症（HPRL）、POF 以及 LUES 等。

（二）排卵障碍的症状

排卵是一个生理过程，大部分人并没有特殊不适感觉。排卵障碍常在患者月经失调或在不孕症的就诊过程中发现或诊断。

（三）体格检查

1. 一般检查

根据体形、体态、毛发、嗓音和乳房发育等第二性征的情况，以及颈部、四肢有无异常等现象，可以初步推断排卵障碍的原因，如身材矮小、第二性征发育不良，且从未来过月经可能是卵巢发育不良。全身毛发增多，可能是多囊卵巢综合征或肾上腺分泌雄激素过多。乳头有乳汁或其他液体排出有可能与血中催乳素分泌增多有关。

2. 妇科检查

排卵期宫颈口呈瞳孔样，宫颈黏液稀薄呈鸡蛋清样改变，宫颈黏液拉丝可达 6～8cm。

（四）辅助检查

1. 基础体温（BBT）

有排卵的女性 BBT 为双相，无排卵的女性 BBT 为单相。一般 BBT 多在排卵后 2～3 天上升，少数在排卵日上升，升高幅度为 0.3～0.5℃。BBT 监测排卵方法简单、经济，但预测排卵不准确。80%～90% 的排卵正常者 BBT 为双相，10%～20% 的排卵正常者 BBT 为单相，个别 BBT 为双相的却无排卵，如 LUFS。因此，BBT 虽是预测排卵最常用的方法，但其预测性差，只能作为参考指标。目前，排卵障碍最常采用的是血清性激素水平测定和超声监测排卵。

2. 血清性激素水平测定

性激素也称生殖激素，是判断女性内分泌功能的重要辅助措施，在月经周期的不同阶段，血中性激素的水平是不同的，分析血清性激素水平是否正常，一定要考虑抽血时间，观察是否有排卵一般在两个时间测血清性激素。

（1）排卵期激素水平：主要观察是否出现 LH 峰和 E_2 峰，有峰值卵泡具备了排卵的条件，但不一定会排出。排卵前 2 天血 $E_2 > 11010$ pmol/L，排卵前血 LH 峰 40～200IU/L，血 LH 峰出现时血 E_2 至少 > 1468 pmol/L。尿 LH 峰一般较血 LH 峰晚 3～6h。如果排卵期血 LH < 15 U/L、血 $E_2 < 367$ pmol/L，则卵泡发育不良，不排卵的可能性大。

（2）黄体期激素水平：一般在种植窗口期，即在月经第 21～22 天（或来月经前 7～8 天）抽血化验，主要观察孕激素和雌激素水平，了解有无排卵，是否存在黄体功能不足。

①判断排卵：黄体中期 P > 16 nmol/L 提示排卵，P < 16 nmol/L 提示无排卵。

②诊断黄体功能不全：黄体中期 P > 32 nmol/L 为黄体功能正常；P < 32 nmol/L 或排

卵后第 5 天、7 天、9 天，3 次测 P，P 总和 < 95.4nmol/L 为黄体功能不全。或孕 10 周前 P < 47.7nmol/L 为诊断黄体功能不全（LPD）的标准。

（3）引起排卵障碍的其他内分泌疾病：催乳素（PRL）正常值 0.228 ～ 1.138nmol/L。如 PRL 大于正常值考虑为高 PRL，PRL 为 2.28 ～ 4.55nmol/L 时可选用 MRI 检查，以排除脑垂体泌乳素瘤。T 升高、LH/FSH ≥ 2.5 等，需进一步诊断有无 PCOS。

3. 超声监测卵泡发育以及排卵情况

常用的有经腹部超声和经阴道超声两种。一般从月经周期第 11 ～ 12 天开始，根据卵泡大小，连续动态观察。月经周期规律正常的女性月经周期第 11 ～ 12 天可确定优势卵泡（> 10mm），排卵前卵泡每天生长 1 ～ 3mm，成熟卵泡直径为 18 ～ 24mm。

有成熟卵泡生长不是监测卵泡发育的最后步骤，需要进一步监测卵泡有无排出，LH 峰值不能判断有无排卵，主要依靠 B 超准确判断。

（1）排卵后超声征象：

①动态监测的成熟卵泡塌陷、体积缩小和卵泡液无回声区消失。

②形成不规则有强回声光点的囊肿。

③子宫直肠有少量积液。

（2）卵泡发育成熟障碍的超声征象：

①卵泡中晚期无优势卵泡及成熟卵泡发育。

②优势卵泡未进一步发育成熟，反而出现塌陷或萎缩的形态改变。

③卵泡黄素化不破裂，持续存在，盆腔积液不明显。

4. 其他检查

下面几种实验室和辅助检查手段目前较少使用，有时可以间接推测排卵障碍。

（1）宫颈黏液：月经后半期宫颈黏液仍为羊齿植物状结晶，无椭圆体，提示宫颈黏液受单一雌激素刺激，无孕激素作用，考虑无排卵。

（2）子宫内膜检查：受卵巢雌、孕激素影响，子宫内膜有明显周期性变化。如果月经前或来月经 12h 内做子宫内膜病理检查为增生期改变，表明无排卵。

（3）阴道脱落细胞：在雌激素作用下，阴道脱落细胞周期性变化，因此，细胞的形态学变化有利于判断卵巢的功能。阴道上 1/3 的上皮细胞对性激素变化敏感，在月经周期中也有周期性变化。如果月经后半期检测阴道脱落细胞仍为雌激素影响的角化细胞多而无周期性变化，表示无排卵。该方法操作烦琐，准确性差，目前应用很少。

（4）尿排卵试纸自我监测：受影响因素较多，只能作为参考。

（5）腹腔镜：临床上不用腹腔镜检查有无排卵，仅仅在因其他原因行腹腔镜诊治时观察到，如排卵，可见到排卵斑、血体－黄体。

四、排卵障碍的治疗

排卵障碍的治疗主要针对两个方面，一方面针对卵泡发育不良，另一方面针对卵泡排出障碍。

（一）卵泡发育障碍的治疗

1. 月经周期调节

也可以作为促排卵前的预处理，在促排卵前使用。对月经紊乱的患者进行内分泌功能的调节，一般选择人工周期疗法。对有生育要求的患者，尽量选择天然雌激素和孕激素，可采用补佳乐＋黄体酮胶丸的方法，或克龄蒙、芬吗通等；也可采用短效避孕药来调节月经周期。

2. 氯米芬（CC）促进卵泡发育

CC 是目前临床上广泛应用的口服促排卵药物，方法简单，价格便宜，可单独或与其他的促排卵药物联合使用，CC 化学结构与雌激素类似，具有较强的抗雌激素作用和微弱的雌激素效应。CC 与内源性雌激素竞争性与下丘脑及垂体雌激素受体结合，抑制雌激素对下丘脑的负反馈作用，促进垂体释放 FSH 和 LH，从而诱导卵泡发育和排卵。CC 适用于性腺轴功能基本完整、体内有一定量雌激素无排卵或稀发排卵者。低雌激素患者对 CC治疗无反应。另外，CC 并不能提高卵母细胞的质量，因此，对排卵正常的妇女，应用CC 并不能提高其妊娠率。

（1）治疗方案：月经周期第 1～5 天开始，50mg/d，连服 5 天。如果疗效不佳，CC剂量可每月递增 50mg，逐渐增至 200mg/d。每个剂量可试 2～3 个周期。

（2）疗效：促排卵率为 70%左右，每个周期妊娠率为 20%～30%，连续 6 个月累计妊娠率为 60%～75%。妊娠率低于排卵率的原因：

①CC 抗雌激素作用，使宫颈黏液变稠。

②黄体功能不全。

③未破裂卵泡黄素化综合征，发生率 31%。

④子宫内膜变薄。

⑤其他不孕因素存在。

3. 来曲唑促进卵泡发育

临床上常用的氯米芬和促性腺激素类等促排卵药物可带来一些不良反应，如宫颈黏液质量差、子宫内膜薄、子宫内膜成熟延迟、卵巢过激和多胎妊娠等。近年来，国外许多研究报道，治疗雌激素依赖性疾病的芳香酶抑制剂 —— 来曲唑可作为生育调节剂用于促进人和动物模型卵泡的发育。

来曲唑是近年来新出现的促排卵药，2001 年 Mitwally 等正式将其应用于临床，并取得良好疗效。来曲唑刺激卵泡生长发育，而卵泡发育的启动，可以引起雌激素和抑制素增加。同时由于来曲唑不占据雌激素受体，可通过继发的负反馈作用抑制 FSH 的释放，使发育中的卵泡可能出现优势选择，从而减少多胎妊娠率和 HOSS 的发生危险；同时发现 LE 无类似 CC 的抗雌激素作用，对宫颈黏液、子宫内膜等影响小，妊娠率也较 CC 促排卵高。

来曲唑促使卵泡生长，与氯米芬和促性腺激素类药物相比显示出一定优势，有望成为一线促排卵药物。

用药方法：月经周期第 3 天开始，口服来曲唑片 2.5mg/d，共 5 天。根据疗效延长用药时间。

4. 他莫昔芬

其结构与 CC 相似，有弱的抗雌激素作用，对宫颈黏液影响小，不良反应较 CC 少，疗效与 CC 相似，多用于对 CC 无效者。

用法：月经第 5～9 天，10mg/d，根据疗效，最大剂量可递增至 20mg/d。

5. 注射用尿促性素（HMG）

每支含 FSH 75U、LH 75U。

（1）适应证：适用于内源性促性腺激素不足或缺乏者，如希恩综合征、下丘脑性不排卵、CC 治疗无效者及辅助生殖技术。高促性腺激素闭经患者（如卵巢早衰）不宜用 HMG 促排卵。

（2）用法：第 3～12 天，HMG 75IU，每天 1 次，需要多次的卵泡监测，过度刺激发生的机会偏大，根据卵泡监测结果调整 HMG 用量，待卵泡成熟，注射 HCG 5000～10 000IU。

（3）疗效：有报道排卵率几乎达到 90%，妊娠率为 50%～70%。

6. 高纯 FSH 以及重组 FSH

每支含 FSH 75U，LH 以及杂质蛋白含量低，可皮下注射，促排卵效率高，对卵子无不良影响，受孕率较高，不良反应少（OHSS 发生率降低），但费用高，用法及剂量同 HMG，主要用在试管婴儿的超促排卵。

7. 溴隐亭

高泌乳素血症患者在溴隐亭治疗后可以恢复排卵。若无排卵，同时加用 HMG 或 CC 诱发排卵。

（1）使用方法：从小剂量开始，1.25mg/d，晚餐时服用。根据其治疗效果及耐受性，每周增加 1 次剂量，如 1.25mg、每天 2 次，2.5mg、每天 2 次，以此类推，一般每天用量为 5～7.5mg；治疗有效指征为溢乳停止，PRL 恢复正常，月经规律，排卵及妊娠。对不良反应严重不能耐受者，阴道给药效果同口服。

（2）溴隐亭＋CC：服溴隐亭同时在月经第 5 天开始加用 CC 50mg，每天 1 次，必要时可增加 CC 用量，若排卵时才改用 HMG。卵泡成熟时注射 HCG。

8. 中西医结合促进卵泡发育

中医理论认为肾精充盛、肾阳鼓动、肝郁之疏泄、冲任气血调畅，精卵方能成熟并正常排出。若内有肾虚为本，卵子难以发育成熟；外兼肝郁、血瘀滞或痰湿阻滞，冲任气血失调则阻碍卵子排出，故肾虚冲任失调为排卵功能障碍性不孕的主要病机。因此，补肾调冲是治疗排卵障碍的方法。

9. 联合促排卵

根据患者的个体差异选择上述一种或多种方法进行促排卵，效果较好，如常见的 CC、HMG、HCG 促排卵法效果确切；中西医结合促排卵，费用低，临床常用联合促排卵的方法。

（二）卵泡排出障碍的治疗

1. 人绒毛膜促性腺激素（HCG）

当卵泡发育成熟时给予 HCG，可模拟内源 LH 峰促进排卵、维持黄体功能。适用于卵泡发育成熟而不排卵者，如 LUFS；或与其他促排卵药合用，如 CC、HMG、高纯 FSH 和 rFSH，促进排卵效果。单纯应用 HCG 无明显促进卵泡发育的作用。

用药方法和剂量：促排卵过程中，当卵泡直径≥18mm 时，给予 HCG 5000～10 000IU 肌内注射，一般注射 HCG 后 36h 左右排卵。

2. GnRH-a 类药物

达菲林或丙氨瑞林代替 HCG 在高危周期中诱发排卵，能获得与 HCG 相似的排卵率、妊娠率，但能明显降低 OHSS 发生率。

用药方法和剂量：促排卵过程中，如果直径≥18mm，卵泡超过 2 个、中小卵泡较多、血 E_2≥7340pmol/L 时，为避免发生 OHSS，禁用 HCG 诱发排卵，改用达菲林 0.1～0.2mg 皮下注射，或丙氨瑞林 0.15～0.45mg 肌内注射，排卵后补充黄体 12～14 天。

第五节　黄体功能不全

黄体功能不全（LPD）指黄体发育不全、过早退化、萎缩不全、分泌黄体酮不足，以致子宫内膜分泌反应不良引起的月经失调和生育功能缺陷综合征。LPD 常导致孕卵着床障碍、黄体期出血、不孕和习惯性流产。

不孕症患者中 LPD 发生率为 3.5%～10%，早期妊娠流产患者中 LPD 发生率为 35%，复发性流产患者中 LPD 发生率为 23%～67%。

一、病因

黄体功能不全的病因源于黄体分泌孕激素不足、子宫内膜接受功能不良及与子宫内膜上的孕激素受体（PR）异常有关。

（一）促性腺激素释放激素（GnRH）脉冲频率过低

GnRH 脉冲频率过低引起卵泡期（FSH）分泌不足和排卵期（LH）高峰降低，黄体期 LH 分泌不足和抑制素升高，都会影响卵泡发育；在卵泡发育过程中，雌激素分泌不足会影响 FSH 及 LH 受体合成，排卵期和黄体期 LH 分泌不足影响颗粒细胞黄素化，导致黄体酮分泌降低，虽有排卵但影响黄体的发育。因此，卵泡发育异常最终可转变成黄体细胞缺陷。

（二）甲状腺疾病

甲状腺疾病包括甲状腺功能亢进（简称甲亢）和甲状腺功能低下（简称甲低），可反馈性抑制垂体促性腺激素分泌，造成 LPD。

（三）子宫内膜细胞孕激素受体异常

子宫内膜细胞 PR 异常对黄体分泌的激素反应性低下，即使黄体功能正常，内膜发育也不良。

（四）泌乳素（PRL）升高导致 LPD

PRL 可参与 LH 的释放，影响卵巢黄体的发育及黄体酮的合成分泌，LPD 妇女高泌乳素血症（HPRL）的发生率为 46%～70%。

（五）子宫内膜异位症

微小和轻型子宫内膜异位症不孕妇女 LPD 包括大的和小的黄体细胞功能异常，与卵泡期雌激素和 LH 依赖性黄体酮生成减少相关。

（六）前列腺素分泌异常

子宫内膜可产生前列腺素，前列腺素分泌增加可导致黄体溶解、过早萎缩和孕激素生成减少。

（七）高雄激素血症

多囊卵巢综合征和多毛症时，高雄激素血症通过抑制 GnRH-Gn 分泌，干扰卵巢排卵和性激素分泌，导致 LPD、未破裂卵泡黄素化综合征（LUFS）、无排卵和不孕。

（八）药物因素

药物因素包括氯米芬（CC）、促性腺激素、合成孕激素和前列腺素等。CC 可抑制子宫内膜对黄体酮的反应性，引起雌激素分泌与子宫内膜组织反应失同步化，不利于孕卵植入和胚胎发育。CC 诱发排卵后，有 20%～50% 的患者发生 LPD。CC 可引起子宫内膜组织雌激素受体（ER）、PR 的含量及功能异常，抑制 ER 生成，降低 PR 功能，导致子宫内膜分泌化不足。

二、临床表现

（一）黄体期缩短

正常黄体寿命为（14±2）天，如黄体过早退化、黄体期＜10 天，可引起月经频发、周期缩短、经前期出血、经期延长、月经过多、不孕或早孕期复发性流产。

（二）黄体萎缩不全

育龄期妇女黄体完全退化时间为 3 ~ 5 天，如退化时间＞ 7 天，可引起子宫内膜不规则性脱落。临床表现为经前期出血、经期延长、月经过多和淋漓不尽。

黄体期缩短和黄体萎缩不全可单独发生，也可同时出现。

（三）排卵期出血

排卵期出血指月经中期出血，可伴有排卵痛。排卵期出血量较少，一般仅持续 1 ~ 2 天，伴有轻微下腹痛。个别患者出血较多，呈淋漓状持续到月经来潮，形成假性频发月经。

三、诊断

（一）病史和临床表现

生育期妇女出现月经周期缩短、经前期出血、经期延长、排卵期出血、不孕和早孕期复发性流产等，可考虑是否为 LPD 导致。使用 CC 促排卵时注意有无发生 LPD。

（二）基础体温（BBT）测定

BBT 为双相，高温相≤ 10 天，体温上升＜ 0.3℃，BBT 曲线呈阶梯形缓缓上升或不稳定。

（三）黄体中期血 P 测定

黄体中期血 P 浓度是判定 LPD 的重要可靠指标。但由于黄体中期血 P 呈脉冲式分泌，24h 内波动范围极大，其血 P 峰值出现的时间及脉冲的大小个体差异极大。为准确判断黄体功能，在排卵后第 4 天、6 天和 8 天动态观察血 P 浓度。3 次血 P 的平均值＞ 15.9nmol/L 提示有排卵，＜ 31.8nmol/L 为 LPD，＞ 31.8nmol/L 黄体功能尚可，＞ 47.7nmol/L 黄体功能良好。

（四）子宫内膜活检

子宫内膜活检是诊断 LPD 最经典、最可靠的方法，也是诊断 LPD 的金标准。因为黄体晚期子宫内膜受血 P 影响最大，因此子宫内膜活检选择在月经前 2 ~ 3 天诊刮，如子宫内膜的组织学发展相对于月经周期落后 2 天以上，可诊断为黄体功能不全。

如果以月经来潮作为计算排卵的方法，大部分子宫内膜活检的结果显示子宫内膜发育迟缓。如果以超声和测定 LH 峰的方法确定排卵日期，几乎很少有活检结果显示子宫内膜发育异常。故诊断性刮宫的最佳时间应以超声和 LH 峰的检测来确定。

常见的子宫内膜病理报告为分泌化不良型，提示黄体酮分泌不足。病理报告为不规则脱落型子宫内膜，即退化分泌期子宫内膜和新增生性子宫内膜同时存在者，提示黄体萎缩不全。

由于诊断性刮宫是一种创伤性手术，并且同一患者同一子宫内膜组织标本，不同病理学家的诊断差异率可达 20%～40%，因此，目前子宫内膜病理检查不再作为诊断 LPD 的常规方法。

（五）超声检查

可以从形态学上了解卵泡发育、排卵、子宫内膜和黄体形成情况，并排除 LUFS。

四、治疗

治疗原则是控制异常子宫出血，调节月经，促进排卵和补充黄体。

（一）止血治疗

生育期妇女出现异常子宫出血首先应该排除妊娠合并流产或血液系统疾病，做尿 HCG 或血 β-HCG 检查、血细胞分析，如无异常给予诊断性刮宫止血和（或）性激素检测，诊刮兼有诊断和治疗双重作用。在尚未明确 LPD 诊断之前，不主张给予任何激素类药物止血。

偶尔出现排卵期少量出血一般不需治疗，出血可自行停止。经常发生排卵期出血的患者，可自月经第 10 天开始，每天口服补佳乐（戊酸雌二醇片）1mg，血止后 3 天停药。效果不佳者选用避孕药调整月经周期。

（二）补充孕激素

B 超监测排卵后或 BBT 升高第 2 天补充孕激素，一般需用药 12～14 天，妊娠后酌情用至 8～12 周。有以下几种途径给药，可选择其一。

1. 肌内注射黄体酮

根据不同促排卵方案的需要选择用药。排卵后隔天肌内注射黄体酮 20～40mg，共 12～14 天。在体外受精-胚胎移植（IVF-ET）使用 GnRH 激动剂和拮抗剂的预测超促排卵（COH）周期，需要加大黄体酮剂量，每天肌内注射黄体酮 40～80mg，连用 14 天。妊娠后继续使用。

2. 阴道栓剂

雪诺酮每剂含微粒化黄体酮 90mg，每天 1～2 次。其疗效与黄体酮肌内注射相似。

3. 口服给药

（1）地屈黄体酮（达芙通）：每片 10mg，每天 20～40mg，分 2 次口服。

（2）黄体酮胶囊（益玛欣）：每粒 50 mg，每天 200～400mg，分 2 次口服。

（3）黄体酮胶丸（琪宁）：每粒 100mg，每天 200～300mg，分 2 次口服。

（4）黄体酮软胶囊（安琪坦）：每粒 100mg，每天 200～300mg，分 2～3 次空腹口服或阴道给药；妊娠后选择阴道给药。

（三）HCG

排卵后 2～3 天开始，HCG 2000IU 肌内注射，每 2～3 天 1 次，共 3～5 次。如促排卵时有多个优势卵泡发育成熟，有发生卵巢过度刺激综合征（OHSS）风险的可能时，禁用 HCG 补充黄体。

（四）雌激素

在 COH 周期，黄体后期不仅黄体酮水平下降，E_2 水平也下降。补充 E_2 有助于维持黄体功能和提高妊娠率。排卵后每天口服戊酸雌二醇片 4 ～ 6mg，持续整个黄体期。

（五）促排卵治疗

适用于计划妊娠的 LPD 患者。遵照个体化原则，制订促排卵方案。

（1）CC ＋ HCG：月经第 2 ～ 5 天开始口服 CC 50 ～ 100mg/d，连续 5 天，卵泡直径≥ 18 ～ 20mm 时，HCG 10 000IU 肌内注射。排卵后 2 ～ 3 天，HCG 2000IU 肌内注射，每 2 ～ 3 天 1 次，共 3 ～ 5 次。

（2）HMG/FSH ＋ HCG：月经第 2 ～ 5 天开始肌内注射 HMG/FSH 75 ～ 150IU/d，连续 5 天，卵泡直径≥ 18mm 时，HCG 10 000IU 肌内注射（多卵泡成熟时不用 HCG，改用丙氨瑞林或达菲林）。排卵后 2 ～ 3 天，HCG 2000IU 肌内注射，每 2 ～ 3 天 1 次，共 3 ～ 5 次。或肌内注射黄体酮，每天或隔天 20 ～ 40mg，连用 12 ～ 14 天。

（3）诱发卵泡成熟后（卵泡直径≥ 18mm），注射 HCG 10 000TU，隔天 B 超监测。卵泡排出后，当天及第 2 天分别再注射 HCG 10 000IU 和 5000IU，以支持黄体发育且避免干扰孕卵着床（所谓早早孕期血 HCG 检测），可能有多个 LH 峰值促多卵泡排卵。

（六）其他 LPD 病因治疗

（1）溴隐亭疗法：适用于合并 HPRL 的 LPD 患者。溴隐亭 1.25 ～ 5mg 口服，直至月经来潮或确立妊娠停药。

（2）避孕药：卵巢性高雄激素血症合并黄体功能不全者，来月经第 1 ～ 5 天开始服达英 -35、优思明或其他避孕药，每天 1 片，连续服 21 天，共 3 ～ 6 个月。肾上腺性高雄激素血症合并黄体功能不全者，来月经 1 ～ 20 天口服地塞米松 0.75mg，每天 3 次。

（3）治疗甲亢或甲低。

第三章　宫内节育器

第一节　宫内节育器的病理及安全性

IUD 的避孕机制比较一致认为主要作用于子宫局部，导致子宫内膜及宫腔液的改变。IUD 引起的副作用亦主要发生在子宫内膜上，所以了解置入 IUD 后子宫内膜的病理变化十分重要。

目前常用的 IUD 由两部分组成：

1. 惰性支架

一般为惰性材料，如不锈钢、塑料、橡胶等。20 世纪 90 年代前曾用作惰性 IUD。

2. 附加物

一般为活性材料，如铜或类固醇性激素，及近年来加用的吲哚美辛类药物。现分述如下：

一、惰性支架所引起的子宫内膜病理变化

现代 IUD 都以惰性支架为载体，了解它引起的病理变化，是研究各种 IUD 引起的病理变化的基础。

惰性支架引起子宫内膜病理变化的严重程度和范围与支架的大小、面积、形状、弹性，及子宫腔的大小、形状、子宫收缩的强度和频率等有关。

惰性支架引起的子宫内膜病理变化表现为以被压迫现象与炎症反应为主。这些病理变化主要发生在与惰性支架接触之处的子宫内膜浅层。接触之处边缘的子宫内膜病理变化明显减轻，远离接触区内膜的变化更不明显。现人为地将置入惰性支架后的子宫内膜划分为三个区域：

（1）压迫区：指直接与惰性支架接触的部位。

（2）移行区：指压迫区旁两边各约 2mm 宽的地带。

（3）远离区：上述二区以外的部位。

其病变过程可分为两个阶段：

（1）近期急性阶段：主要为急性渗出性炎症。自置入开始至转经后，为期约 1 个月。

（2）远期慢性阶段：主要为慢性增生性炎症。自第一次转经后开始，直至取出惰性支架并转经后。

置入惰性支架后的急性阶段子宫内膜表面有一薄层淡粉红色、透明的血性黏液样物质；慢性阶段子宫内膜表面常有一层较稠厚的蛋白质。它们中均杂有少量白细胞、红细

胞及细胞碎屑，呈薄膜状覆盖于子宫内膜表面并流入腺腔，使纤毛及微绒毛相互黏着。由于这层膜状物的阻隔，覆盖上皮表面的亚显微结构比较模糊。

这种覆盖于子宫内膜表面的薄膜状渗出物对精子与孕卵有无毒性及机械性阻挡作用，应予进一步研究。各区的镜下变化分述如下：

（一）压迫区

惰性支架引起的子宫内膜被压迫现象与炎症反应，都主要发生于此区。

1. 被压迫现象

惰性支架的机械性压迫，致子宫内膜组织被压缩，突然下陷，形成与支架的大小、形状、纹理一致的压迹。压迹的深浅与惰性支架的弹性和子宫腔的形状、大小、子宫收缩强度、子宫内膜的厚度及压迫时间的长短有关。

急性阶段的压迫区子宫内膜常有出血斑点，压迫严重处有时可见灰黄色不透明之坏死小区。子宫内膜的覆盖上皮有不同程度的压扁、变性、坏死和脱落，形成糜烂或表浅的溃疡。

置入惰性支架的第二个月经周期，即慢性阶段。压迫区子宫内膜表面的糜烂大多已修复，留下少数镜下糜烂小灶。

新生的覆盖上皮被压。轻者仅是上皮细胞的局部表面微绒毛或纤毛倒伏，重者细胞被压扁至消失。消失处可有基膜增厚代偿。当基膜亦消失时，可有薄层纤维蛋白膜遮盖，以代偿上皮的防御功能。覆盖上皮可发生鳞状化生。

2. 炎症反应

置入惰性支架后，急性阶段压迫区子宫内膜很快发生炎症反应，以中性多形核白细胞游出为主的轻度急性渗出性炎症。置入 3 ～ 4 天后，间质中开始出现浆细胞，以后浆细胞逐渐增多，至 35 天时达高峰，以后又逐渐减少，它一般存在 50 天左右。惰性支架引起的子宫内膜炎症基本上是一种无菌性炎症。主要由它的支架对子宫内膜的机械压迫所致，另一方面是子宫收缩时子宫内膜对支架压迫的反作用，双方相互摩擦作用的结果。这些引起压迫区子宫内膜浅层组织损伤（近期更因置入手术操作引起损伤）所产生的组织崩解产物刺激子宫内膜，产生了炎症。因此，惰性支架留在子宫内多久，炎症也就存在多久。因为机械因素作用在接触部位，所以惰性支架引起的炎症主要限于子宫内膜的压迫区。

然而在置入惰性支架同时，几乎不可避免地从宫颈管带入寄生于该处的微生物。一般为半厌氧、低毒性的细菌，亦参与引发炎症。所以急性阶段的子宫内膜急性炎症是机械性损伤和微生物共同作用引起的。带入的细菌在 24h 内，大多已被机体消灭，至 30 天时，90％置入惰性支架妇女的宫腔中已培养不出细菌，所以微生物在炎症发生的过程中，只是起短暂的附加作用。但如操作时带入了较多或毒性较强的微生物，则会使子宫内膜的炎症变得严重。

微生物被消灭，机体对惰性支架的适应能力的提高，以及转经后有病变内膜的脱落，换以新生子宫内膜，因此一般在置入惰性支架的第二个月经周期，即慢性阶段病变开始时的子宫内膜，炎症转变为慢性增生性炎，并减退到非常轻微的程度。炎症细胞代之以淋巴细胞及大单核细胞为主，中性多形核白细胞极少，浆细胞偶见。此外，肥大细胞与间质颗粒细胞数目增加，并有脱颗粒现象。

炎性浸润量一般以中度压迫者为最多。压迫轻微者浸润量少。压迫过于严重，压迹深达内膜基底层或肌层时，炎性浸润反轻，甚至没有炎细胞出现。糜烂小灶的间质中炎性细胞多而密集，并有一定量的中性多形核白细胞浸润。小灶表面常有异物巨细胞出现，吞噬钙盐、细胞碎屑及精子残骸。压迫区的无菌性炎症，一直维持至支架取出并转经后，一般即完全消失。但是在漫长的留置期间，微生物有机会再度上升至宫腔，会暂时加剧炎症反应。

3. 循环障碍

组织的机械性损伤和感染，引起了急性阶段压迫区的子宫内膜水肿、充血和轻度出血。轻度压迫的慢性阶段压迫区子宫内膜水肿消退、充血减轻并很少有出血。严重压迫的慢性阶段压迫区子宫内膜微循环的立体结构被压塌陷，血管腔被压扁，并逐渐萎缩，血管数目减少，血管内可有透明血栓形成，使受压组织发生缺血、苍白，极少出血。

4. 间质变化

急性阶段子宫内膜炎症处的间质细胞有变性和坏死。在置入支架的第二个周期，间质细胞就很少有变性坏死。

在慢性阶段子宫内膜近基膜处的间质细胞，因轻度压迫形成的机械性刺激，超前出现蜕膜前转化，甚者可达到早期蜕膜细胞的程度。其性质似动物的蜕膜瘤，易被误认为是过度的孕激素影响所致。长期较重的压迫，可使间质萎缩，细胞稀疏，间质细胞较小或梭形化，胶原增多。压迫甚者，压迹深入肌层，该处间质萎缩而消失。

5. 子宫内膜腺体变化

急性阶段子宫内膜腺上皮细胞有变性。严重者有坏死。慢性阶段子宫内膜压迫轻微时，腺体无明显变化。压迫较重时，影响受压部位组织新陈代谢的正常通道，子宫内膜腺体的生长发育与转化受到抑制，腺上皮细胞发生变性，生长、发育及转化滞后，表现出腺体发育较差与分泌减弱。生长、发育及转化滞后可导致该区脱卸不齐。压迫严重时，腺体发生萎缩，数目减少，甚至完全消失。腺轴的方向因压迫而发生紊乱，甚至与子宫内膜表面平行。腺腔被压扁，腔内有分泌物潴留。

（二）移行区

此区子宫内膜中的炎症与压迫区相比要轻得多，但循环障碍却较严重，后者是此区突出的病理变化。

由于附近压迫区的炎症及支架下压时产生的牵张力，使该区子宫内膜中的微循环血管被牵拉，内皮细胞间隙增宽，血管扩张、充血，渗透性显著增加，少数内皮细胞有变性或坏死，加以管壁其他成分的变性，血管发生破裂口。红细胞自扩大的内皮细胞间隙渗出或破裂口流出，形成间质中弥散性出血。所以此区循环障碍最严重。

急性阶段移行区子宫内膜因水肿、充血而稍隆起，淡粉红色、晶莹状，有散在的出血斑点。

慢性阶段移行区子宫内膜因水肿、充血和出血减轻，但仍较明显。

间质中的红细胞，可自覆盖上皮细胞间隙与破裂口进入宫腔，造成常年的"赤带"或点滴出血。上述血管内壁损伤处极少有血栓形成，但血管腔内常有少量纤维蛋白析出或散在的血小板出现。

急性阶段子宫内膜移行区覆盖上皮，大部分细胞发生变性，部分坏死。慢性阶段子宫内膜该区覆盖上皮与压迫区相连部分，也因牵张力作用，上皮呈斜坡向下，逐渐变扁。与远离区相连部分，增生呈复层、丛状或连同间质增生呈乳头状。个别细胞核增大深染，但无明显畸形，染色质分布均匀，核质比例未失调，未见癌前期病变。炎症波及此区，但明显较压迫区轻。腺上皮细胞间隙增宽，轻度变性。腺体的生长发育与转化受到轻度抑制。间质细胞轻度梭形化，胶原纤维稍增多。

（三）远离区

广大的远离区子宫内膜病理变化很轻。

急性阶段子宫内膜有轻度水肿、充血和少量散在的出血斑点，偶见散在中性粒细胞浸润。腺上皮细胞的变性坏死数较正常稍多。这些病理变化很快消失或减弱。

慢性阶段子宫内膜此区水肿和充血消退、出血斑点消失，仅有少量散在的淋巴细胞与大单核细胞浸润。间质细胞轻度梭形化，胶原纤维稍增多。即使在电镜下，腺上皮细胞的亚显微结构仅有轻度损伤，出现少量扩张的囊泡状结构。绝大多数仍能显示正常的周期性变化，并出现表示子宫内膜生长、发育、成熟正常，适宜于孕卵着床的精细三联指标——巨大线粒体、核内管道系统和大块糖原斑。腺腔内分泌物较稠厚，易见脱屑的腺上皮细胞。

上述广大的远离区子宫内膜病理变化很轻，其功能性结构也近似正常，这可能与惰性IUD的避孕失败率较高有关。

（四）长期留置惰性IUD后的子宫内膜病理变化

根据留置不锈钢惰性支架（1铬18镍9钛）20年以上的374例子宫内膜的研究，其子宫内膜的病变未见加重。其中未绝经的254例妇女的移行区和远离区子宫内膜未见萎缩或纤维化。光学与亚显微结构，基本上符合正常生理年龄子宫内膜，甚至腺上皮细胞中仍有排卵期三联结构的出现。374例宫腔内刮出物中均未见癌变。在惰性支架长期直接刺激的压迫区及附近的移行区子宫内膜无明显不典型增生。亚显微结构的研究结果也未显示有癌变的倾向；被认为与子宫内膜癌的发生有密切关系的子宫内膜增生过长的发生率没有随着支架留置时间的延长而增加，相反有减少，所以长期留置惰性支架并不会刺激子宫内膜增生过长。进一步分析表明，这些长期留置支架妇女的子宫内膜增生过长的发生率是随着更年期到来而增加，随着绝经后时间的延长而减少。说明这些妇女的子宫内膜增生过长是由于更年期性激素的平衡失调所致。国内大量有关文献亦无惰性支架会致癌的报道。

374 例中，放线菌感染引起严重慢性子宫内膜炎 3 例，占 0.2%。此 3 例中，1 例为更年期妇女，另外 2 例为绝经后妇女。如能对更年期妇女的阴道分泌物予以注意及绝经后妇女能及时去除宫内的惰性支架，这些放线菌性子宫内膜炎是可以防止的。其余的 99.8% 的宫内刮出物中均未见炎症有明显加剧。

滞留在宫腔内 20 年的不锈钢（1 铬 18 镍 9 钛）惰性支架的材料分析结果，未见明显的被腐蚀现象。

综合上述情况，在宫腔内留置不锈钢（1 铬 18 镍 9 钛）惰性支架 20 年是安全的，甚至可以更长久些。这种不锈钢材料是适合做新型 IUD 支架的。

二、载铜宫内节育器引起的子宫内膜病理变化

载铜宫内节育器（CuIUD）一般仅部分区域载铜，余下为不载铜的惰性部分。因此，它引起子宫内膜的病理变化可分为无铜的惰性部分引起的机械性损伤和载铜部分引起的化学性损伤。本节仅介绍 CuIUD 载铜部分引起的慢性阶段子宫内膜病理变化。

CuIUD 上金属铜的表面，经氧化生成亚铜与亚铜化合物，进而游离成铜离子。铜离子进入细胞后，主要进入细胞核和线粒体这两个要害部位，并与锌离子竞争而抑制十分重要的含锌类酶的活性，实际上铜离子干扰了整个细胞的正常代谢。

由于 CuIUD 除了其惰性支架对组织引起的机械性损伤，还有铜离子引起的化学性损伤，因此它引起的子宫内膜病理变化比较严重。

CuIUD 所释放的铜离子大部分随同宫腔分泌物一起不断地排出子宫外，使宫腔内的铜离子不断向周围扩散，造成浓度的梯度。因此，子宫内膜与含铜管接触的区域铜离子浓度最高，病变最严重。离含铜管渐远，铜离子浓度逐渐降低，移行区与远离区的子宫内膜病变也逐渐减轻。

（一）压迫区

压迫区子宫内膜均有压迹出现，一般较浅，深浅均匀。1996 年王蕙如报道，子宫内膜压迹表面粗糙的占标本数的 37%、易碎的占 21%、水肿的占 38%、充血的占 50%、有不规则片状或点状出血的占 25%、因水肿或贫血引起苍白的占 12%，因纤维化而质地坚硬的占 24%。有时可见铜管上脱落的小块沉积物或铜屑，形状不规则，有较锐利的边和角。

压迹处的覆盖上皮细胞大小不一、形状不规则，表面不同程度地被压扁。表面的微绒毛稀少或消失，剩下的较粗短而不规则。纤毛细胞较少，纤毛倒伏、黏结。覆盖上皮

细胞大多有变性或坏死。个别细胞核肿大，核仁明显，染色质丰富，但染色质分布均匀，无明显畸形，无核分裂增多。少数标本覆盖上皮有较明显的鳞状化生。

有 37% 妇女的子宫内膜在铜管压迫区有多发性糜烂。糜烂范围较小，一般不超过铜管接触区的范围，有的仅几个细胞大小。糜烂较浅，深度一般不超过 0.5mm，浅者仍保有基膜。基膜消失的糜烂区粗植，有蛋白样凝结物，杂有红细胞、白细胞。

铜管压迫区的子宫内膜中炎症远较惰性支架的压迫区严重。炎症仍以淋巴细胞浸润为主，但常伴有中性多形核白细胞。少数标本的糜烂区，有大量中性多形核白细胞浸润。较多标本中可见少量嗜酸粒细胞或浆细胞浸润。

铜管压迫区的子宫内膜浅层腺体较小、较直，有的腺体部分腺上皮细胞缺失，形成缺口或仅存单排、条状腺上皮。无增生过长或不典型增生。

铜管压迫区的子宫内膜浅层腺体子宫内膜有较多的腺上皮细胞发生不同程度的变性、坏死或消失。细胞间间隙增宽。变性的腺上皮细胞核膜肿胀、异染色质增加、常染色质减少。坏死的腺上皮细胞，整个细胞核的核膜可完全消失而留下染色质；或染色质逐渐减少，最后整个细胞核消失。有的细胞质膜或核膜靠近腺腔的一端破裂。

变性的细胞，其细胞器与游离核糖体有不同程度的变性和减少，严重者整个细胞或细胞内较大区域的胞质中细胞器完全消失，成为无结构的透明区。有的细胞体积较小，其细胞器密集并变性。粗面内质网发生明显的脱颗粒，空泡形成。腺上皮细胞内初级溶酶体与次级溶酶体显著增多，远较放置惰性支架的子宫内膜中多见，许多溶酶体酶，如 β-葡萄糖醛酸酶、N-乙酰葡萄糖苷酶等的活性显著增强，提示组织与细胞结构的破坏加剧。

线粒体广泛地发生严重变性、肿胀、空泡变性、嵴减少、断裂，18% 的线粒体发生破裂，线粒体内腔中出现溶酶体。在分泌早、中期无巨大线粒体形成。线粒体广泛而严重的破坏，能量供应必然匮乏，影响细胞的许多生理活动。

当子宫内膜中铜离子增高时，因离子的竞争作用，锌含量降低，使许多含锌酶，如碳酸酐酶、碱性磷酸酶等酶的活性受到抑制，这些酶是子宫内膜赖以进行最基本的代谢，它们的活性受到抑制时，子宫内膜腺上皮细胞代谢将受到严重的影响。

由于淀粉酶活性受到抑制，相对糖原合成酶和磷酸化酶的活性抑制较轻，致糖原单体或聚合体在细胞内增多，并由于排出功能的减弱而积储，在增生期腺上皮细胞胞质中出现较多的糖原颗粒，或出现糖原斑，而分泌早期的腺上皮细胞胞质中糖原颗粒和糖原斑反而较少，且糖原斑在细胞内的分布位置也有异常。

另外，腺上皮细胞出现生长、发育和成熟障碍，有丝核分裂减少。有较多的细胞处于比较幼稚的状态，核体积较大、较圆，表面平整，核膜结构清晰，厚薄均匀，核内充满细而分布均匀的常染色质，核仁明显。胞质疏松，细胞器较多，有不同程度的变性。在分泌期，腺体不出现分泌、反应减弱或滞后。

在分泌早中期，没有形成表示子宫内膜的生长、发育和成熟正常，适宜于孕卵着床的精细三联指标。

压迫区浅层子宫内膜间质的生长也受到抑制，表现为间质稀疏、间质细胞小、核分裂减少；少数间质细胞亦超前在增生期出现蜕膜前转化，但其程度较惰性支架引起的轻。胶原明显增多，易形成惰性支架不引起的典型纤维化。间质中颗粒细胞增多。

毛细血管部分内皮细胞有变性或坏死，间隙增宽或血管破裂。螺旋动脉分支有变性坏死或破裂。可有红细胞浸润于其周。纤溶活性增强，较惰性支架引起的更强，并以此区最强，提示子宫内膜的止血功能减弱。

（二）移行区

移行区子宫内膜炎症与组织的变质性病变程度远比压迫区轻。铜管旁移行区子宫内膜的循环障碍、水肿、充血和出血较惰性支架引起的明显。一般认为 CuIUD 引起的长期赤带或点滴出血主要起源于此。覆盖上皮增生显著，呈复层或隆起似山峦重叠，或呈多发小乳头状。部分增生的覆盖上皮细胞核亦有增大，如前所述。间质细胞的梭形化较明显。无致密结缔组织化。

（三）远离区

此区的病理变化很轻。有少量淋巴细胞散在浸润，较惰性支架稍多，并伴有少量中性多形核白细胞。间质细胞梭形化亦稍较惰性支架引起的明显。

CuIUD 释放铜离子，所以 CuIUD 引起的子宫内膜病理变化较惰性支架严重。但是它仍主要局限于铜管接触处的浅层。

铜离子对子宫内膜成熟转化有抑制作用，直接造成对精子的影响，所以 CuIUD 的避孕效果甚佳，但亦引起较多较重的组织反应。

（四）长期留置 CuIUD 的子宫内膜变化

1. 致癌作用

至今未见长期（10 年以上）留置 CuIUD 引起子宫内膜癌变的具体例证，亦未见明确的癌前期病变，相反一定浓度的铜离子似有抑制组织生长的作用。

长期置入 CuIUD，铜管压迫区子宫内膜的有些病变程度加重，并稍有扩大，如压迫区萎缩的发生率由留置 CuIUD5～10 年的 25％增加至 10～12 年的 71％，范围由（0.81±0.18）mm^2 扩大至（1.50±0.38）mm^2；压迫区纤维化的发生率自留置 5～10 年的 19％增加至＞10 年的 37％以上，范围由（1.80±0.42）mm^2 扩大至（2.40±0.44）mm^2；压迫区出血坏死的例数由留置 5～7 年的 4/20 例增加至 9 年的 14/30 例，范围自 5～10 年的（1.50±0.50）mm^2 扩大至 10～12 年的（2.55±1.55）mm^2。但它们都仍局限于铜管压迫区，没有扩大至移行区或远离区子宫内膜。

2. 可复性

妇女长期（10 年）留置 CuIUD，在取出 CuIUD3 个月后，其子宫内膜均已基本恢复正常。炎症基本消退，组织坏死消失，异型覆盖上皮细胞消失，水肿、充血消退，出血停止，腺体转化滞后与间质细胞转化超前的现象消失。因此，可以认为留置CuIUD10 年引起的子宫内膜病变是可以恢复的。

但是在取出 CuIUD3 个月后，大部分妇女的子宫内膜间质中还有稍偏多的淋巴细胞、个别浆细胞或中性粒细胞浸润。有小捆的成熟胶原纤维存在，个别刮宫标本中见致密纤维结缔组织。腺上皮细胞内溶酶体稍多，近表面处的内质网有扩张，其中见有密度很大的细颗粒，较多的线粒体仍有变性。有些妇女内膜出现转化超前的现象。这些现象表明留置 CuIUD10 年，将其取出 3 个月时，这些妇女的子宫内膜已基本恢复，但未彻底恢复。

上述研究结果表明宫腔内留置 CuIUD10 年，子宫内膜没有出现癌变，局部的病理变化虽较惰性支架引起的严重，而且有些病变的发生率，随着留置年限的延长而有上升，病变范围稍有扩大，但它还是局限于压迫区，局限于子宫内膜的浅层。从病理变化来看，CuIUD 在妇女宫腔内留置 10 年是可以的。如需进一步延长留置时间，有待进一步观察。若准备受孕，理想的时间，最好是在 CuIUD 取出后 3 个月以上，待其完全恢复。对于取器后宫颈黏液铜离子浓度的变化，估计有无铜离子的滞留或铜碎片的残存有待进一步研究。

三、释放左炔诺孕酮宫内节育器引起的子宫内膜病理变化

目前较广泛研制和使用的含孕激素的宫内节育器，主要装载的是左炔诺孕酮。它能强烈抑制子宫内膜的生长，达到避孕目的。

左炔诺孕酮 IUD 引起的子宫内膜变化，除有惰性支架引起的病变外，还具有孕激素避孕药的特点，即子宫内膜的生长受到抑制及超前转化。

目前使用的左炔诺孕酮 IUD 每日的释放量甚微，但宫腔内浓度相对甚高。它主要是直接对局部的作用，引起子宫内膜变化。但有少量的左炔诺孕酮从子宫内膜渗入血液循环，影响妇女的下丘脑-垂体-卵巢轴上的功能，进而改变子宫内膜对左炔诺孕酮 IUD 的反应。左炔诺孕酮 IUD 引起子宫内膜的变化过程可分三个阶段阐述。

（一）第一阶段

第一阶段是子宫内膜开始变化的阶段，即置入左炔诺孕酮 IUD 的周期。

在早卵泡期置入左炔诺孕酮 IUD 后，其惰性支架即开始引发子宫内膜的病理变化。在接触左炔诺孕酮 18h，子宫内膜即出现抑制现象。表现为腺体生长缓慢，基本上一直停滞在置入时的增生早、中期状态，间质细胞增生也缓慢，比较稀疏；另外，出现超前转化现象，表现为增生早、中期的腺体就出现了分泌现象，部分间质细胞向蜕膜前细胞转化。形成一种生长发育与转化不协调的早熟现象。血管的生长发育亦缓慢。

（二）第二阶段

从转经后的第一个周期开始，一直至开始恢复正常前的这一阶段。子宫内膜显示左炔诺孕酮所致的典型病理变化。

置入左炔诺孕酮 IUD 后，子宫内膜在内源性性激素的周期性变化的影响下，大多数

妇女的子宫内膜按期行经脱落。新周期的子宫内膜在新生时或新生前即已受到局部持续高浓度外源性孕激素左炔诺孕酮的作用，出现了子宫内膜的强烈抑制与超前转化相矛盾的现象，形成了左炔诺孕酮 IUD 引起的典型病变。子宫内膜明显变薄，有的仅厚 1mm，有丝核分裂显著减少。腺体数目少、小，并有明显的大小不一。小的腺体横断面直径仅 15μm，腺上皮细胞呈立方形，甚至扁平，腺体转化方面在经后很早就出现顶浆分泌、核下空泡，但都很微弱。间质细胞转化方面较多的细胞胞质增多、细胞增大，形成典型的蜕膜前反应。

左炔诺孕酮 IUD 支架的机械作用，加上左炔诺孕酮对子宫内膜的抑制，改变了许多重要的生理功能。如雌、孕激素受体量显著减少，总乳酸脱氢酶及 AKP 等酶的活性降低，宫腔中高浓度的外源性孕激素等，都不利于孕卵的着床与发育，从而起到避孕作用。

左炔诺孕酮加强了溶酶体膜的稳定性，减少了 β- 葡萄糖醛酸酶、N- 乙酰葡萄糖苷酶及 ACP 等自溶酶体中逸出，从而使子宫内膜组织损伤的反应较轻。

间质中有分布不均匀的明显水肿，使组织被不规则地分隔。子宫内膜包括间质中的微血管的生长与发育明显受到抑制，表现为血管数显著减少，小而壁薄。未见粗壮、成熟的螺旋动脉。纤溶酶活性降低而含有一定量的纤溶抑制物质，因此经量明显减少。病灶周围的组织大多基本健康。随着时间的推移，部分妇女子宫内膜的结构维持在上述状态。部分妇女的个体因素，尤其是左炔诺孕酮 IUD 释放量较大，例如每日释放量为 50 的左炔诺孕酮 IUD，4 个月后，49% 的妇女发生萎缩、闭经。

闭经的子宫内膜出现严重萎缩，极薄，甚者仅厚 1mm，类似绝经多年妇女的子宫内膜。腺体极少、极小。腺上皮薄，胞质透明，分泌现象极微弱。大多数间质细胞萎缩变小或梭形，只有少数间质细胞仍稍大，似刚开始转化的蜕膜前细胞。微血管的生长与发育进一步受到抑制而减少，小而壁薄。宫腔中浓度较高的左炔诺孕酮不断向子宫内膜深部渗透及较长时间的闭经，子宫体亦可萎缩变小。

置入释放孕激素的 IUD 后，不少妇女有经期延长、淋漓不尽或不规则出血。从其子宫内膜的变化来看，内膜络绎不绝地发生大小不等的坏死出血病灶，较多的意见认为血管发育不良可能是它的原因。但是凡使用外源性孕激素避孕的子宫内膜血管的生长发育都受到了抑制，血管的发育不良，尤其是当子宫内膜生长的抑制发展至萎缩闭经时，其中血管发育不良的程度也更加严重，却反而不出血了。所以它不应是出血的原因，有可能是出血后不易收缩止血的因素。以下的几个因素应予以考虑：

（1）外源性孕激素对子宫内膜的持续作用和内源性性激素周期性波动对子宫内膜的影响。

（2）外源性孕激素进入血液循环的量的稳定性。

（3）子宫内膜的反应性与下丘脑 - 垂体 - 卵巢轴的稳定性的个体因素。

（4）不同区域子宫内膜组织反应的差异性。进一步深入阐明其出血异常的确切机制将是目前研究左炔诺孕酮 IUD 副作用的焦点。

（三）第三阶段

子宫内膜逐渐恢复正常的阶段。随着时间的推移，左炔诺孕酮 IUD 内药物的存量逐渐减少至一定水平而停止释放或缓释装置释放发生障碍，取出左炔诺孕酮 IUD 后，大多数妇女的子宫内膜能逐渐恢复正常，少数处于萎缩状态而不易恢复。

抑制的解除，一般腺体早于间质，血管的恢复最慢。

四、释放吲哚美辛的宫内节育器引起的子宫内膜病理变化

刘昌官、李恕香等实验病理的初步研究，发现吲哚美辛 IUD 引起的动物子宫内膜病变较 CuIUD 引起的动物子宫内膜病变为轻。表现为：子宫内膜的组织损伤，包括线粒体的变性较轻；炎症反应较轻；微血管的异常扩张较轻；微血管内皮细胞中内皮素生成的减少较轻；琥珀酸脱氢酶、非特异性脂酶及钙离子激活 ATP 酶的降低较少；未发现凝血酶原及纤维蛋白原的量有所改变。

第二节 宫内节育器的放置

一、适应证与禁忌证

（一）适应证

凡已婚妇女自愿采用节育器避孕而无禁忌证者，均可给予放置。

（二）禁忌证

1.绝对禁忌证

（1）妊娠或妊娠可疑者。

（2）生殖器官炎症，如阴道炎、急性或慢性盆腔炎、急性或亚急性宫颈炎、性传播性疾病等，未经治疗及未治愈者不可放置，因手术操作常易使炎症扩散。有人曾在放置节育器后 24h 内做宫腔细菌培养，均为阳性，且多为寄生于宫颈管中的葡萄球菌、类白喉杆菌等，说明放置节育器通过宫颈管时几乎都带入细菌，然而因细菌毒性较低，机体都有自然的抗菌能力，因此临床不表现感染症状。若由阴道或宫颈带入毒性较强的细菌时，就可能致病。

（3）3 个月以内有月经频发、月经过多（左炔诺孕酮 IUD 除外）或不规则阴道出血者。因以上症状常为一些妇科疾病的症状表现，而部分妇女在放置 IUD 后也会产生这些症状，若未及时鉴别，常可延误一些妇科疾病的诊断和治疗，也会影响 IUD 的效果。在这些症状治愈后仍可放置。

（4）子宫颈内口过松、重度撕裂（铜固定式 IUD 除外）及重度狭窄者。

（5）子宫脱垂Ⅱ度以上者。

（6）生殖器官畸形，如子宫纵隔、双角子宫、双子宫。因畸形子宫易造成手术时损伤，节育器也不易放置到正确的位置，故容易失败，因此不宜放置。

（7）子宫腔＜5.5cm或＞9cm者（人工流产时、剖宫产后、正常产后和有剖宫产史者及放置铜固定式IUD除外）。

（8）人工流产在术前有不规则阴道出血史者、术时宫缩不良、出血过多（早孕超过200mL、中孕超过300mL），有组织物残留可疑者不宜放置。中期妊娠引产在过程中曾经2次以上手术引产者、有感染或潜在感染可能者、引产分娩后在24h以后施行清宫术者、水囊引产或经阴道操作引产者不宜放置。

（9）产时或剖宫产时胎盘娩出后放置，有潜在感染或出血可能者。如胎膜早破超过12h以上、经人工剥膜或破膜引产超过12h未临产者，滞产或产程中有2次以上阴道检查史者、羊水过多、多胎、孕期中有阴道滴虫或霉菌感染史、产前出血如前置胎盘及胎盘早剥等、合并子宫肌瘤、胎盘粘连或有植入可疑者，经人工剥离胎盘或经宫腔探查等，由于阴道横膈、宫颈狭窄等而行剖宫产者，估计无法经阴道取出节育器者、产后子宫收缩不良或有出血可能者、古典型剖宫产、剖宫产术时子宫切口有不规则撕裂、宫颈撕裂、阴道撕裂或会阴严重撕裂者。

（10）有各种较严重的全身急、慢性疾患。

（11）有铜过敏史者，不能放置CuIUD。

2. 相对禁忌证

（1）产后42天如恶露未净或会阴伤口未愈者，应暂缓放置。

（2）葡萄胎史未满2年慎用。

（3）有严重痛经慎用（左炔诺孕酮IUD及吲哚美辛IUD除外）。

（4）生殖器肿瘤，如子宫肌瘤、卵巢肿瘤等慎用。子宫肌瘤常引起子宫变形或有月经过多的症状，IUD不易放到正确位置，并有加重月经过多或引起出血的可能，因此列为禁忌；但对一些小型浆膜下肌瘤，子宫腔无明显异常，临床没有症状，并具有生育能力的妇女，在有经验医生的观察下可以考虑放置，但必须加强随访。

（5）中度贫血，血红蛋白＜90g/L者慎用（左炔诺孕酮IUD及吲哚美辛IUD除外）。

（6）有异位妊娠史者慎用。

二、放置时间

（1）月经期第3天起至月经干净后7天内均可放置，以月经干净后3～7天为最佳。该时子宫内膜较薄，放置IUD后引起出血及感染等副作用较少；月经干净后其他时间也可酌情放置，但需排除妊娠可能。

（2）月经延期或哺乳期闭经者，应在排除妊娠后放置。产后满3个月，如哺乳，子宫常有萎缩，放置时需特别慎重防止穿孔。

（3）人工流产负压吸宫术和钳刮术后、中期妊娠引产后24h内清宫术后可即时放置。即时放置经临床观察，效果好，不增加并发症，一次手术同时可以落实避孕措施，又可减少患者痛苦。

（4）自然流产正常转经后、药物流产两次正常月经后放置。

（5）产后42天恶露已净，会阴伤口已愈合，子宫恢复正常者。

（6）剖宫产半年后放置。

（7）剖宫产或阴道正常分娩胎盘娩出后及时放置。

（8）用于紧急避孕，不论月经周期时间，在无保护性交后5天内放置。

三、门诊接纳对象

服务流程：询问病史 — 妇科检查和体检 — 术前实验室及相关检查 — 手术通知。具体操作如下：

（1）询问病史：手术相关的病历资料，包括月经史、生育史、避孕史、过去史、手术史、过敏史等，做好记录。以了解对象是否适宜使用IUD，是否存在手术的高危因素，是否存在禁忌情况等。避孕史应询问以前是否使用过相同的避孕方法。

（2）妇科检查和体检：对象解尿后行妇科检查。窥阴器检查阴道、宫颈，用消毒棉签在宫颈口及后穹部位取分泌物，将取样棉签放入预置1.5mL生理盐水的试管。阴道双合诊或三合诊检查子宫和附件。检查时注意观察阴道分泌物性状、是否有宫颈撕裂、子宫脱垂、子宫肌瘤、附件压痛等情况。体检主要是心肺听诊和测量血压，根据病史再做相关的检查。做好各项检查记录。

（3）术前实验室及相关检查：将阴道分泌物送常规检查（滴虫、霉菌、阴道清洁度），同时进行血常规检查。等待获得检验结果，以决定是否可以手术。妇科检查如有异常需增加盆腔B超检查，必要时尿HCG化验（如子宫增大疑有子宫肌瘤者或妊娠可能者）。

（4）手术通知：在病历上记录检查结果，如正常，判断该妇女可以放置IUD，作出诊断及处理方案，填写手术通知。如存在手术的高危因素，应在诊断中注明，以引起手术者的重视。如检查有异常，应给予治疗，停药后复查正常再出具手术通知。如短期内难以纠正的，应建议暂缓使用IUD，改用其他避孕方法。

四、手术室准备

（一）器械

（1）冲洗用：窥阴器1只、钳子2把、冲洗器1套。

（2）手术用：手术窥阴器1只，消毒钳2把，宫颈钳1把，子宫探针1根，宫颈扩张器5、5.5、6、6.5各1个，备用药杯1个，弯盘1只、放置器1套。

（二）敷料

（1）外包布1块（90cm见方，双层）。

（2）内包布1块（90cm见方，单层）。

（3）洞巾1块（120cm×80cm），洞在1/3处，洞周双层（20cm×30cm）。

（4）脚套1只、方纱巾2块、长棉签2根。

上述器械和敷料打包，高压灭菌后备用（或者用标准的一次性敷料单）。

术时尚需含消毒液棉球6只（如含聚维酮碘液纱球），消毒手套3只（或另备2.5%碘酒棉球、75%乙醇棉球、石蜡油棉球各1只）。

（三）准备

消毒腿套（或方巾）1只、袖套2只、洞巾和方巾各1块、手套3只、消毒大棉球及方纱布若干、长棉签2根等。节育器大小的选择见表3-1。查看所需器械、敷料、成套的IUD均在有效期内。

表3-1　各种节育器型号选择（参考值）和建议使用年限

IUD 种类	宫腔深度 (cm)				建议使用年限（年）
	5.5	6.0	7.0	7.5～9.0	
宫铜型 IUD	20	22	22 或 24	24	15
TCu220C，TCu380A		28 或 32	32	32	10 以上
母体乐 Cu375-IUD	短杆型	短杆型	短杆或标准型	标准型	5～8
活性环形 IUD	20	20 或 21	21	21 或 22	15 以上
活性 γ 形节育器	24	24 或 26	26	28	8 以上
VCu200 节育器	24	24 或 26	26	28	5～8
元宫铜 -IUD 花式 -IUD(MCu-IUD) 爱母功能型 IUD	小号 (S)	小号，中号 (S, M) 中号 (M)		大号 (a)	

五、放置手术

流程：了解病史、复核术前检查正常 — 签署知情同意书 — 术前咨询 — 手术 — 术后观察及宣教 — 重申随访要求。

（一）手术者了解病史

复核手术相关的病历资料，包括月经史、生育史、避孕史、过去史、手术史、过敏史等；复核术前检查：血常规、阴道分泌物常规应在正常范围，血红蛋白≥90g/L。复核诊断是否正确和全面，判断对象是否适于放置宫内节育器，时间是否适宜，是否存在高危因素，确认手术方式。核查体温、血压、脉搏均应正常。

（二）签署知情同意书

告知 IUD 的利弊、手术的风险和可能发生的并发症及放置后常见的症状、随访的必要等。

（三）术前咨询指导

嘱患者排空小便后进入手术室，换鞋，更衣，介绍大致的手术过程，使患者悉知；告知其可能仅有轻微的不适，缓解患者的紧张焦虑情绪，耐心解答患者的问题，解除患者的顾虑。

（四）手术者和受术者准备

1. 手术者准备

手术者穿清洁工作衣，戴帽子口罩。受术者更衣后进入手术室。

2. 受术者准备

受术者外阴及阴道冲洗、消毒步骤如下：

（1）受术者取膀胱截石位，外阴不剃阴毛，10％肥皂水擦洗外阴 3min 后用无菌水冲洗。范围：上达整个阴阜，两侧小阴唇、大阴唇及大腿内侧上 1/3，下至会阴肛门。然后用窥阴器暴露阴道及宫颈，另换肥皂纱球或棉球，同法擦洗阴道。擦洗完毕后，用温开水或 1/5000 高锰酸钾溶液 500～1000mL 冲洗阴道及外阴后擦干阴道及外阴。

（2）消毒用 0.5％聚维酮碘擦洗外阴、阴道各 3min。或用其他消毒液涂拭外阴，范围同上。

3. 手卫生

手术者按常规洗手消毒。

（五）经后放置的手术步骤（包括哺乳期）

（1）为受术者常规消毒铺巾：用腿套和方巾覆盖两腿和下腹。然后戴无菌袖套和手套，将手术器械依次放妥。

（2）阴道双合诊检查：进入阴道的两层手套，仔细查明子宫大小、位置、附件有无块物或压痛等，脱去外层手套。

（3）窥阴器扩开阴道，暴露宫颈，拭净分泌物。用浸有消毒液的纱球或棉球消毒宫颈及阴道穹 2 遍。

（4）宫颈钳钳夹宫颈前唇 12 点处，钳夹时宜缓慢逐步夹紧钳齿，然后以左手固定（避免钳夹过深或过浅。过深夹到宫颈穹部或宫颈管内，引起受术者疼痛，会妨碍手术操作；钳夹过浅，牵拉时容易滑脱或撕脱宫颈）。然后轻轻将宫颈钳向外牵拉，以纠正子宫的屈度。

（5）用长棉签蘸聚维酮碘液或 2.5％碘酒及 75％乙醇等消毒宫颈及颈管 2 次，并拭净宫颈管黏液。

（6）右手以执毛笔姿势持子宫探针（示、中两指在上，拇指在下）顺子宫腔方向轻轻探入宫腔达宫底，观察探针在宫颈外口的刻度，测得子宫腔深度，并顺势体会宫腔宽度。如感子宫颈管特别长或特别短时，可同时测子宫颈管长度。必要时以示指尖在探针上做好标记，以读出子宫深度。

（7）根据宫颈口的松紧和选用 IUD 的种类与大小，决定是否扩张宫颈口（如宫腔形 IUD、活性 γ 形 IUD、金塑铜环、药铜环 165 等均宜扩张宫颈）。与持探针同样姿势，持海格宫颈扩张器，并以环指（无名指）及小指抵在左侧外阴部，用稳而慢的手法顺子宫腔方向扩张宫颈内口，通过内口即可，不需深入。一般由 4 号扩到 6 号。

（8）助手取出选用的 IUD 并撕开 IUD 外包装袋，手术者取出 IUD，向受术者出示。

（六）置入节育器

1. 宫形节育器

（1）内藏式放置器放置：手持带有宫铜型 IUD 放置器，取水平位，将套管上带有缺口的一面向下；将内杆向下拉，把 IUD 完全拉入套管内，然后缓慢上推内杆，待内杆上的小钩从缺口处自然脱落后，继续推进内杆（小钩会退入套管），使 IUD 露出套管顶端呈圆钝状；将限位器上缘移至宫腔深度的位置；推进放置器达宫腔底，固定内杆，后退套管，IUD 即置入宫腔内；放置器向上顶送 IUD 下缘后，退出放置器。

（2）套管式放置叉放置：将 IUD 横臂中点的下方嵌入套管顶端有弹性的放置叉上，IUD 露在套管外；将套管叉上的限位器上缘移至宫腔深度的位置；带 IUD 的放置器沿宫腔方向轻柔通过宫颈口达宫腔底部；固定内杆，后退套管，同时内杆向上推出套管叉上的 IUD，IUD 即置入宫腔内，退出放置器于近内口处，再用放置器向上顶送 IUD 后，退出放置器。

2. TCu220C 或者 TCu380A IUD

将 T 形 IUD 的两横臂轻轻下折（下折时间不宜超过 3min），并将两横臂远端插入放置管内；将套管上的限位器上缘移至宫腔深度的位置（自套管顶端算起）；带 IUD 的放置器沿宫腔方向送达宫腔底部；固定内芯，后退放置套管，使 IUD 的横臂脱出套管；再用套管向上推 IUD 并稍待片刻，使 IUD 处于宫底；先取出内芯，然后小心取出套管（防止带动尾丝）；测量阴道中的 IUD 尾丝的长度，以核对 IUD 是否到位（阴道内尾丝的长度＝尾丝总长度＋IUD 长度－宫腔深度）。在距宫颈外口 1.5 ～ 2cm 处剪去多余的尾丝，并记录宫口外尾丝的长度。

3. 活性 γ 形 IUD

将套管式放置器上端弧形口的前后唇置于 IUD 中心硅胶处，限位器上缘移至宫腔深度的位置；带 IUD 的放置器沿宫腔方向快速通过宫颈口后，轻轻送达宫腔底部；稍等片刻；固定内芯，后退放置套管，IUD 即放入宫腔；内芯向上推 IUD 后，连同套管一起撤出放置器。

4. 母体乐 IUD

将 IUD 放置器上的限位器上缘移至宫腔深度的位置；将带有 IUD 的放置器按 IUD

的平面与宫腔平面平行的方向置入宫腔直达宫腔底部，稍等片刻，抽出放置器；再用探针检查宫颈管，以确认 IUD 纵臂末端已在宫腔内；测量阴道中 IUD 尾丝的长度，以核对 IUD 是否到位（阴道内尾丝的长度＝尾丝总长度＋IUD 长度－宫腔深度）。在距宫颈外口 1.5 ～ 2cm 处剪去多余的尾丝，并记录尾丝的长度。

5. 环形 IUD

（1）一次性放置叉放置：检查带环的放置叉，环的上缘应处在套管叉上。下缘应被套管内杆的小钩拉住，环的接头在侧方；拉下内杆至缺口处，把缺口嵌入套管下缘，使环拉成长椭圆形，便于放置；将带有 IUD 的放置叉上的限位器上缘移至宫腔深度的位置；将带有 IUD 的放置叉轻轻置入达宫腔底部；上推内杆，使环的下缘从内杆上脱落；后退放置器至近宫颈内口处，上推环的下缘，使环保持靠近宫底处后退出放置器。

（2）金属放环叉放置：避开环的接头，将环装在叉上，将放置叉上的限位器上缘移至宫腔深度的位置；沿子宫腔方向将叉偏水平位通过宫颈管后转正，将环送入子宫腔底部，后退放置器至近宫颈内口处，上推环的下缘，使环靠近宫底处后退出放置器。

6. 左炔诺孕酮 IUD 和新体 TM380

取出带有 IUD 的放置器套管，缓慢而持续地牵拉尾丝，使 IUD 的横臂向内合拢而牵入套管内，直至两横臂顶端的结节处在套管口，移动限位器下缘至宫腔深度的位置；使限位器与横臂均处在水平位；沿子宫腔方向置入放置器达子宫腔底部；固定内杆，后退外管至内杆的环形尾端，两横臂即脱出于宫腔内；上推套管，使 IUD 置于宫腔底部；后退套管，再退出内杆，小心取出套管；测量阴道内 IUD 尾丝的长度，以核对 IUD 是否放置到位（阴道内尾丝的长度＝尾丝总长度＋IUD 长度－宫腔深度）。在距宫颈外口 1.5 ～ 2cm 处剪去多余的尾丝，并记录尾丝的长度。

7. 固定式节育器（吉妮，GyneFix）

用示指、中指和拇指稳稳地把持套管末端和内芯，避免移动，从放置系统中取出；检查放置器中 IUD 顶端的线结是否挂在内芯顶端上，尾丝是否紧扣在内芯的柄上，然后移动限位器（定位块）上缘至宫腔深度的位置；放置器轻轻通过宫颈达宫底正中；一手持套管紧紧顶住宫底，另一手持内芯柄向宫底基层刺入 1cm；松解内芯上的尾丝，轻轻退出内芯，然后退出套管器；轻拉尾丝有阻力，说明 IUD 已置入肌层；测量阴道内 IUD 尾丝的长度，以核对 IUD 是否放置到位（阴道内尾丝的长度＝尾丝总长度－1cm －宫腔深度）。在距宫颈外口 1.5 ～ 2cm 处剪去多余的尾丝，并记录尾丝的长度。

8. 爱母功能型 IUD

取出 IUD，在较低温下折叠下端上举两侧臂插入放置管内，露出两侧头少许，调整限位器的上缘至宫腔深度。沿宫腔方向将放置器送达宫底，固定内芯，后退套管，感 IUD 脱出而置入宫腔，将放置器向上顶送 1 次，随即退出放置器。

9. 元宫铜 IUD

元宫铜 IUD 的放置同宫铜 IUD。

元宫型 Cu365-IUD 的放置：将 IUD 的横臂收入放置管内，顶端的球头处在管口，调整限位器上缘至宫腔深度，将放置管轻柔通过宫颈管送达宫底，固定推杆，后撤放置管，使 IUD 横臂脱出放置管，再将放置管向前推进至宫底，固定推杆，后撤放置管，IUD 全部脱出于宫腔。撤出放置器。

10. 花式 IUD

把 IUD 两侧臂内收入放置管内，露出顶缘，调整限位器的上缘至宫腔深度。将放置器水平位置入宫腔达底部，固定内芯，后退放置管，IUD 即置于宫腔内，先撤放置管，后撤内芯。

11.V 形节育器

将已经安装 IUD 的放置器上的限位器上缘移至宫腔深度的位置；顺子宫腔方向置入放置器达子宫腔底部；注意 IUD 平面与宫腔平面一致，固定内杆，后退套管，再退出内杆，后取出套管；测量阴道中 IUD 尾丝的长度，以核对 IUD 是否放置到位（阴道内尾丝的长度＝尾丝总长度＋IUD 长度－宫腔深度）。在宫颈外口 1.5～2cm 处剪去多余的尾丝，并记录尾丝的长度。

12. 金塑铜环

放置方法同金属环。置入节育器后，撤除宫颈钳，拭净血液，取出窥阴器，手术完毕，填写手术记录和 IUD 小卡，尽量保证各项内容完整。

（七）术后观察及健康教育

（1）受术者卧床休息，观察其不适主诉及体征，无特殊情况可允许患者更衣换鞋回家。

（2）告知所放置 IUD 的种类、使用年限及随访时间。

（3）休息 2 天，1 周内不做过重的体力劳动，2 周内禁止性交和盆浴，保持外阴清洁。

（4）放置术后可能有少量阴道出血及下腹不适感为正常现象，如出血多、腹痛、发热、白带异常应及时就诊。

（5）放置宫内节育器后 3 个月内，尤其经期或大便后，应注意宫内节育器是否脱出。

（6）放置带尾丝 IUD 者，经期不能使用阴道棉塞。

（7）重申随访要求：在患者离开前再次告知随访的必要性和下次随访时间，如出血多、腹痛、发热等应随时就诊。

（8）发给 IUD 小卡。

六、几种特殊时期放置节育器

（一）早孕人工流产时放置 IUD

因早期妊娠人工流产行子宫负压吸引术或钳刮术后，即时放置宫内节育器者，均在人工流产术前已行外阴阴道消毒，于宫腔内容物清理后，拭净宫颈口及阴道内血液，即可放置，步骤同前。

（二）中期妊娠引产时放置 IUD

中期妊娠引产清宫术后，即时放置宫内节育器者步骤同上，但宫颈钳可改用直无齿卵圆钳，放置前不用探针探测宫腔深度，放置器采用直无齿卵圆钳轻轻夹住节育器的下部，沿子宫腔方向送入子宫底正中，然后退出卵圆钳。或用特制长度的放置器放置。

（三）产时放置 IUD

1. 应用放置器放置

方法同中期妊娠引产后放置。

2. 徒手放置的方法

于胎盘娩出后检查胎盘是否完整，宫缩是否良好，无出血者于缝合会阴伤口前，外阴重复应用消毒溶液消毒，接生者更换手套，示、中两指夹持节育器，屈指于手心内，近似握拳状，缓慢伸入阴道达宫颈口，伸直示、中两指夹持节育器送入宫腔，同时另一手在腹部扶持子宫底，使环送达子宫底部正中。

（四）剖宫产时放置 IUD

剖宫产时于胎盘排出后，拭净宫腔积血，用直无齿卵圆钳夹持节育器送达子宫底正中即可。如带有尾丝，将尾丝顶端向阴道方向送入宫颈（尾丝于产后检查时剪去多余部分）。然后缝合子宫及腹壁切口。

七、手术时注意事项

（1）节育器应正确放置子宫底部正中。

（2）"移动限位器到宫腔深度"指从放置器的顶端到限位器的位置，不包括 IUD 的上缘。

（3）TCu220C 或 TCu380A 和母体乐节育器放置达宫底部后宜稍等片刻再退出套管，使横臂能充分展开。

（4）T 形横臂不宜折叠过久，也不能多次折叠，以免影响展开。

（5）用叉形放置器放置节育环时，不应叉在环的接头处，结应放在下侧方。要求一次送达子宫底部，中途不能停顿。若中途遇有阻力而停顿，则需将环取出重放。因中途停顿，可使节育环脱落而不能送达底部。手术时也不能任意扭转放置器以防止节育器在宫腔内变形而影响效果和并发症。

（6）V 形节育器在折叠入套管时，中心扣应保持灵活。

（7）手术过程中，如遇到多量出血、器械落空感、宫腔深度异常、受术者突感下腹疼痛等，应立即停止操作，进一步检查原因，采取相应措施。

第三节　宫内节育器的取出

一、适应证与禁忌证

（一）适应证

（1）因副作用或并发症经处理无效而需取出者。

（2）带器妊娠者（包括带器宫内妊娠或异位妊娠）。

（3）要求改换其他避孕方法或绝育者。

（4）未绝经期月经紊乱者。

（5）到期需更换取出者或已闭经半年以上者。

（6）计划妊娠或不需要继续避孕者。

（二）禁忌证

（1）全身情况不良或处于疾病的急性期者暂不取，待好转后再取。

（2）并发生殖器官炎症时，应在抗感染治疗后再取出节育器，情况严重者可在积极抗感染的同时取出节育器。

二、取出时间

（1）以月经后 3～7 天为宜，因放气后出血而需取出者随时可取。

（2）带器妊娠者应做人工流产，可在行子宫吸刮术前或吸刮术后取出节育器。少数妇女于吸刮术时节育器感觉不明显而未能取出时，可待下次转经后复查节育器是否存在，再次取器，常能顺利取出。

（3）绝经后 1 年内宜及时取出，绝经时间越长，取出困难增加，根据国际和平妇幼保健院随访 214 例放环 20 年以上绝经妇女，取环困难 73 例占 34.11%，远比未绝经者高。绝经 1 年以内取出困难者为 18.96%，而 1 年以上取出困难者为 39.74%。从 23 例 X 线子宫造影可见随着绝经时间延长，子宫逐渐萎缩，节育环嵌入肌层越深，取出越困难。

三、门诊接纳对象

服务流程：问候 — 询问病史 — 体格检查和妇科检查 — 辅助检查 — 手术通知。

（一）询问病史

问候，确认患者的来诊目的为取出节育器。问姓名、年龄及手术相关的病史资料，包括月经史、生育史、过去病史、手术史、过敏史等。重点了解 IUD 情况，如放置时期、放置年限、IUD 类型以及取出原因，判断患者的本次手术时机是否合适、是否存在高危因素、有无禁忌证。有避孕需求者，应咨询取出宫内节育器后的避孕计划。

（二）体格检查和妇科检查

在检查床上放置一次性臀垫（≥ 50cm×50cm 大小），请患者排空膀胱后上妇科检查床，取膀胱截石位。窥阴器检查阴道、宫颈，注意观察节育器有无尾丝及尾丝长度，用消毒棉签在宫颈口及后穹部位取分泌物，将取样棉签放入预置 1.5mL 生理盐水的试管。双合诊或三合诊检查子宫和附件。体检主要是心肺听诊和测量血压、脉搏、体温，根据病史情况再做相关的检查。做好各项检查的记录。

（三）辅助检查

患者将置有棉签的试管送化验室做阴道分泌物常规检查。B 超了解 IUD 在宫腔的位置，目前 IUD 形态是否正常，必要时做 X 线片。对于妇科检查疑有异常，如子宫肌瘤、附件包块等在盆腔 B 超检查时应加以重视；如疑有妊娠可能者增加尿 HCG 化验。必须等待获得检验报告结果，以决定是否可以施行手术。

（四）高危因素

（1）1 年内有子宫穿孔史。

（2）骨盆和脊柱、四肢畸形难以采取膀胱截石位手术者（提示：体格检查）。

（3）绝经 2 年以上取宫内节育器者（提示：询问病史）。

（4）节育器嵌顿、断裂等造成取器困难者（提示：询问病史、B 超及 X 线检查）。

（5）术前经副主任级及以上医师检查和诊断，估计手术中可能发生困难，并有病史依据者（提示：病史询问及病历记录）。

（6）外院取器手术失败转入院者（提示：详细询问病史及手术经过，复核病历记录，判断需要重复的检查和新增检查）。

（五）手术通知

在病历上记录各项检查结果，如一切正常，判断该患者可以取出宫内节育器，则作出诊断及处理方案，填写手术通知单。如存在手术的高危因素，应在诊断中注明，以引起手术者的重视。

如检查发现问题，应给予治疗，停药后复查正常再出具手术通知单。如相关疾病短期内难以纠正的，应建议暂缓取出宫内节育器。

四、手术室准备

器械及敷料与放置器械相同，但以宫内取物钳或取环钩代替放置器，必要时备中弯钳或小头弯卵圆钳。

五、手术步骤

服务流程：问候 — 了解病史 — 核查术前检查 — 签署知情同意书 — 术前宣教 — 手术 — 术后宣教 — 观察 — 再见。

1. 问候

微笑服务，友好接待。确认患者的手术为取出节育器。

2. 了解病史

复核手术相关的病史资料，包括月经史、生育史、过去史、手术史、过敏史，复核诊断是否正确和全面，判断患者是否适于取出宫内节育器，取器时间是否适宜，是否存在高危因素。

3. 高危手术处理

（1）对高危手术应在病历注明高危标记。术前向患者及家属说明手术难度及可能发生的并发症，做好知情同意。

（2）充分估计手术难度，安排有经验的医师承担手术，安排合适的手术时间。必要时先行术前讨论，采取预防措施，或在 B 超监测下手术。

（3）术后严密观察 2h 以上，经检查无异常后，患者方可离院。

（4）疑难高危手术需住院手术，在区（县）以上机构进行。

4. 核查术前检查

阴道分泌物常规应在正常范围。B 超应提示 IUD 在宫腔内的位置及形态。测体温、血压、脉搏均正常。

5. 签署知情同意书

告知手术的难度、风险和并发症，医生和受术者签全名和时间。

6. 术前宣教

嘱患者排空膀胱后进入手术室，换鞋，更衣。介绍大致的手术过程，缓解患者的紧张情绪。

7. 手术

（1）～（5）同放置 IUD 步骤。

（6）探宫腔：根据妇科检查位置，调整探针曲度，执笔式持探针顺子宫纵轴方向轻轻探入宫腔达到宫底，探测宫腔深度和宽度，探查感觉节育器的位置。

（7）根据宫颈口的松紧和 IUD 的类型决定是否扩张宫颈口。如未经过阴道分娩、绝经期、宫颈发育不良等宫颈因素，IUD 类型如 γ 形节育器等，需扩至 5.5 ～ 6 号。

（8）缓缓牵拉宫颈，拉直子宫轴线，置入环钩或取环钳。

（9）用宫内取物钳钳夹住 IUD 的纵臂或任何部分一般均能顺利取出，包括有尾丝的各种 IUD 如 T 形、母体乐 IUD 等，当尾丝退缩进入宫腔时，也可用取环钩钩取 T 形 IUD 等，钩住横臂和纵臂交界处，也能顺利取出。若系环形或 V 形节育器，用取环钩取器时，以水平位置放入宫腔底部，触及 IUD 后，如 IUD 的位置在取环钩的前方，将取环钩转向前方，如在后方，则将取环钩转向后方，向下钩取环的下缘，轻轻顺势取出；出宫颈口时，环钩仍需偏向水平位，以免损伤宫颈管。如果取环钩取出有困难，一般改用宫内取物钳均能取出。必要时在 B 超监测下钳取。如仍有困难，需做进一步检查。

（10）有尾丝的节育器：宫颈及阴道穹经消毒溶液消毒后，用钳或镊子在近宫颈外口处夹住尾丝，轻轻向外牵引取出节育器，不必进入宫腔，如尾丝断裂按无尾丝节育器取出宫腔操作。

（11）检查取出 IUD 是否完整，如有变形、断裂、可疑残留等情况，按特殊情况取器的第 7 条处理。

（12）撤除宫颈钳，拭净血液，取出窥阴器，手术完毕。

（13）扶患者下手术床，回休息室休息。

（14）填写手术记录，确保各项内容完整。

8.术后宣教

（1）观察：让受术者休息，观察其不适主诉及体征，无特殊情况可允许其更衣换鞋回家。

（2）术后几日内可能有少量阴道出血及下腹不适感为正常现象，如出血多、腹痛、发热、白带异常应及时就诊。

（3）2 周内禁止性生活和盆浴，保持外阴清洁。

（4）为需要避孕者做避孕咨询指导。

六、术时注意事项

（1）取器前必须确定节育器存在于宫腔内。术前必须做妇科检查，查清子宫位置及大小。

（2）操作必须轻柔、准确。第一次放入子宫探针时即应体会节育器的感觉，如探针和取环钩在宫腔内反复捣动，易引起子宫内膜出血，血块覆盖节育器表面，使器感不明显，会增加取出的困难。

（3）取环钩是一种钩形的器械，容易损伤子宫，操作时需十分小心，防止穿孔。以首选宫内取物钳取器为宜。

（4）遇取器困难或节育器感不明显时，不宜反复钩取，可暂予观察，待下次月经干净后进一步检查后再取环，较易成功。必要时可在 B 超监测下或 X 线透视下取环，或在宫腔镜直视下取环，以避免意外。

（5）有特殊感染者，手术器械应先在浸泡桶浸泡（2000mg/L 有效氯消毒液浸泡30min，或 2% 戊二醛消毒液浸泡 60min），再清洗、打包，送高压蒸汽灭菌。

七、术后注意事项

（1）育龄妇女不欲再生育者，宜及时落实其他避孕措施。

（2）禁性生活和盆浴 2 周。

（3）取器当日休息 1 天。

八、几种特殊情况下 IUD 取出

(一) 带器妊娠

因带器早期妊娠需做负压吸宫术时，应取出节育器，可根据节育器所在部位，先取器后吸宫或先吸宫后取器。带器中、晚期妊娠应在胎儿、胎盘娩出时检查 IUD 是否排出，如未排出者，可在产后 3 个月或转经后再检查 IUD 决定取出方式。

(二) 带器异位妊娠

取环时间应视患者病情缓急等具体情况，于异位妊娠手术前取出节育器，一般在出院前取出，并发失血性休克者可在转经后择期取出 IUD。

(三) 因月经失调取出

一般可选择经前取器，同时做诊断性刮宫，内膜送病理检查，以便月经失调的病因诊断。如果阴道出血多需做急诊诊刮术时，应同时取出 IUD，术后给予抗生素治疗。

(四) 因盆腔炎取出

放置 IUD 并发生殖道炎症时，一般需在抗感染治疗后再取 IUD，情况严重者可在积极抗感染同时取出 IUD。已经患过盆腔炎、异位妊娠者，原则上不提倡放置 IUD 避孕。但是，放置 IUD 多年后患盆腔炎者，炎症与其无关，IUD 仍可继续使用，不必急于取出。

(五) 因绝经取出

绝经期应该取出 IUD。围绝经期妇女因月经紊乱需取出 IUD，按月经失调取出情况处理。对已绝经妇女，应注意生殖道萎缩情况，如通过妇科检查和 B 超诊断子宫萎缩，估计宫颈扩张困难，应用雌激素做宫颈准备后再行手术，如尼尔雌醇（维尼安）4～5mg 口服后 7～10 天手术。手术时应轻柔扩张宫口，切勿强拉，以免损伤宫壁或 IUD 断裂。对绝经 5 年以上，生殖道萎缩明显，估计取出困难者，如为金属 IUD 且无不适症状者，可以不取，保持随访。

(六) 取出 IUD 失败后再次取出

如果初次手术未能进入宫腔而导致取器失败，患者无明显不适情况，可以短期内在 B 超引导和监护下再次行取器术；如果初次手术探查宫腔无 IUD 感觉而导致取器失败，应该即行 B 超、X 线检查，了解 IUD 位置和宫腔、盆腔情况，在无明显不适症状和体征的情况下，应观察 3 个月后再次手术。对手术失败者必须实事求是地详细记录手术经过和困难所在，不得伪造病史或不记录。并且必须向患者说明手术经过和困难情况，取得患者理解。

再次手术必须在二级及以上计划生育技术服务的机构进行。手术前必须仔细询问病史（包括手术日期、手术机构、手术持续时间、患者不适症状、手术停止原因、手术后患者情况），认真复习病历记录，重新进行妇科检查了解子宫情况，B 超检查子宫有无畸形、IUD 在宫腔的位置及是否存在 IUD 的变形、嵌顿、断裂、移位等情况，必要时 X

线片了解 IUD 的形态，对 IUD 重新定位。术前与夫妇双方谈话，交代手术可能出现的困难与风险，可以在 B 超引导和监护下手术，必要时运用宫腔镜技术。

（七）因 IUD 移位、变形、嵌顿、断裂、残留等情况取出

术前诊断有 IUD 移位、嵌顿、断裂、残留等情况，应当向患者夫妇双方交代手术可能出现的困难和并发症。

IUD 位置异常应当取出。如 IUD 位置下移，可按照常规取出 IUD；如 IUD 移位在子宫肌层，应做 B 超定位，确定 IUD 与子宫的关系，如距子宫黏膜层 2 ～ 3mm，可考虑先用刮勺搔刮子宫内膜，再用取环钳或钩探查 IUD，钳出 IUD。手术前应进行病历讨论，预留充足手术时间，可在 B 超监护下由副主任及以上医生手术；必要时在宫腔镜下手术。如 B 超提示 IUD 移位在子宫肌层较深或者靠近子宫浆膜层、在子宫外、在邻近脏器等情况，必须 X 线片进一步诊断，行剖腹探查取出 IUD。如 IUD 移位在子宫直肠陷窝，并在妇科检查时可触及 IUD 者，可切开后穹取出。

取出 IUD 变形、嵌顿、断裂、残留时，手术操作要轻柔，在牵拉困难时，金属 IUD 可以将已经拉出宫口的 IUD 钢丝剪断，然后牵拉比较松动的一头，缓慢牵拉取出。手术后必须进行 X 线片，确诊是否仍有 IUD 残留。如果实在牵拉困难，可以将拉出的部分 IUD 剪断，转上级医院处理，切忌强行硬拉。

如 IUD 残留于子宫肌层内，长度＜ 5mm，在 B 超监护下或宫腔镜下手术都无法取出，且无明显不适症状和体征，经由 2 个副主任及以上的妇产科医生检查会诊讨论，确认手术困难，应向患者交代病情，告知可以不取，知情同意后保持随访。

第四节　应用宫腔镜技术取出宫内节育器

一、适应证与禁忌证

（一）适应证

（1）常规取出 IUD 失败，B 超或 X 线检查证实子宫腔内存在 IUD。

（2）B 超监护下取出 IUD 失败。

（3）术前诊断有 IUD 嵌顿、断裂、残留等。

（二）禁忌证

1.绝对禁忌证

（1）急性内外生殖器炎症。

（2）子宫大量出血。

（3）各种疾病的急性阶段。

（4）全身健康状况不良，不能耐受手术。

（5）严重心肺疾患，如严重心电图异常、心肺功能不全。

（6）术前 2 次（间隔 4h）测量体温均在 37.5℃以上。

2. 相对禁忌证

（1）妊娠。

（2）宫颈、子宫恶性病变。

（3）月经期。

（4）3 个月内有子宫穿孔史。

二、手术时间

需要宫腔镜下取器者，一般均有宫腔操作史，而前次手术可能造成子宫肌层损伤需要修复的时间，一般要求在前次手术 3 个月后方可进行宫腔镜手术，推荐检查时间在经净后 1 周内，即子宫内膜增生期的早、中期，必要时再选择其他时间。

三、术前准备

（一）了解病史

复核姓名、年龄、手术相关的病史资料，包括月经史、末次月经、生育史、避孕史、过去史、手术史、过敏史等，重点了解上次取器时间、手术过程、失败原因，判断患者手术时机是否适宜、是否存在高危因素。

（二）术前检查

（1）血常规（血红蛋白＞90g/L）、空腹血糖、阴道分泌物常规应在正常范围。

（2）测体温、血压、脉搏均应正常。

（3）了解 IUD 情况，本次手术前 B 超检查 IUD 在子宫腔的位置，如有嵌顿、断裂、异位可能者，需 X 线盆腔摄片。

（4）应在 B 超监护下行宫腔镜手术。术前检查如确认异位超出浆膜面者需宫腔镜和腹腔镜联合取 IUD。

（三）签署知情同意书

告知宫腔镜取器手术的风险和并发症等。医生、受术者、家属签署全名和时间。

（四）术前宣教

嘱患者排空膀胱后进入手术室，换鞋，更衣。介绍大致的手术过程，缓解对象的紧张情绪。

四、术前检查

（1）手术前检查宫腔镜完整、照明系统完好、摄像系统图像清晰、能够录像，各类器械包在有效灭菌日期内。

（2）膨宫液系统连接排空空气，多个液体瓶连接时应串联对接，更换备用瓶时，必须严防空气混入。

液体膨宫递质：常用 5％葡萄糖液、生理盐水、甘露醇等液体，膨宫压力 13 ～ 26kPa，以最小有效压力为原则。

（3）用 18 号输液针建立外周静脉通道，以备急救。

（4）术中对呼吸、脉搏、血压、血氧饱和度持续监护，严密观察受术者的反应。

五、手术步骤

（1）受术者取膀胱结石位。

（2）常规冲洗、消毒外阴及阴道。

（3）手术者穿洗手衣，戴帽子、口罩，常规洗手后戴无菌手套。

（4）阴道双合诊检查，仔细查明子宫大小、位置、倾曲度及附件情况后，换手套。

（5）窥阴器暴露阴道和宫颈，消毒宫颈及阴道穹。

（6）子宫颈钳钳夹宫颈前唇或后唇，棉签蘸消毒液消毒颈管。

（7）宫颈钳夹持宫颈前唇，子宫探针沿子宫方向探测宫腔深度，遇有剖宫产史和宫颈管异常时，更需在 B 超监护下探查。

（8）扩张宫口至大于宫腔镜外鞘直径半号。

（9）将宫腔镜与电视摄像、光源、膨宫系统连接。排出膨宫液内气泡，边膨宫边将宫腔镜缓慢置入宫腔。

（10）详细检视宫腔，顺序为宫底、四壁、宫角、输卵管口、宫颈内口及颈管。

（11）断裂、残留、嵌顿的节育器常位于宫底、宫角及内口周围，可在直视下用微型钳或钩钳（钩）住 IUD 与镜头一并取出。如表面有组织覆盖，先剪除，再取器。应仔细检查有无残留。

（12）关闭进水阀，打开出水开关，缓慢退出宫腔镜。

（13）撤除宫颈钳，拭净血液，取出窥阴器，手术完毕。

（14）填写手术记录。

六、手术注意事项

（1）宫腔操作时应轻柔，缓慢进出宫腔，避免宫腔镜反复进入宫腔及空气混入，如果膨宫效果不佳，应注意排除是否进入假道、子宫壁是否损伤等情况。

（2）手术应有专职护士管理膨宫装置，及时更换膨宫液，规范操作排空空气，另外配备巡回护士。

（3）手术中如果患者有咳嗽、呃逆等情况应立即停止手术，将受术者头转向左侧，检查有无呕吐，左侧卧位、面罩吸氧。

（4）密切观察呼吸、脉搏、血压、血氧饱和度的变化，一旦出现异常情况采取相应急救措施。

（5）遇有 IUD 残留、断裂、嵌顿、变形者，取出术后必须行盆腔 X 线检查，确诊有无金属物残留。

第五节　放置宫内节育器的副作用和并发症

一、副作用

（一）一般症状

放置节育器后常有少量阴道血性分泌物，约 1 周内净，不需要处理。放置后两三天内可有小腹隐痛或腰酸，均能自愈。平时偶然可有白带带有血丝，如无特殊症状不需要处理即可自愈。若放置后情况良好，突然出现小腹胀痛、腰酸、白带增多等症状，应及时检查，以防节育器有移位及脱落的可能。

（二）月经的改变和不规则出血

世界卫生组织资料，正常月经出血量国外报道为 31 ～ 39mL；中国妇女为 47 ～ 59mL，上海妇女为 45.4mL。目前常将经血量＞ 80mL 作为月经过多；经期＞ 7 天作为经期延长、月经期外的出血，量少者为点滴出血，量偏多者为不规则出血。

1. 月经异常

月经异常是放置 IUD 后主要的不良反应，其发生率为 5% ～ 10%。出血的临床表现主要为月经增多或过多、经期延长、不规则出血或点滴出血和赤带等，经血量增加多发生在放置后 6 ～ 12 个月，一般在 2 年内好转，有时 4 ～ 5 年才接近正常，放置节育器后平均月经出血量增加 20 ～ 50mL，常是因症取出的原因。含铜的节育器增加月经出血量，并且和铜表面积及支撑力有关。释放孕激素的节育器减少出血量为 40% ～ 50%，早期使月经过少、点滴出血，远期可有闭经等。吲哚美辛节育器能使经血量明显减少，减少经期延长和不规则出血，极少数可能有周期改变。

2. 出血的机制

已有很多，尚未完全阐明。可能与下列因素有关。

（1）子宫内膜受机械性磨损或挤压坏死，使表面上皮溃疡可引起出血。

（2）非溃疡区血管通透性增加。

（3）内膜海绵层的螺旋小动脉扩张，血管壁变性、缺陷、血管内皮受损，红细胞从血管缺陷处外溢。

（4）纤溶酶原激活剂水平提高，纤维蛋白溶解酶活性增加，致内膜止血作用不正常。

（5）节育器引起子宫内膜无菌性炎症或异物反应，可能使子宫内膜前列腺素合成加快，释放增多。有抑制血小板凝集及扩张血管的作用。

（6）节育器使子宫内膜溶酶体总活性增加，内膜中肥大细胞增多，巨噬细胞、诸多细胞因子、生长因子的变化，组胺和 5- 羟色胺释放量增加从而导致血管扩张和通透性增加。肥大细胞也产生肝素，进而损伤血管的止血效果。

（7）Ⅷ因子：于放置节育器后普遍都降低。

（8）其他：如内皮素的作用；干扰 DNA 合成和增生活性，干扰了内皮代谢功能；影响血小板使内膜的止血栓减少等。

3. 出血的治疗

月经过多者，常在流血期给药或经前期预防用药，一般 3 ～ 5 天；经期延长者，常在经前期预防用药，可选用以下药物。

（1）抗纤溶药物

①氨甲环酸（氨甲环酸）：每次 1g，每日 4 次，口服；或注射液每次 0.2g，每日 2 次，肌内注射。

② 6- 氨基己酸（EACA）：首次 3g，以后每次 1g，每日 4 次，口服；注射液每次 4 ～ 6g，每日 1 次，静脉滴注。

③氨甲苯酸（氨甲苯酸，PAMBA）：每次 0.25 ～ 0.5g，每日 2 ～ 3 次，口服；或注射液 0.1 ～ 0.2g，每日 2 ～ 3 次，静脉注射。

（2）酚磺丁胺（止血敏）：每次 1g，每日 4 次，口服；或注射液每次 0.5mg，每日 2 ～ 3 次，肌内注射或静脉注射。

（3）前列腺素合成酶抑制剂（有消化道溃疡者慎用）

①吲哚美辛：每次 25 ～ 50mg，每日 3 ～ 4 次，口服。

②氟灭酸：每次 200mg，每日 4 次，口服。

③甲硝酸：每次 250 ～ 500mg，每日 2 ～ 3 次，口服。

④甲氧奈丙酸：每次 200mg，每日 4 次，口服。

（4）其他止血药物：如云南白药、宫血宁等均有一定疗效；维生素 K、维生素 C、肾上腺素胨（安络血）等也有疗效。

（5）抗生素的应用：由于放置术为上行性操作，同时可能存在轻度损伤及放置后的组织反应，或因长期出血使宫口开放，破坏了正常宫颈的保护屏障，易于诱发感染。因此，在止血的同时宜与抗生素联合应用。

（6）类固醇激素应用：复方雌孕激素避孕药物，如再放置 IUD 早期服用能使经血量减少，经前 1 周口服复方雌孕激素避孕药 2 片 / 晚，连续 4 ～ 5 天，可减少经期延长或经前出血。

（7）出血过多引起贫血者：应纠正贫血，如口服硫酸亚铁 0.3 ～ 0.6g，每日 3 次，肌内注射右旋糖酐铁 50mg，每日 1 次等。

4. 出血的预防

（1）正确选用 IUD：根据宫腔大小和形状选择适合的节育器；月经量偏多者，选用吲哚美辛或孕激素的节育器。

（2）严格掌握适应证和禁忌证：根据计划生育技术操作常规选择对象；把握放置技巧，稳、准、轻巧地把 IUD 放到宫腔正确位置；做好术前咨询，说明节育器可能发生的不良反应，增加耐受性。

（三）疼痛

与 IUD 有关的疼痛包括下腹和腰骶部疼痛、性交痛。其发生率在 10% 左右，因疼痛的取出率仅次于 IUD 引起的出血。

IUD 引起的疼痛可能是生理性或病理性的。病理性的 IUD 疼痛可由于损伤、继发感染等因素引起。IUD 引起的生理性疼痛指并非 IUD 并发症引起的下腹痛和腰骶部坠痛及性交痛，一般取器后疼痛即消失。根据疼痛出现的时间不同，又可分为早期疼痛、延迟性疼痛和晚期疼痛。

1. 临床表现

（1）早期疼痛：发生在置器过程中和置器后 10 天以内，多为生理性的。由于 IUD 进入宫腔使宫颈内口的疼痛感受器受到机械刺激、宫体受到机械性和化学性（内膜释放 PGS）作用，而产生宫缩致痉挛样疼痛和宫底部的弥散性疼痛，也可因受术者精神紧张。痛阈低的人能感受到疼痛加剧。

（2）延迟性疼痛：指疼痛持续 10 天以上者。如 IUD 与子宫大小、形态不相适合，可对子宫产生明显的机械性刺激，而造成子宫内膜损伤，使 PGs 的合成和释放持续增加，致子宫收缩延续可引起钝痛。延迟性疼痛，一般提示了 IUD 与宫腔不匹配。疼痛时间持续越长，可能说明 IUD 与宫腔的一致性越差。

（3）晚期疼痛：指放置 IUD 后或早期和延迟性疼痛缓解 4 周以上后出现的疼痛。多数为病理性，应进一步查明原因。应重点排除感染或异位妊娠；尚需考虑 IUD 变形、嵌顿、下移、粘连等。

（4）性交痛：常因 IUD 过大、子宫形态和 IUD 不相容或 IUD 下移引起，也可带尾丝 IUD 的尾丝过硬、过短或过长末端露于宫口，性交时可刺激男方龟头引起疼痛。

2. 治疗方案与原则

（1）保守治疗：可给予小剂量抗前列腺素药，如甲硝酸、吲哚美辛等治疗。

（2）取出 IUD：如放置 IUD 后持续疼痛，用药物治疗无效，可取出 IUD，视具体情况或更换 IUD 种类，或换用较小 IUD。

（3）改换含孕酮 IUD：其疼痛发生率低，也可放置固定式铜串节育器，因无支架，减少机械性压迫，疼痛也较轻。

（4）性交痛者：需检查尾丝位置和长度，短而硬的尾丝或无法改变尾丝方向者，宜取出 IUD 或剪去外露的尾丝。

3. 预防

（1）放置前对 IUD 使用者进行咨询和指导，讲解放置的过程，以减轻放置早期的疼痛。

（2）手术操作轻柔，防止损伤。

（3）选择大小、形态合适的 IUD，减少对宫壁的刺激。

（4）放置前预防性用药，放置时可用 2% 利多卡因宫颈局部注射，能使绝大多数患者疼痛缓解。

（四）白带增多

IUD 在宫腔内刺激子宫内膜，引起无菌性炎症可使子宫液分泌增加。有尾丝者，尾丝刺激宫颈管上皮也可能引起宫颈分泌细胞分泌增加。一般经数月，组织适应后能逐渐减少，多数不需要治疗。

（五）过敏

目前常用的活性 IUD 均带有铜丝或铜套，在宫腔、宫颈和输卵管液中有较高铜离子浓度。近年来常有个案报道，放置带铜 IUD 后出现与其他过敏原相似的临床表现。多数出现皮疹、全身瘙痒，个别出现心悸、腹痛等。如临床上怀疑铜过敏者应及时取出 IUD，并抗过敏治疗，今后不能用带铜的 IUD，也曾有放置载铜 IUD 后引起速发性变态反应（过敏反应）报道，病情类似青霉素过敏性休克，一旦发生应及时抢救，并及时取出 IUD。

二、并发症

（一）术时出血

1. 病因

（1）组织损伤：多见于 24h 内出血，例如宫颈损伤、子宫穿孔、宫体损伤等。

（2）感染：多见于放置后数天再出血合并其他感染表现者。多数因局部内膜受压迫而坏死、感染所致。以哺乳期放置为多见，也见人工流产同时放置 IUD 者，可因妊娠组织物残留和（或）感染。

2. 诊断标准

放、取节育器 24h 内出血量超过 100mL 或有内出血超过 100mL 者，或术后少量出血于数天后出血量增加超过 100mL。

3. 治疗方案与原则

（1）手术当时出血者：首选止血药物和宫缩剂。出血多者，需补足血容量，疑有子宫损伤时不可做诊断性刮宫，必要时施行腹腔镜检查协助诊断。病情严重者，必要时行剖腹探查。根据损伤程度进行修补术或子宫切除术。

（2）放置数日后出血者：首先给予止血、抗感染等治疗。无效者应及时取出 IUD，或同时行诊断性刮宫，并用宫缩剂止血。刮出物送病理检查。

（3）人工流产同时放置 IUD 后出血者：应考虑妊娠组织物残留可能，应取出 IUD 并进行诊断性刮宫，清除宫腔残留组织物，术后应用抗生素。

（二）盆腔感染

1. 病因

（1）原有生殖道炎症，未经治愈而放入节育器。

（2）消毒、灭菌不严格。

（3）手术时合并子宫穿孔、其他脏器损伤等。

（4）人工流产同时放环，因流产不全持续出血而引起继发感染。

（5）术后过早有性生活或阴部不卫生。

2. 临床表现

（1）术后出现腰酸、下腹疼痛、出血、阴道分泌物浑浊有臭味、有体温升高等征象。

（2）严重感染时，子宫增大、附件增厚压痛，盆腔炎时可伴炎性包块。败血症或脓毒血症时，可出现全身中毒症状。

（3）血白细胞增高，分类中性粒细胞比例增高。

3. 诊断标准

术前无生殖器官炎症，于放器后 1 周内发生子宫内膜炎、子宫肌炎、附件炎、盆腔炎、腹膜炎或败血症者。

4. 治疗方案与原则

（1）放置 IUD 后一旦有感染，可选用抗生素治疗。感染控制后取出 IUD 为宜。

（2）严重感染时，行宫颈分泌物培养及药物敏感试验，选用敏感抗生素。控制感染同时应取出 IUD，继续用抗生素及全身支持治疗。

（3）发生盆腔脓肿时，先用药物治疗，如无效者应手术切开引流。

（4）发生慢性炎症时，应在抗生素控制感染后取出 IUD，同时可应用理疗或中药治疗。

5. 感染的预防

（1）严格掌握适应证及禁忌证。

（2）严格消毒和无菌操作，并有良好的放置技术。

（三）子宫穿孔

发生率低，为 1∶350 ～ 1∶2500。但为手术并发症中较严重的一种，任何进宫腔操作的器械均能发生。国内外均报道有放、取 IUD 对子宫穿孔合并肠损伤、感染等，如处理及时，预后良好，如未及时诊治后果严重，甚至死亡。

1. 子宫穿孔分类

（1）根据子宫损伤的程度分：

①完全性子宫穿孔：指子宫肌层及浆膜层全部损伤。

②不完全性子宫穿孔：指损伤全部或部分子宫肌层，但浆膜层完整。

（2）根据子宫损伤与邻近脏器的关系分：

①单纯性子宫穿孔：指仅损伤子宫本身。

②复杂性子宫穿孔：指损伤子宫的同时累及邻近脏器，如肠管、大网膜损伤等。

2. 病因

（1）子宫本身存在高危因素：如哺乳期、绝经后子宫，子宫过度倾曲，伴有子宫肌瘤，子宫手术史，未诊断的子宫畸形，多次人流史或近期人流史等。

（2）手术者技术不熟练，术前未查清子宫位置和大小，未按照常规操作及操作粗暴。

3. 临床表现

（1）疼痛：多数受术者在手术过程中突然感到剧痛、撕裂样疼痛，但也有少数疼痛不剧，偶见无痛感者；有的在术时疼痛不明显，但在术后因出血或感染而出现持续性隐痛、钝痛或胀痛。腹部检查可有肌卫、压痛、反跳痛。

（2）出血：出血量根据子宫穿孔的部位、有无损伤血管而不同，可表现为内出血或外出血。一般内出血量超过 500mL 时，腹部可出现移动性浊音。如损伤大血管，可出现休克，如未及时处理，甚至造成死亡。

（3）多数穿孔时手术者会有器械落空感，用探针探查宫腔深度时，常超过子宫应有深度或超过原探查的深度。用取器钩损伤时，有时钩子难以取出。

（4）取器钩穿孔合并其他脏器损伤时，可钩出肠管、大网膜组织等，受术者可伴剧痛和腹膜刺激症状。诊断应无困难。

4. 治疗方案与原则

（1）发现或疑有子宫穿孔，须立即停止手术。

（2）保守治疗：若手术中发生单纯性子宫穿孔，如探针或小号宫颈扩张器等穿孔小，未放入 IUD、无出血症状及腹膜刺激症状，患者一般情况良好，应住院严密观察血压、脉搏、体温、腹部情况及阴道流血等。同时应用宫缩剂和抗生素预防感染，一般观察5～7天。

（3）腹腔镜治疗：在放、取 IUD 时并发单纯子宫穿孔，穿孔面积比较小，而 IUD 已放到子宫外（进盆腹腔），可在腹腔镜下明确诊断并取出 IUD，同时可在腹腔镜下电凝止血。

（4）剖腹探查：如无腹腔镜条件或穿孔较大，特别是取出钩穿孔，症状严重者，或因穿孔进行保守治疗过程中发现腹痛加重、体温升高、腹膜刺激症状加重或出现休克等，应及时剖腹探查。

（5）子宫穿孔合并脏器损伤：应立即剖腹手术，视损伤程度进行子宫修补或切除子宫，修补肠管或切除部分肠管等手术。

（四）节育器异位

凡宫内节育器部分或完全嵌入肌层，或异位于腹腔、阔韧带者，称为宫内节育器异位。

1. 分类

（1）部分异位：IUD 部分嵌顿入子宫肌层。

（2）完全异位：IUD 全部嵌顿入子宫肌层。

（3）子宫外异位：IUD 已在子宫外，处在盆、腹腔中。

2. 病因

（1）术时子宫穿孔，把 IUD 放到子宫外。由于子宫位置异常及手术者未能正确掌握子宫位置而直接造成穿孔，把节育器放到子宫外，如子宫前屈位时，节育器通常是从子宫后壁穿通，进入直肠子宫陷凹；子宫位置向左，则一般穿通入右侧子宫旁的阔韧带内；子宫位置偏右，则反向进入左侧阔韧带内，甚或通过阔韧带再进入盆腔。子宫后屈时，可通过子宫前壁进入盆腔或膀胱腹膜反折下。

（2）节育器过大，压迫子宫使之收缩加强，逐渐嵌入肌层，甚至部分可移出子宫外。

（3）T 形 IUD 下移、变形，宽大的横臂嵌入狭窄的子宫下段，或纵臂下端穿透宫颈管。

（4）环形 IUD 接头处脱结或质量不佳而断裂，断端锐利部分容易嵌入肌层。

（5）固定式 IUD 放置不当，也容易造成 IUD 异位。

（6）子宫畸形，宫颈过紧和绝经后子宫萎缩可致 IUD 变形，容易损伤或嵌入宫壁。

（7）哺乳期、子宫有瘢痕史者、长期服用避孕药等容易术时穿孔造成 IUD 异位。

3. 临床表现

（1）一般无症状，多数在随访或取器时或带器妊娠时才发现。

（2）有症状者可能与异位的部位有关，如嵌顿部位较低靠近宫颈者，往往有腰骶部酸；节育器异位伴有断裂者可刺激子宫肌层或邻近脏器而产生疼痛；有尾丝的节育器，可有尾丝消失或牵拉时阻力大，伴有牵引痛；曾有放器时突然出现腹部锐痛的病史；异位在直肠子宫陷凹或子宫表面的节育器，有时在阴道双合诊或三合诊检查时在该处可扪及异物感或凸出感；部分患者有腰骶部酸痛、下腹坠胀不适或有不规则阴道出血。如果异位于腹腔，可伤及肠管、膀胱等组织并造成粘连，可引起相应的刺激症状和体征。

（3）在取 IUD 术前 X 线检查时，盆腔内有 IUD，而在取 IUD 时，探查子宫腔内无 IUD 异物感；或取器时可触及 IUD，但取出困难；或能钩到，但向外牵引时阻力甚大，应怀疑宫内节育器异位。

4. 诊断标准

（1）病史询问：重点详细询问放器时间，IUD 类型和大小，放置顺利程度，放置时有无腹痛，置器后有无取器困难等病史。

（2）妇科检查

①窥视：如有尾丝的 IUD，发现宫颈口未见尾丝需考虑 IUD 异位可能。

②妇科双合诊：检查盆腔有无包块，直肠子宫陷凹、前后穹处有无压痛及异物感，子宫大小、形态、有无压痛等。

（3）辅助检查

①B超检查：能较好定位 IUD 的情况。

②放射线检查：X 线直接透视或摄片，远离中心的节育器可诊断为子宫外异位。X 线透视下双合诊检查，如移动子宫而节育器影未随之移动可说明 IUD 异位子宫外。X 线透视下用子宫探针、定位器置入子宫腔，如不能和 IUD 重叠，能说明 IUD 异位。子宫、输卵管用 5% ～ 10% 碘化油造影或盆腔气腹双重造影，后者可正确定位 IUD 所在部位。

③宫腔镜检查：能直接观察、检查宫腔内 IUD 情况。

④腹腔镜检查：能直接观察部分或完全异位于子宫外的 IUD。

5. 治疗方案与原则

凡 IUD 异位，无论有无症状，均应及早取出。根据异位的部位不同，可以采取以下取器方法。

（1）经阴道取出：嵌入肌层较浅，用刮匙轻轻刮去内膜，然后从阴道内取出。嵌入肌层稍深的金属环，可钩住 IUD 下缘轻拉至宫口，拉直环丝剪断后抽出。对于取出困难者，切勿盲目用力牵拉，可在 B 超监护下或 X 线透视下进行。目前，较多的是在宫腔镜直视下取器，大部分嵌入肌层的 IUD 不能松动者，不宜经阴道取器。

（2）经阴道后穹切开取出：IUD 异位于直肠子宫陷凹时，可切开后穹取出。

（3）腹腔镜下取出：IUD 异位于腹腔内，并估计无粘连或轻度粘连，可在腹腔镜直视下取出。此方法既简单，又安全，术后恢复快，并发症少。

（4）剖腹探查：经 IUD 定位后，大部分或全部嵌入肌层，按上述方法取出困难者，应剖腹取器。如穿孔部位有严重感染，或年龄较大伴有其他妇科疾患（如子宫肌瘤等），可考虑子宫切除术。如 IUD 已穿入肠管内或膀胱内，剖腹探查后取出 IUD，并对损伤脏器进行修补。

6. 预防

（1）手术前要认真查清子宫位置，放置时动作宜轻，勿损伤子宫壁，对哺乳期子宫更应小心谨慎。

（2）选择节育器不宜过大，放置节育器后必须定期随访，以便及时发现节育器断裂、变形等情况，及早给予取出。

（3）人工流产同时放置节育器时，注意勿过度吸刮而损伤子宫壁肌层。

（4）绝经后应在 1 年内取出，以防子宫萎缩而导致节育器嵌顿。

（五）节育器变形、断裂或脱结

1. 节育器变形

不多见，常于随访时在 X 线或 B 超时发现。例如，圆环形节育器变成"8"字形、"厶"形，T 形节育器横臂未展开呈"个"形，V 形节育器中心扣断裂后，横臂上举呈"〈〉"形或扭曲等。变形常与节育器的质量和放置技术有关，或因节育器和宫腔形态或大小不符所致。变形的节育器应及时取出或更换。

2.节育器断裂、脱结

节育器断裂或圆环结头处脱结，可无症状或伴下腹胀痛、腰酸、赤带等，常在随访时发现。因其尖锐处易造成嵌顿或穿孔，甚至腹腔脏器损伤，宜及时取出。一般方法取出有困难时，可在宫腔镜下取。

（六）节育器下移

IUD 在子宫内位置下移，在临床上常无症状，有时可出现小腹胀痛、腰酸、白带增多、赤带等。B 超能较好地诊断 IUD 下移，如 B 超显示 IUD 上缘距宫底外缘 2cm 以上，一般可诊断为 IUD 下移。如有尾丝的 IUD，当尾丝明显增长时，应考虑 IUD 下移。IUD 下移易发生带器妊娠。所以发现 IUD 下移时，应及时取出。如发现环形 IUD 下移，可按放置步骤，用环叉上推 IUD 下缘，使 IUD 回到正常位置。

（七）IUD 尾丝消失

当 IUD 脱落或子宫增大（合并肌瘤、妊娠等），使尾丝相对过短而缩至宫腔内，或因 IUD 异位造成尾丝消失。一旦发现尾丝消失，可行 B 超或 X 线确诊 IUD 是否还在宫腔内，或用探针探测宫腔内是否有异物感。如确诊 IUD 仍在宫腔内正常位置，可以继续存放。如 IUD 位置不正，则需及时取出，换置新的 IUD。

第四章 输卵管绝育术与复通术

输卵管绝育术是一种永久性避孕方法，是主要的节育措施之一，也称女性绝育术。包括输卵管切断并结扎、套环、钳夹、电凝及切除等手术，也有采用化学药物、高分子聚合物堵塞输卵管管腔的方法，以达到阻断精子和卵子相遇的目的。输卵管结扎术虽是比较小的手术，操作简单，容易掌握，具有安全、方便、有效等优点，但要能熟练掌握它，做到千例、万例无差错事故，亦不是一蹴而就的。手术者必须从理论到实践不断地总结经验，提高自己的技术操作水平，才能收到预期效果。本章将系统介绍有关输卵管绝育术的原理、方法、并发症防治及复孕等内容。

第一节 简史与绝育原理

采用人工方法使育龄妇女达到永久性避孕的目的，称为绝育。目前有手术绝育与药物绝育两种方法。手术绝育是将输卵管的某一部分切除并予结扎，使精子与卵子不能相遇，达到不孕的目的。药物绝育是在输卵管内注入药液，引起化学性炎症变化，破坏管腔内黏膜，使管壁组织肉芽增生，形成纤维瘢痕组织，最终将输卵管管腔堵塞而达到绝育的目的。

输卵管结扎术已有百余年的历史，结扎方法不下百余种。早在1833年，有人认为子宫切除，卵巢去势，才是女性绝育的根本方法。不久，VonBlumdel提出以输卵管全部切除作为女性绝育手术。1880年Lungren施行了单纯输卵管结扎方法。此后许多学者创用了输卵管部分切除、组织内埋藏、机械性压挫、化学腐蚀、烧灼等许多方法。直到1919年Madlener（麦氏）介绍输卵管压窄结扎法及1933年Pomeroy（潘氏）介绍输卵管双折结扎切断法后，由于这两种方法简单、安全、降低了失败率，女性绝育手术才得到推广。经过不断实践和总结，大多数绝育方法被淘汰，剩下不过10种左右。

自20世纪60年代我国广泛开展输卵管绝育手术以来至今已有50多年历史，其术式亦不断发展及完善。尤其是在1972年卫生部在上海召开第一次全国计划生育技术措施学习班，由各省市的计划生育技术能手参加示范常用的几种术式的基础上，经讨论筛选推广出的式式以腹部直切口、近端包埋法为主，改良潘氏法为辅。

20世纪70年代后期，由美国传入小切口下输卵管硅橡胶圈和输卵管夹阻断管腔达到绝育目的。早在1901年德国的Kelling采用膀胱镜观察狗的腹腔，1910年瑞典的

Jacobaeus 首次用腹腔镜观察人的腹腔，之后由俄罗斯、德国等试用于临床；1938 年匈牙利的 Veress 发明了弹簧安全气腹针并一直沿用至今；到 20 世纪 50 年代英国的 Hopking 发明了柱状透镜，大大增加了清晰度，促进了临床应用；20 世纪 60～70 年代德国的 Semm 等各国研制设计自动气腹机、冷光源及许多腹腔镜的专用器械，逐步使腹腔镜不仅用作诊断，且用来手术治疗，如外科的胆囊切除、妇科的输卵管绝育术等。我国于 1978 年自美国引入腹腔镜绝育术，应用硅橡胶圈和 Hulka 输卵管夹。

我国于 20 世纪 70 年代后期亦逐步开始研究输卵管用钳夹绝育，其最大优点是可逆性高，并发症少，主要缺点为失败率较高，失败率与置夹技术及选择对象标准有关。同时国内许多医院和地区不仅开展了腹腔镜输卵管绝育术，20 世纪 80 年代研制腹腔镜，还研制了输卵管钛夹及记忆合金夹，同样达到阻断输卵管管腔的目的。应用钳夹或钛夹、记忆合金夹关闭输卵管管腔，希望能成为可逆性输卵管绝育手术，但是，至今临床上尚未能达到"去夹复孕"的要求，仍在研究中。药物绝育术是一种不开刀的绝育方法，国外探索输卵管绝育药物已有 100 余年的历史，主要用腐蚀性的化学药物（苯酚、阿的平）。我国自 20 世纪 70 年代后期起研制的复方苯酚糊剂经不断改进于 20 世纪 80 年代局部定点推广，由于操作技术要求高、药物反应等问题仍有待继续研究。

20 世纪 90 年代有用聚氨酯及硅胶作栓子（P-block 硅橡胶栓）作为机械性堵塞，来减少对输卵管壁的损伤，为可逆性绝育方法的研究方向，但迄今尚未取得满意的效果。

目前我国常用的方法有：切开系膜输卵管部分切除结扎法（包括近端及两端包埋法）、输卵管双折结扎切除法（改良潘氏法）及输卵管伞部切除法，另有可复性绝育术，如输卵管伞端包埋术和卵巢包埋术等。输卵管结扎手术途径有经腹部、阴道前或后穹部及腹股沟部。随着手术操作技术熟练及手术器械的革新，腹部切口明显缩小，手术时间也大大缩短。不断创新的器械有指板、输卵管吊钩、无齿弯头卵圆钳及子宫复位器等，具有刺激小、使用方便、容易掌握、便于推广等优点。由于受设备及技术条件所限，目前仍以经腹部行输卵管结扎手术最广泛，并公认效果最好的手术方式为近端包埋法，其次为双折结扎切除法。

第二节　经腹输卵管绝育术

一、适应证与禁忌证

（一）适应证

（1）要求接受绝育手术且无禁忌证者，已婚夫妇者要求双方签署知情同意。

（2）患有某种疾病，如心脏病、肾脏病、严重遗传病等不宜生育者。

（二）禁忌证

（1）各种疾病的急性期。

（2）有感染情况，如腹部皮肤感染、产时产后感染、盆腔炎等。

（3）全身情况不佳，如产后出血、贫血、休克、心力衰竭、血液病等，不能耐受手术者。

（4）24h 内测体温 2 次间隔 4h 以上，均在 37.5℃ 以上者应暂缓。

（5）严重神经症者。

二、手术时机

（1）非妊娠期以月经净后 2～5 天施行手术为宜。尽量避免在排卵后或月经期施术。

（2）早孕人工流产或中孕引产后宜在 48h 内施术，自然流产、过期流产于正常转经后，药物流产两次正常月经后，哺乳期闭经排除妊娠后。中孕者不能先绝育后引产。

（3）取出宫内节育器后可立即施行手术，但不可先做绝育手术而后取器，以免术后偶遇取器困难或 IUD 异位而需再次剖腹手术。

（4）产褥期住院顺产者，一般情况良好，产后 6h 后即可施行手术。院外顺产者，需经住院观察 1～2 天，情况正常方可施行。难产者，包括产钳、人工剥离胎盘者，需住院观察 4～5 天，无特殊情况时再施行手术。

（5）剖宫产和小型剖宫产或施行其他经腹手术者（有感染可能的手术除外），可同时做输卵管结扎术。

三、术前准备

（一）受术者的准备

（1）详细询问受术者的病史，进行全身体格检查，包括测血压、脉搏、体温、心肺听诊及妇科检查。实验室检测包括阴道分泌物常规、血尿常规、凝血功能、肝功能、乙型肝炎病毒表面抗原及其他检查，必要时行宫颈防癌刮片及胸透或胸部 X 线片检查。术前应完成病历记录。

（2）做好受术者的思想工作，解除顾虑。并教会受术者做吸腹动作，避免膨肠，以便于术中寻取输卵管。

（3）按妇科腹部手术前常规准备，包括清洁皮肤、用乙醚或酒精棉签清除脐孔内的积垢及更换清洁内衣裤。

（4）采用普鲁卡因麻醉应先做皮试。

（5）便秘者必须于手术前晚服润肠剂（如酚歌 0.2g 等）。

（6）术前 4h 应禁食。

（7）术前排空膀胱。尿潴留或有尿潴留可疑者，应放置导尿管。

（8）必要时术前 0.5～1h 给予镇静剂。

（二）手术器械及敷料准备

1. 器械

消毒钳 2 把，弯头血管钳 2 把，鼠齿钳 2 把，持针钳 1 把，弯头无齿卵圆钳 1 把（选择闭合良好的卵圆钳）或输卵管吊钩 1 把或指板 1 把，有齿短镊和无齿长、短镊各 1 把，组织剪刀、剪线剪刀各 1 把，刀柄 2 把，刀片大小各 1 把，缝针：中号 8mm×420mm，小号 6mm×16mm 圆针各 1 枚，皮肤针 1 枚，10mL 及 20mL 注射器各 1 副，针头 2 只，细、中丝线（必要时加粗丝线或可吸收肠线）各 1 根，扎管用腹壁拉开器或拉钩 2 只，大消毒碗及小碗各 1 只。

2. 消毒敷料

有洞大单 1 条，手术衣 2 件，消毒巾 4～6 块，长纱布条 1 条，小方纱布 5 块，手套 2 副。

3. 手术者准备

手术者应戴手术室帽子、口罩。常规刷手后穿无菌衣及戴无菌手套。

四、麻醉的选择及术前、术中用药

麻醉可采用局部麻醉。对于个别情绪紧张者，术前 0.5～1h 给镇静剂常用哌替啶（杜冷丁）50mg 肌内注射或术时稀释后静脉缓慢注射。

（1）局部浸润麻醉：切口部位用 0.5%～1% 普鲁卡因 40mL，也可采用 0.5% 利多卡因 10～20mL，按皮内、皮下、筋膜、肌鞘及腹膜等次序，逐层浸润麻醉。麻醉范围应大于手术操作所及处。

（2）其他麻醉：可酌情选用如单次硬膜外麻醉或连续硬膜外麻醉。

五、操作步骤

（一）消毒皮肤

（1）受术者取低头仰卧位，或头低臀高位。再次询问受术者是否排空膀胱，并清点器械及纱布。

（2）消毒腹部手术野皮肤用 2.5% 碘酒自上达肋缘及剑突下，下至耻骨联合处及腹股沟下 5cm（大腿上 1/3），两侧达左、右腋中线范围内消毒 1 遍，待碘酒干后，用 75% 乙醇消毒 2 遍，也可用其他消毒溶液消毒皮肤，如目前常用：0.5% 聚维酮碘液涂擦 3～4 次。

（3）切口周围铺消毒巾并再罩以无菌有洞大单。

（4）暴露切口处，再用 75% 乙醇纱布或 0.5% 聚维酮碘液擦拭 1 次。

（二）切口选择

（1）采用正中直切口或横切口。以直切口暴露较好，便于避开膀胱，一旦术中遇到特殊情况，延长切口亦较为方便。正常或稍大的子宫，切口下缘应在耻骨联合上缘 2 横指（3～4cm）处。产后子宫需经按摩收缩后，切口上缘取在宫底下 2 横指处。切口一般长 2～3cm，过高、过低会增加取管困难。

（2）垂直切口皮肤及皮下脂肪层，达筋膜层表面，并在筋膜上做一小切口为标记。对脂肪层内出血点，要给予止血结扎。用皮肤拉钩拉开切口，暴露筋膜，在其小切口上纵向剪开筋膜层，用刀背钝性分离腹直肌，暴露腹膜。

（3）钝性分离腹膜外脂肪层，用血管钳提取腹膜。切开腹膜前，必须反复交替钳夹、放松2次以上，钳夹组织不宜过多。腹膜薄而半透明，若用刀柄试测，能透过刀柄影，然后在切口上方切开少许腹膜，准确进腹腔后再扩大腹膜切口。肥胖者腹膜前脂肪厚，腹膜常常更薄，提取腹膜时更需注意。有剖腹手术史者，需注意其腹膜下有肠管粘连的可能，要仔细操作。总之，进腹腔时容易误伤膀胱及肠管，初学者务必注意。

（4）在腹膜切口上、下、左、右各用血管钳固定腹膜。

（三）寻找输卵管

1. 指扳取管法

使用手指操作，感觉灵敏，故寻取输卵管一般不会发生特殊困难。此法比较适合于初学者。指扳有几种，多为不锈钢制成，呈直角。有大弯曲部、直柄部和小弯曲部，一般宽1.2cm，厚0.1cm，直柄长5cm，小弯长4.5cm，大弯曲部约长12.5cm，顶端呈圆弧形或有凹陷，有利于容纳输卵管。

（1）探查子宫位置及复位：子宫后倾者，以示指垂直进入腹腔，沿子宫后壁将子宫体拨向前上方。如遇哺乳期子宫及小子宫，或高度后倾后屈的子宫，以示指无法触及子宫时，可自盆壁牵拉骨盆漏斗韧带协助子宫复位。

（2）提取输卵管：把覆盖在子宫前壁的肠管和大网膜轻轻拨开，然后用左手示指沿宫底达子宫角后方滑向输卵管，并斜置在输卵管峡部后方。右手以握拳姿势持扳的短臂，将扳的长臂紧贴着左手示指的外侧进入腹腔直达指尖。

夹管：将扳旋向输卵管前方，而示指末节在输卵管后方，扳尖和指尖靠拢，夹住输卵管。此时手指可有柔软性感觉，向上提时有牵拉感。

滑管：夹住输卵管后，将指和扳同时向伞端方向移动，使指和扳夹住输卵管的壶腹部。

提管：沿切口方向将输卵管提出，在接近切口时，指和扳应向伞端移动。同时，助手轻轻按压切口旁的腹壁，以利暴露输卵管。

2. 吊钩取管法

此法比较适合于正常大小或稍大的中位或后位子宫。吊钩为不锈钢制成，长25cm。

（1）吊取输卵管：又可有以下几种方法：

沿子宫壁钩取法：助手置入腹壁拉钩一叶，轻轻提起腹壁，手术者以右手持输卵管吊钩，钩背在下，钩头向上，进入腹腔。沿前壁腹膜向下，经耻骨联合后部，滑向膀胱顶部达子宫前壁，沿子宫前壁越过子宫底，并贴紧子宫底滑向一侧子宫角后方。钩端稍低于子宫角水平（不宜过低，过低易钩住卵巢韧带），沿输卵管方向将钩略向外转30°左右，即相当于输卵管壶腹部的部位，即可钩住输卵管，轻缓向切口外提取。

沿圆韧带、阔韧带前叶钩取法：以右手持吊钩，按上述方法进入腹腔，达子宫前壁下段后钩端滑向一侧，沿阔韧带前叶，越过圆韧带、输卵管系膜，当滑向输卵管上缘时，钩子先向下前方，再上提，即可钩住输卵管。前位子宫一般可采用此法。

子宫前屈位取管法：子宫前屈位时，用上述方法不易钩住输卵管，则可改用子宫底前方插入输卵管吊钩，钩背朝向耻骨联合，紧贴子宫前壁，滑向子宫一侧，向后上方提取即可钩住输卵管。

（2）提出输卵管：钩住输卵管后，将输卵管轻轻上提，此时略感钩端有反牵力，证明已钩住输卵管。然后将吊钩向上倾斜30°左右，以免输卵管滑脱，再继续将吊钩提起。估计钩端接近腹壁切口处时，嘱受术者做吸腹动作，并在助手的腹壁拉钩的协助下，用无齿长钳将吊钩周围肠管、大网膜向钩端下方或两侧轻轻推开，一般即可将输卵管暴露于手术野内，顺利地提出输卵管。但必须注意，提管时必须十分轻柔，不宜在钩端距腹壁切口较深的部位急于去推肠曲寻找输卵管，否则，既不能推开肠管，又不能暴露输卵管。如吊钩提起时反牵力过大，可能钩住了卵巢韧带，此时如能看到卵巢，可用无齿长镊在卵巢前方找到输卵管。

3. 卵圆钳取管法

此法比较适合于前位子宫或产后子宫。

（1）探查子宫位置及复位：右手持弯头无齿卵圆钳，弯头偏向手术者一侧，以钳闭式进入腹腔。钳头沿前壁向下经耻骨联合后部，滑过膀胱顶部至子宫前壁，探清子宫位置。如属后倾子宫，卵圆钳达子宫底部后有脱空感觉。此时使钳头进入直肠凹陷，紧贴子宫后壁，并张开卵圆钳约2cm，然后向前、向上推动子宫，即可将子宫复为前位，如个别子宫用卵圆钳复位有困难，则可行手指复位。

（2）钳取输卵管：对不同的子宫用不同的方法。正常或稍大的子宫：子宫复位后，卵圆钳仍以钳闭式进入腹腔，沿子宫底达子宫角，注意避免将子宫再次推向后倾。在子宫角部张开卵圆钳钳叶，使两钳叶分开并紧贴子宫角的前壁和后壁向下，钳头滑向子宫侧方，顺势虚夹输卵管或输卵管卵巢韧带。此时，把卵圆钳钳柄向外侧旋动，钳头轻轻将子宫推向另一侧，然后将卵圆钳向切口方向提出，输卵管即可暴露在手术野内。取管时，须注意卵圆钳保持钳闭式进入腹腔，一定要在到达子宫角部并紧贴子宫角时才能张开钳叶；因过早张开钳叶，肠管及大网膜会乘机钻进钳内，而不能钳住输卵管或影响其暴露。钳取输卵管时，卵圆钳禁忌扣紧，以免损伤组织。

产后子宫：用卵圆钳以钳闭式进入腹腔，钳头从子宫底到子宫后壁，滑向子宫角一侧，进入阔韧带后叶，将子宫轻轻推向另一侧，同时钳头向上轻轻挑起输卵管，助手用拉钩将切口向寻找输卵管的一侧牵引，输卵管即可暴露在手术野内。采用以上各种方法取出输卵管后，均须找到输卵管伞端，并检查卵巢情况。

（四）**结扎输卵管**

1. 切开浆膜输卵管部分切除结扎法

将输卵管峡部浆膜切开、分离后，切断或切除一段输卵管，将两端结扎，直接形成盲端而达到绝育目的。此法操作虽较复杂，但效果满意，失败率低（约 0.2%）。1978 年后在全国推荐此法。

（1）近端包埋法（也称抽芯近端包埋法或近端包埋远端游离法）：用两把鼠齿钳分别夹住输卵管峡部无血管区，两钳相距 2～3cm，在此段输卵管浆膜下注入 1% 普鲁卡因或生理盐水，使浆膜隆起，并与输卵管分离，平行切开隆起的浆膜，用蚊式弯头血管钳分离浆膜，并从下方挑起输卵管。在挑起输卵管时，视系膜内血管分布情况决定是否同时挑起输卵管下血管。钳夹游离的输卵管两端时，两钳相距 2cm。此时须注意，在钳夹输卵管近端时，应避免夹住浆膜，以便包埋；在钳夹输卵管远端时，应同时夹住部分浆膜，可使远端不能回缩到系膜之内，剪去中间一段输卵管 1.5cm（如年轻或仅生育 1 个孩子的妇女，亦可仅做输卵管切断，不做输卵管切除，以利必要时行复孕手术）。用 4 号丝线结扎两端。近端的线结宜在输卵管的上面，以便于包埋；远端的线结宜在输卵管下面，便于远端露在浆膜外。检查无出血后，用 0 号丝线间断或连续缝合切开的输卵管浆膜。缝合时将输卵管近端包埋于浆膜内，远端留在浆膜外。

（2）两端包埋：本法与上法基本相同，唯在缝合切开的浆膜层时，将输卵管的两端均包埋于浆膜之内。在钳夹输卵管的两断端时，均避免夹住系膜，以便包埋。

2. 输卵管双折结扎切除法（Pomeroy 法）

本法简单、安全，失败率为 0.3%～1.5%，现多用改良法（也称潘氏改良法）。

用鼠齿钳夹住输卵管峡部，轻轻提起，将输卵管折成双折，在距离顶端 1～2cm 处用 2 号铬制肠线结扎之。改良方法为：用血管钳压挫双折的输卵管，用 7 号丝线穿过输卵管之间无血管区的系膜，先结扎近侧压挫部位的输卵管，然后环绕结扎远侧压挫的输卵管，剪去结扎线以上的部分输卵管。

3. 输卵管伞端切除法

输卵管伞端靠近卵巢，较游离，容易发现及辨认，故可避免结扎错误。此法操作也较简单，但失败率较高，目前很少应用。

4. 输卵管压挫结扎法（Madlenen 法）

此法是用血管钳压挫输卵管，并用丝线结扎。此法简单安全，容易施行，但失败率高，目前已很少应用。

5. 输卵管夹绝育法

输卵管夹有多种，国外多在腹腔镜下施行。国内经腹部小切口施行输卵管夹绝育，包括钳夹、忆合金夹及钛夹等。这里仅介绍钳夹法。经临床试用，失败率为 0.85%。此法并发症甚少，较适用于月经后或哺乳期要求绝育者。产后、流产后的输卵管充血、水肿、增粗，上夹后易于失败。

（1）手术器械：除一般输卵管结扎器械外，另加钳夹钳（可用血管钳改制）1 把，钳夹台 1 个，输卵管钳夹 2 只。钳夹为 99.98% 白银制成，呈 "∩" 形，宽为 2.5mm，厚为

0.6mm，长度为 6.2mm 及 5.5mm 两种规格，以适应粗细不等的输卵管。钳夹内侧面增加防滑脱结构：夹壁端有子母线扣，夹身有纵向的子母槽，夹臂内间隙限制为 0.12～0.2mm，以容纳压扁的输卵管。钳夹边缘圆钝，表面光滑，两壁张力为 90～100g。

（2）手术步骤：同一般输卵管结扎。暴露输卵管峡部，右手持已装好钳夹的钳夹钳，钳嘴对准峡部（距宫角 1.5～3cm），使输卵管横径全部进入钳夹两臂内。此时缓缓握紧钳柄，持续压迫 1～2 秒钟然后松开钳夹钳，钳夹已紧夹于输卵管上，但须注意，钳夹不能夹在子宫角部、输卵管壶腹部或伞部，以免失败。

6. 输卵管切除法

此法适用于输卵管结扎失败而再次要求绝育者，也适用于输卵管有异常情况而须切除者，如系膜血肿、撕裂时。用 2 把鼠齿钳夹住输卵管，将输卵管系膜张开，再用 2 把弯头血管钳自伞端向子宫角方向逐步平行钳夹，在 2 钳之间切断输卵管系膜，残端均用 4 号丝线贯穿缝扎，并将输卵管系膜残端埋于阔韧带内，并用圆韧带覆盖输卵管残端，或将数个缝扎残端的线结扎在一起，以缩小粗糙面，再用圆韧带覆盖输卵管系膜残端，以防止术后粘连。在切除输卵管时，钳夹输卵管系膜应尽量靠近输卵管，每次钳夹不宜过多，以免缝合时使系膜内血管扭曲而影响卵巢血液循环。在切断、缝扎近宫角的输卵管系膜时，须注意该处有子宫动脉输卵管分支，防止出血。

（五）关腹

（1）检查输卵管系膜如无出血，则可将输卵管或残端送回腹腔，对侧输卵管以同法处理。

（2）清点器械及纱布，避免异物遗留腹腔。

（3）逐层缝合腹壁切口，用 4 号丝线连续缝合腹膜，4 号丝线间断缝合腹直肌前鞘，用 1 号丝线间断缝合皮肤，或皮内缝合。

（4）术后认真填写"输卵管结扎术记录"。

六、术时注意事项

（1）整个手术过程必须严格无菌操作，以防止感染。

（2）手术时，手术医生及麻醉人员都要集中注意力，避免言语不当使受术者受到不良刺激。

（3）找到输卵管后，必须追寻到伞端，以免误扎。结扎线松紧适宜，避免造成输卵管瘘或滑脱，结扎部位以输卵管峡部为宜。应同时检查卵巢是否正常，避免漏诊。

（4）操作要稳、准、轻、细，不可盲目追求小切口，防止损伤输卵管系膜、血管、肠管、膀胱或其他脏器。

七、术后护理和随访

（1）酌情给普通饮食或半流质饮食。

（2）卧床休息 6h。

（3）有外缝线者手术后 3～5 天拆除缝线。

（4）住院期间受术者如主诉不适或出现阳性体征，应积极处理。如有思想波动，应耐心予以解释。

（5）告知受术者术后注意事项：

①鼓励早期下地活动。

②保持手术部位清洁卫生，2 周内不宜房事。流产后、产后绝育者 1 月内不宜房事。

③休假内不宜进行体力劳动或剧烈运动。

（6）随访：术后 3 个月内随诊一次，以后可结合妇科普查进行随访。随访内容包括：手术效果、一般症状、月经情况（周期、经量、痛经）、手术切口及盆腔检查及有关其他器官的检查。

第三节 腹腔镜输卵管绝育术

腹腔镜绝育术是在建立气腹之后，经腹前壁插入内镜，在内镜直视引导下，采用热效应毁坏或机械阻断输卵管，从而达到绝育目的。临床应用腹腔镜进行女性绝育手术始于 1937 年，1969 年后已广泛应用。

一、腹腔镜的器械设备及敷料

（一）镜体

常用腹腔镜分两类：

（1）诊断性腹腔镜。

（2）诊断和手术并用的腹壁镜。诊断性腹腔镜体小，可用于计划生育术后并发症的诊断。腹腔镜绝育术所用的为手术性腹腔镜，同时可用作诊断，其镜体直径较粗，为 8～11cm。根据不同窥视角和生产厂，可有多种型号。

（二）气腹针

系双面穿刺针，外套管的尖端有锋利斜面，易于穿刺腹壁各层，针芯头部为圆钝形状，后面装有弹簧片，露于外套管头外，可以防止进入腹腔时损伤内脏组织。

（三）充气装置

包括大型 CO_2 储气筒（内贮液体 CO_2）及小型 CO_2 气腹箱。气腹箱内有小型 CO_2 储气筒、CO_2 瓶压力表、腹腔内压力表、观察机械性能的流动球，以及进入腹腔内 CO_2 体积表，另有接通开关控制流速（快、慢）的自动控制器等。

（四）腹腔镜的套管穿刺针

针芯大多为尖圆锥形或三棱形，外有直径为 10～12mm 的套管，针芯比外套管长

1.5～2cm，易于穿透筋膜及腹膜。套管上有阀，当取出腹腔镜时关上阀，可阻止腹腔内气体外漏。

（五）光源与传导系统

包括光源（具有 1000W 的强光）和传导系统（系玻璃纤维光束），使光传到内镜内成为冷光。

（六）子宫操纵器

1. 齿钳

用以钳夹子宫颈前唇，作牵引用。

2. 带限位器的金属子宫导管

可以放入宫腔内作拨动子宫用。两者必须拉紧固定在一起，才能使用。

（七）绝育所需的特殊器械

（1）输卵管圈套及输卵管夹装置。

（2）输卵管圈：用硅橡胶制成，其内混有 5％硫酸钡，可以在 X 线下显影。圈的内腔直径为 1mm，外径 4mm，厚 2.5mm，具有一定弹性。当扩张 6mm 以上时，弹性恢复受影响，并与扩张维持时间成反比；如扩张达 8mm 以上，硅橡胶圈将撕裂或断裂。因此，输卵管圈扩张时不宜过大，维持时间不宜过长，圈套的扩张器必须光滑，以防圈的撕裂。硅橡胶圈在包装时已经消毒，所以取出后即可使用，过期者可浸泡消毒，不宜高压消毒。硅橡胶圈通过扩张器装在腹腔镜的特殊圈套装置上，即可使用。

（3）输卵管夹：有多种，如 Jaroslar Hulka 夹、Filshie 夹等。以 Hulka 夹为例，夹长 10mm，宽 3mm。其由医用塑料制成，夹内有细齿，可紧密咬合输卵管；夹外附有金属弹簧片，使关闭后的夹保持持续的压力，压力约为 75g。

（八）其他附件

包括拨动器、抓钳、活检钳、切除组织的剪刀和刀、探针、鳄鱼钳、穿刺抽吸器、电凝器及充气导管等器械。

（九）敷料

阴道手术用的大洞巾 1 块，能暴露外阴和下腹部至脐孔处。其他敷料同腹部扎管术。

二、器械的消毒

以往腹腔镜消毒采用 10％甲醛溶液浸泡 10min，使用时必须用无菌冷开水冲净，导光束及充气管用 75％乙醇擦洗消毒。后逐步改用环氧乙烷灭菌和戊二醛浸泡消毒法，但亦存在灭菌循环周期长、有毒、污染环境等缺点。目前，对不能够耐受高温蒸汽灭菌的手术器械，普遍采用过氧化氢等离子低温灭菌技术，其具有低温、干燥、快速、无毒等优越性。

内镜清洗消毒，应按《清洗消毒技术操作规范》进行操作。以硬式内镜的清洗步骤、方法为例。

（一）要求

（1）内镜使用后立即用流动水彻底清洗。内镜各部件、管腔应当使用高压水枪彻底冲洗，除去血液、黏液等残留物质。可拆卸的部分必须拆开清洗，并用超声清洗器清洗10min。将擦干后的内镜置于多酶洗液中浸泡，通常浸泡时间为10min，浓度1:150。具体做法：

中度污染器械：1:150浓度，1升水＋7.5mL溶液浸泡10min。

高度污染器械：1:100浓度，1升水＋10mL溶液浸泡10min。

（2）器械的轴节部、弯曲部、管腔内用软毛刷彻底刷洗，刷洗时注意避免划伤镜面。

（二）清洗流程

流动水清洗除去血液、黏液 → 可拆卸部分拆开，多酶洗液浸泡＋超声波15～20min→高压水枪彻底清洗内腔 → 可拆卸部分拆开清洗 → 管腔用软毛刷刷洗 → 器械表面擦干 → 内腔高压气枪吹干 → 过氧化氢等离子低温灭菌系统灭菌。

三、适应证及禁忌证

（一）适应证

（1）要求接受腹腔镜绝育术的健康妇女，夫妻双方签署知情同意书。

（2）因有某种疾病不宜生育且无禁忌证者。

（二）禁忌证

（1）绝对禁忌证

①多次腹腔手术或腹腔广泛粘连。

②心肺功能不全。

③有血液病或出血倾向。

④各部位疝气病史。

⑤急性盆腔炎或全腹膜炎。

⑥过度肠胀气、肠梗阻。

⑦严重神经症。

⑧过度肥胖。

（2）相对禁忌证

①既往有腹部手术史，估计无严重腹腔粘连。

②有局限性腹膜炎史。

③妊娠≥3月或腹部存在巨大肿块者。

四、手术时机

（1）非妊娠期：月经净后2～5天施行手术为宜。

（2）早期妊娠负压吸引人工流产后或取环后可立即施行手术。

（3）产后或中期妊娠引产后：子宫复旧至小于妊娠 2 个月时，可施行手术。

（4）哺乳期转经者可在月经净后 2 ～ 5 天施行手术，哺乳期闭经者需排除早孕后方可进行。

五、麻醉

（一）局部麻醉

以往常用的麻醉方法。以 1% 普鲁卡因局部麻醉加用镇静剂，如 ineoval 合剂（内含芬太尼 0.1mg，氟哌啶醇 5mg）静脉滴注，或哌替啶 50 ～ 100mg 及盐酸异丙嗪 25mg 肌内注射。目前常用静脉复合麻醉。

（二）静脉麻醉

如芬太尼或异丙酚等（由麻醉医师酌情给予用药剂量）。

（三）全身吸入性麻醉

如乙醚、氟烷。

（四）硬膜外麻醉

很少应用。

六、术前准备

术前准备和一般手术相同。手术前晚服轻泻剂，如番泻叶 6g 冲水喝。胀气者必要时灌肠。

七、操作步骤

腹腔镜绝育术可分为电凝绝育和机械性绝育两大类。单极电凝不够安全，故已基本不用，双极电凝失败率高，故也很少用。机械性绝育法中，近年来以输卵管圈和夹绝育术应用较多，其操作方便、迅速、安全，尤以硅橡胶圈价格低，应用最广。

具体步骤：

（1）术前必须检查所有仪器、器械功能正常，连接完整、正确。

（2）受术者及手术者的准备，同腹部小切口输卵管结扎术常规。主术者一般站在受术者左侧为宜。

（3）取膀胱截石位，外阴阴道及腹部常规消毒后铺巾。

（4）经阴道宫颈置子宫操纵器、固定操纵器。

（5）腹部穿刺点一般选挤下缘 0.5cm 处，用 11 号尖刀做一弧形或纵形切口，长约 1.2cm，然后切开皮肤及皮下组织。

（6）建立气腹：用两把布巾钳钳夹切口两侧皮肤及皮下筋膜，并上提组织，右手持气腹针柄，垂直或呈 45° 方向正中向下刺入腹腔。进入腹腔时，有明显的突破感，拔出针芯，滴入数滴生理盐水，若液体即被腹腔负压吸入，则证明穿刺无误。即接以充气导管和充气机相连，再测腹腔内压力应在 1.33kPa 左右，不应超过 2.66kPa，说明针头在腹腔内。然后打开充气开关，以每分钟 300 ～ 500mL 速度输入 CO_2，总量 2000 ～ 2500mL，不超过 3000mL，速度不宜超过 1000mL/min。叩诊全腹为鼓音，肝浊音界消失，说明已充气成功，即拔出气腹针。

（7）腹腔穿刺：手术者左手及助手提起切口旁布巾钳，使腹前壁提起，右手持套管穿刺针先平行后向下对准骶骨岬正中方向，一次穿过腹前筋膜和腹膜，刺入腹腔即有落空感，然后将针芯退出 1.5cm，套管继续送入 2 ～ 3cm，以免过浅而滑出。拔出针芯，可以听到有气流从套管内冲出，则说明已进入腹腔，随即插入内镜，接通光源。

（8）调整体位，头低臀高 15° ～ 45°，可以接通充气管，继续从充气口处缓慢充气。使腹腔保持 1.33 ～ 2.66kPa 压力的气腹后关闭通气阀。

（9）仔细观察盆腔，进行输卵管的操作，其步骤如下：

硅橡胶圈套法：

①把硅橡胶圈通过扩张器装到特殊的输卵管圈套装置上（专用腹腔镜上）。

②把装有圈套的腹腔镜放入腹腔内，窥视盆腔的情况。暴露并确证输卵管后，将输卵管圈套装置的输卵管拉钩由管腔内推出。

③距子宫约 3cm 处，以输卵管拉钩夹持住输卵管峡部，慢慢边牵拉使折成双叠式，边将腹腔镜缓慢向牵拉处靠近，把输卵管拉入圈套装置内，以免输卵管牵拉过度而撕裂。

④将一只硅橡胶圈推下，套在输卵管峡部。

⑤自腹腔镜内推出输卵管拉钩，放出输卵管，可见套住的输卵管渐渐变白，则证明圈套成功。

⑥同法处理另一侧。

弹簧夹法：以 hulka 夹为例。术时，先把张开的夹子安装在特殊的置夹器上，通过腹腔镜进入腹腔，在腹腔镜窥视输卵管后用置夹器从输卵管后方挑起输卵管，将夹的开口垂直对准输卵管峡部，距宫角 2cm 处，使输卵管横径完全进入开口内，推下夹子的弹簧，闭合夹子，夹住输卵管峡部，退出置夹器。上夹后夹子不会移动，也无法更换。手术全过程一般仅需数分钟，术后恢复快。由于放夹部位损伤少，仅 3 ～ 5mm，故有利于必要时的复孕术。

（10）手术完毕，检查无内脏损伤及出血后，拔出内镜。逐步改为水平位。

（11）打开套管上的阀门，缓缓放出腹腔内气体，然后取出套管，取出时防止带出大网膜。

（12）切口用肠线做皮内缝合，或用丝线缝合皮肤 1 ～ 2 针，3 天后拆线。

八、术时注意事项

（1）放举宫器时，要防止子宫穿孔或宫颈撕裂。

（2）在腹腔镜手术中，气腹的建立是关键，所以手术者必须熟练掌握气腹针的腹腔穿刺技术。

（3）腹腔内可能存在粘连时，应使用开放式腹腔镜，不能直接穿刺。

（4）要认真确认输卵管组织，防止误扎输卵管系膜血管、圆韧带或卵巢韧带，造成绝育的失败。

（5）套圈时要注意防止输卵管系膜撕裂出血。

（6）放置 hulka 夹时，必须夹在输卵管峡部，因该处输卵管周径小，不易失败。要避免夹在壶腹部，因该处输卵管宽大，可能超过夹子的长度，致使管腔闭合不全而造成失败。

九、术后护理

一般手术后 3 ～ 5h 即可起床活动，无须特殊处理，术后禁房事 1 个月。

十、腹腔镜绝育术的并发症

（一）术时并发症

1. 穿刺损伤肠管

多因气腹建立不好或原有肠粘连而误伤肠管，应及时诊断，予以手术修补。

2. 穿刺损伤血管

注气针穿刺过深或方向偏斜，有可能损伤腹腔下大血管。所以，穿刺时必须掌握好深度及方向。

3. 输卵管断裂及系膜出血

多因牵拉输卵管过度所致。如有出血，大多数可以电凝止血，必要时需剖腹止血。在牵拉时，必须将腹腔镜镜体向输卵管方向移近。

4. 子宫穿孔、宫颈撕裂

均因放置子宫操纵器时粗暴或使用不当造成。

5. 圈或夹脱落于盆腔内

可以用输卵管钩或活检钳取出。有困难时，可以不取，因系惰性材料，对组织无刺激，但需加强随访。

6. 误扎

术时必须仔细辨认输卵管，确认输卵管时再置圈或夹。

（二）术后并发症

1. 月经失调

可能与手术影响卵巢血液供应有关，但为数极少，有待进一步证实。

2. 盆腔疼痛

很少见，其原因可能因输卵管的创面，发生肠粘连或大网膜粘连而引起腹痛，或因环扎时较多输卵管和系膜被环套住，局部组织缺血引起。

3. 急性盆腔炎

偶见急性输卵管炎和输卵管卵巢脓肿。

4. 手术失败而妊娠

平均为 0.5‰ ～ 1.0‰，与腹部小切口扎管失败率相似。有文献报道，圈套失败率为 0% ～ 0.99%，失败原因为误夹或误套，圈套断裂、上夹不全以及输卵管断裂再通等。

十一、腹腔镜绝育术的优缺点

（一）优点

切口小、手术时间短，组织损伤少，术中出血少，术后疼痛轻，可以尽早起床活动，恢复快，1 ～ 3 天可以出院，或不住院。伤口感染、粘连等并发症少。

（二）缺点

腹腔镜器械设备昂贵，目前广大农村地区尚不能普及；操作技术要求高，否则易有并发症。

第四节 输卵管药物粘堵绝育术

输卵管药物粘堵绝育术是通过阴道经宫腔在输卵管内注射化学性药物，使输卵管管腔闭塞而达到绝育目的的一种方法。由于目前使用的药物具有腐蚀性，黏堵技术要求高，掌握不好可造成严重反应，故目前尚未能推广，所用药物也有待改进。本节仅作简要介绍。本法适用于已有 2 个以上子女，对手术有顾虑的育龄妇女，或因患某种疾病不宜剖腹施行输卵管结扎术者。

目前，经批准使用的粘堵剂为复方苯酚糊剂。内含苯酚 30%，阿的平 8% ～ 19%，胆影酸 40%，加赋形剂后制成糊状，苯酸具有腐蚀组织引起化学性炎症的作用，阿的干有促进肉芽增生的作用。根据动物实验，注药后输卵管病理变化可分为以下三个阶段：

（一）急性炎性反应期

注药 24h 后，管腔黏膜层充血水肿，继之坏死，炎细胞渗出，脱落坏死组织，炎性渗出物阻塞或部分阻塞管腔。

（二）异物肉芽肿期

注药后 2 周左右，组织水肿消退，异物肉芽形成，代替坏死组织及渗出物，使管腔基本闭塞。

（三）纤维结瘢期

注药后 1 个月左右，异物肉芽肿渐渐为纤维细胞代替，最后形成瘢痕组织，完全闭塞输卵管管腔。

根据上述病理变化过程，粘堵绝育后再通手术的可能性极少，因此不适用于太年轻或仅有 1 个孩子的妇女。

输卵管黏堵绝育术是通过金属引导管，插入塑料管，凭手的感觉，使导管插入宫腔内输卵管开口处，然后注入药物。因药物引起局部病理改变，术后 2 周内可能出现短期发热。

由于粘堵绝育术简便，受术者痛苦少而很易接受，故国内外研究者不少。但目前的药物和盲目操作的方法尚不够理想，现仍限制应用及研究中。

第五节　输卵管结扎术的失败原因及预防

输卵管结扎方式虽有很多改进，但术后仍有少数失败。目前失败率为 0.2%～1.5%。

一、失败原因

输卵管结扎术的失败原因多数为技术性的，少数因手术者责任性不强而造成。根据上海市多年对输卵管结扎失败病例的手术标本分析，各种结扎术式均有发现。从病理上看，其失败原因依次为输卵管管腔复通、输卵管新生伞、输卵管内膜异位、输卵管腹腔瘘及误扎或漏扎。

（一）输卵管管腔复通

复通的输卵管管腔在镜下稍狭窄，见瘢痕，结扎线移向一侧或未见结扎线，或两断端间有 1 条细管相通，长达 0.5～1cm。

（二）输卵管新生伞

新生伞都长在壶腹部，外形与正常伞相似，多见于伞端切除法。

（三）输卵管内膜异位

异位的内膜形成管腔，再与输卵管两盲端接通。

（四）输卵管腹腔瘘

输卵管瘘管形成，与腹腔相通，可发生于输卵管任何部位。

（五）误扎、漏扎

或双子宫仅结扎一侧输卵管，或重复结扎同侧输卵管。

二、预防

（1）由于输卵管上皮再生能力强，相距较近的输卵管两端易再次自行接通。因此，施行两端包埋法时，输卵管两断端以相距 1.5cm 为合适。近端包埋法则要求近端完整包于系膜内，远端固定在系膜外，以减少再通机会。

（2）结扎线不宜过细，过细丝线结扎时易切断肌层或丝线切入管腔，引起管腔上皮沿线生长而形成瘘管。一般采用在切开系膜结扎法时，宜用4号丝线结扎输卵管；双折结扎切除法时，宜用7号丝线结扎输卵管。结扎时用力要适中，用力过大容易切断肌层或管腔，过松可造成管腔闭合不全。对引产后、产褥期扎管者，尤须注意。

（3）游离输卵管时要求完整，避免挑破或断裂，以免使部分组织损伤或残留而造成输卵管腹腔瘘，或输卵管内膜异位。

（4）缝合输卵管系膜时，要避免缝针、丝线穿过输卵管管腔或接近断端面，以免发生输卵管腹腔瘘或新生伞。

（5）避免结扎在输卵管壶腹部，输卵管壶腹部比峡部管腔大，管腔上皮多，再生能力强，而且壶腹部较易发生新生伞，因此选择峡部结扎较为合理。

（6）避免技术错误

①避免误扎圆韧带或输卵管系膜内血管。部分受术者的圆韧带松弛，呈细而长形，易误认为输卵管，特别在手术野暴露不佳，手术者又不认真检查伞端而盲目手术时容易误扎。误扎输卵管系膜内血管，常发生在切开系膜时，手术者将系膜血管误认为输卵管进行结扎。因此，结扎前必须找出伞端，同时要仔细分辨输卵管组织及血管组织，然后再进行结扎。常规检查切下的输卵管以确诊之。

②避免漏扎：术中找到输卵管后，因伞部有粘连而不易检查全段输卵管及伞端时，或遇子宫畸形时找另一侧输卵管有困难时，必须改善麻醉条件，适当延长切口，待彻底探查清楚后再进行结扎。

第六节　输卵管结扎术并发症的防治

一、术中并发症

（一）膀胱损伤

一般在手术进腹时误伤。常见于月经后正常大小子宫经腹部输卵管结扎时，切口过低，接近耻骨联合；或受术者术前未排空膀胱；或在产后有尿潴留而又未经仔细检查时；或既往有开腹手术史及各种炎症遗留的膀胱与腹膜粘连等造成解剖层次不清楚而误伤膀胱。

1. 预防

（1）术前排空膀胱，如有尿潴留，应放置导尿管。产后易发生尿潴留，术前更应注意膀胱充盈程度。

（2）切口不宜过低，月经净后或哺乳期绝育，切口的下缘应在耻骨联合上3～4cm。

（3）分离腹直肌后，切勿急于钳取腹膜，应先将腹膜外脂肪层用刀柄与左手示指做钝性分离，暴露腹膜后再尽量靠近切口的上方钳取腹膜，打开腹腔。

（4）在同一处经几次切开腹膜仍未进入腹腔时，或该处血管丰富、组织较厚（可能已接近膀胱组织）时，宜更换部位，可向切口上段重新提取腹膜。

（5）切口部位行局部麻醉不宜注射过多、过深，以免麻醉药液浸润膀胱肌层，造成术中难以分辨，引起误伤。

2. 诊断

（1）膀胱全层损伤时，可见淡黄色尿液溢出，破口内可见光滑的膀胱内壁，未能见到盆、腹腔内的子宫、附件及肠曲等，诊断应无困难。

（2）膀胱不全层损伤时，常常局部出血或渗血较多，组织层次不清，应考虑膀胱损伤。

3. 处理

术中发现膀胱损伤，应立即修补。

（1）膀胱全层损伤时，将膀胱伤缘修剪整齐、止血，然后分两层缝合：第1层用"00"肠线间断缝合破裂口，只缝合肌层，不穿过黏膜，以防止膀胱内因异物引起炎症；第2层用1号丝线或"00"肠线间断内翻缝合膀胱外层筋膜，以作加强。

（2）膀胱不全层损伤不完全损伤者，可用1号丝线缝合肌层，4号丝线缝合筋膜。

（3）如缝合良好，膀胱切口愈合良好，可出现3～5天血尿，无长期后遗症。

（4）术后护理留置导尿管7天左右，适当应用抗生素预防感染，按护理常规保持导尿管等的清洁消毒。可出现3～5天血尿。如缝合良好，膀胱切口愈合好，无长期后遗症。

（二）肠道损伤

可发生在切开腹膜时，或肠壁与腹膜粘连分离不仔细而直接损伤肠管，也有在寻找输卵管时，所用器械不光滑或器械使用不当，如使用有齿卵圆钳或吊钩，或卵圆钳钳夹扣合较紧误钳肠管，造成肠管挫伤、压榨伤，甚至肠管穿孔或肠系膜血管损伤而出血过多。

1. 预防

（1）受术者取低头仰卧位，取输卵管时嘱受术者做收腹动作，可使肠管移向上腹部。

（2）进腹时钳取腹膜组织宜少，钳子应调换几次，以便使夹起的肠壁滑下。两层腹膜较薄，有滑润感。

（3）切开前，应用刀柄做测试，在能透过刀柄影的情况下予以切开。

（4）所用的卵圆钳必须是无齿的。在提取输卵管时，只能虚夹，不能扣紧。

2. 诊断

肠壁部分损伤时直接可见肠管的浆肌层伴渗血，如肠管全层损伤，可见肠内容物溢出，诊断应无困难。如未直接发现，但在手术过程中发现有异常分泌物（如黄色糊状分泌物、类食物残渣等），必须仔细检查肠曲，寻找损伤处，以免漏诊。

3. 处理

如术中发现肠管损伤，应立即进行修补。首先将损伤的肠管牵出切口，周围用纱布保护，将裂口分两层横行缝合，第1层用1号丝线全层间断缝合，第2层用1号丝线间断内翻缝合浆肌层；如肠管损伤严重，应做部分肠切除及对端缝合术；若肠管壁未完全损伤时，用1号丝线肌层内翻间断缝合；若肠系膜损伤，如无出血，用1号丝线缝合损伤部位。如损伤血管，用4号或7号丝线缝合结扎止血。

4. 术后护理

禁食，静脉补液及应用抗生素抗感染3～5天，必要时做胃肠减压。在肠蠕动恢复、肛门排气后，开始饮忌奶糖流质，术后4～5天开始饮半流质。

（三）输卵管断裂或输卵管系膜血管损伤出血

夹取或钩取输卵管时操作粗暴、用力牵拉或存在粘连等均可造成输卵管断裂，系膜撕裂或卵巢门血管损伤而出血。因输卵管系膜内血管丰富，两层系膜间组织疏松，如有出血，很快会形成血肿。

1. 预防

（1）采用卵圆钳或输卵管吊钩取管时，一定要轻柔，若提拉过猛，极易撕裂。

（2）子宫后倾需要复位时，不能使用暴力。采用卵圆钳复位有困难时，应改用手指复位。

（3）选择结扎、切除的输卵管部位，应尽可能在输卵管峡部无血管区进行。

（4）输卵管结扎部位如伴有平行血管不能分离时，可考虑与输卵管同时一起切除、结扎。

（5）结扎输卵管部位尽可能避开伴有"T"形血管的区域，无法避开时可先将纵形血管缝扎。结扎完毕要仔细检查结扎局部有无渗血或血肿形成，关腹前要注意腹腔内有无渗血。

（6）缝合系膜时，应注意避免穿破系膜内的血管壁。

2. 处理

（1）输卵管断裂发生系膜血管损伤出血，应立即钳夹断裂的两侧输卵管，缝扎系膜内血管，以抽芯包埋法处理两侧输卵管的断端；如输卵管损伤严重则应在暴露充分的条件下，切除该侧输卵管。

（2）输卵管系膜出血时，先将输卵管提起，暴露出血点并迅速钳夹止血，用4号或7号丝线缝扎。如果切口小，暴露困难，不易止血，应迅速扩大切口，尽快找到出血点，不可延误。

（3）输卵管系膜血肿形成时，小者可缝扎血管，观察如无增大趋势，可不必处理。对较大的血肿，必须打开血肿，清除血块，寻找出血点，止血后再予缝合系膜。必要时做输卵管部分切除。

二、术后近期并发症

（一）感染

包括腹壁切口感染、盆腔感染，继发性败血症及感染性休克。最常见的感染为急性切口感染、输卵管炎及子宫旁结缔组织炎三种。急性感染如未很好控制，可变成慢性盆腔炎。切口感染如治疗不及时、不彻底，或伴有异物，可长期不愈、反复发作，可形成窦道、慢性炎性瘀块，甚至形成慢性肉芽肿，呈假肿瘤状。

1. 原因

（1）有慢性输卵管炎或盆腔炎病史者，术前未发现。

（2）手术时消毒不严（包括手术者、受术者及使用的敷料、器械的消毒）。

（3）术时组织损伤或血肿基础上继发感染。

2. 诊断

主要根据手术经过及术后临床表现予以诊断。患者主诉腹痛、腰酸、切口疼痛。伴有低热或高热。

（1）切口感染：急性期表现为局部红、肿、痛，有硬结，继而化脓裂开。

（2）慢性瘘管或慢性炎性包块：急性切口感染治疗不彻底可形成慢性瘘管或慢性炎性包块，局部常有反复发作的疼痛或溢液，较少伴全身症状，局部可扪及硬结、包块，或见窦道口溢脓，其诊断一般无困难。

（3）急性输卵管炎及子宫旁结缔组织炎：往往有腹部压痛，附件扪及包块或增厚、压痛，若盆腔脓性形成，后穹或一侧穹可触及波动感，常同时有血白细胞计数升高。

（4）全身败血症及感染性休克：临床表现在腹壁感染或盆腔感染的同时高烧、寒战，急性重症面容或苍白、虚脱、脉速、血压下降、末梢循环衰竭、感染性休克。白细胞高达 $20 \times 10^9/L$ 以上，并出现中毒颗粒，血液细菌培养阳性等。

3. 预防

（1）术前加强病史询问和检查，严格掌握适应证和禁忌证。了解生殖道有无感染，患盆腔炎者不宜做绝育手术，患急性子宫颈炎或阴道炎者先行短期治疗后再做手术，术时发现有输卵管炎或盆腔炎者宜行输卵管切除术。

（2）做好术前、术后卫生宣教工作。

（3）医务人员必须加强责任感，手术时严格无菌操作。

（4）手术操作仔细，腹壁解剖层次要清楚，止血严密，避免组织损伤。

4. 处理

凡遇感染应尽早做分泌物、脓液或血液培养和药物敏感试验，选择敏感抗生素。

（1）腹壁切口感染：浅表感染未化脓者局部红外线照射，每日 2 次，每次 15 ～ 20min，连续到炎症消退，如已化脓者宜早期拆线，清除异物，局部每日换药，保持伤口引流通畅，必要时应用抗生素；深部感染未化脓者，局部热敷、红外线或外敷如意金黄散；已化脓裂开者，应清除脓液、坏死组织及异物，用呋喃西林或凡士林纱条引流；如经久不愈，应予彻底扩创，清除线结。慢性顽固性伤口感染的治疗原则是，急性发作期，在全身支持治疗下切开引流，并用敏感抗生素及甲硝唑控制感染，于炎症控制后手术切除病灶；稳定型的腹壁残余脓肿及窦道，则采用手术彻底切除，如留有很大空腔，可用腹直肌瓣填塞空腔，以促进愈合。

（2）急性输卵管炎及子宫旁结缔组织炎：一般应卧床休息，注意营养。给予敏感抗生素控制感染，应用青霉素、阿米卡星或其他广谱抗生素及甲硝唑，必要时可静脉滴注，同时口服中药（以清热解毒、化瘀消结为主）。下腹部可予以热敷或超短波治疗。如盆腔炎症已形成脓肿，应手术切开引流。急性感染时，抗感染治疗需维持到症状消失后1～2周，以免迁延成慢性炎症。

（二）切口部位血肿

血肿可发生在皮下，筋膜下及腹膜外等处。特别在腹膜外，因组织疏松，血肿容易扩大，甚至形成巨大血肿。

1. 原因

切断的小血管未予结扎，或钝性分离腹膜外脂肪层时撕裂其中的血管，而未及时结扎止血。

2. 诊断

主要根据临床表现。术后主诉伤口疼痛，可伴有低热，检查伤口有硬结，液化后局部有波动感。血肿浅表者，皮肤表面可见紫斑，深部血肿，特别是腹膜外血肿，在腹部切口周围可扪及肿块。由于血肿部位深，故需仔细检查，才能发现。阴道双合诊检查能明确血肿大小和位置。

3. 处理

（1）术后当即发现者，应打开切口清除积血，严密止血后重新缝合切口，必要时放置引流条。

（2）血肿液化者，可在无菌操作下抽出积液，继发感染者应扩创。

（3）血肿机化者，予以局部热敷、红外线照射或隔药饼艾灸，促进血肿吸收。

药饼配方：蒲公英、当归、红花、延胡索、赤芍、三棱、莪术、香附、桃红、川芎、乳香、失笑散、桂枝、没药各9g。以上药物研成细末，加甘油或蜂蜜调和，捏成圆形药饼（厚2～3cm，直径5～10cm不等），干后备用。用法：在伤口或疼痛部位铺两层纱布，将药饼置于其上，然后把艾绒塑捏成上尖下圆的圆锥形团块，作为一壮放在药饼上，点燃艾绒即可。每次可连续灸4～5壮，每日1～2次。

（4）适当应用抗生素，预防继发感染。

（三）腹腔内纱布遗留

本身不属并发症，为手术者责任心不强造成。

1. 原因

由于输卵管结扎切口较小，术中因鼓肠，需用纱布将肠管、大网膜推开，术后未给取出，术后未清点纱布或清点不清，致使纱布遗留在腹腔内。

2. 预防

手术操作中，小方纱布不得进入腹腔。为了填塞肠管或大网膜而必须使用时，一定要将长纱条的尾部留在腹壁外，并用器械固定。而且，术前、术后应把清点纱布和器械列为常规。

3. 诊断

术后主诉腹部疼痛，伴有低热或高热，腹腔出现痞块，腹部压痛明显，或术后腹部切口长期不愈合，X 线或 B 超显示阴影。严重者可出现急性腹膜炎、肠梗阻、败血症及中毒性休克等症状。

4. 处理

凡术后腹腔出现痞块，经抗生素长期治疗无效者，应考虑有异物遗留可能。如能及时剖腹探查，取出异物，继续应用抗生素，则预后较好。

三、术后远期并发症

（一）慢性盆腔炎

由急性盆腔炎迁延而成慢性盆腔感染。

1. 诊断

绝育前无生殖道炎症，术后短期内（1 个月内）曾出现过发热、腹痛等感染征象，虽经治疗，但不彻底，症状持续存在或病情反复发作，腹痛时可伴有月经紊乱、痛经及白带增多等症状，妇科检查存在阳性体征，如子宫固定或活动受限，附件增厚伴压痛或有痞块等，急性发作期可伴发热、白细胞升高、血沉增快。具有上述情况者，可作出诊断。也可借助腹腔镜检查明确诊断。

2. 预防

参见本节术后近期并发症"感染"的预防。积极治疗急性感染，是预防慢性炎症的关键。

3. 处理

慢性炎症的治疗比较困难，要从整体出发，采用综合治疗措施，既要治疗局部，又要增强患者的体质。

（1）给予全身支持疗法，包括适当的体格锻炼，以增强体质为主。

（2）物理疗法：如离子透入电疗、超短波电疗、音频电疗等，视病情选用。或用坎离砂 250g，加醋拌和致热，装入布袋内，热敷下腹部。每日 1 ～ 2 次，每次 1h，10 ～ 20 天为 1 疗程。或使用暖宝宝贴以缓解疼痛。

（3）中草药治疗：选用以清热解毒、活血祛瘀为主的中草药口服或保留灌肠。例如，红藤汤加减：红藤、败酱草、蒲公英、鸭跖草、紫花地丁各 30g 或随症加减。寒者加附子 9g，痛甚者加延胡索、乳香、没药各 9g，有痞块者加三棱、莪术各 9g 等。以上药物浓煎成 100mL，过滤后加 0.25g 普鲁卡因粉剂，用 16 号导尿管插入肛门 2/3，作滴入保留灌肠。灌肠后，卧床半小时左右，以免药物过早排出。每日 1 次，20 次为 1 疗程，可重复 2 ～ 4

疗程。疼痛部位也可采用隔药饼艾灸，每日 1～2 次，每次 4～5 壮，10 天为 1 疗程。

（4）针灸治疗：可选用关元、中极、归来、肾俞、上髎、次髎、三阴交、足三里等穴位。

（5）肾上腺皮质激素合并抗生素治疗：适用于慢性盆腔炎伴亚急性发作、盆腔结缔组织增厚者。第 1 周泼尼松 10mg，每日 3 次；第 2 周每日 2 次；第 3 周每日 1 次；第 4 周改为 5mg，每日 1 次，共 28 天为 1 疗程。在第 1 周时，必须与敏感的抗生素合并应用，如无不良反应，可停用抗生素。

（6）封闭疗法：用 0.5％普鲁卡因 40mL 作骶封或侧穹隆封闭，或合并应用抗生素及糜蛋白酶等。

（7）手术治疗：有炎性包块者，经上述各种方法积极治疗无效者，可考虑手术治疗。

（二）肠粘连和大网膜粘连

1. 肠粘连的诊断

（1）病史：输卵管结扎时无盆腔炎症或腹腔内粘连存在，以后也未施行过其他腹部手术，而在扎管后发生了粘连症状。

（2）症状：很多粘连者在临床上无症状，一般在肠黏连并发部分性或完全性肠梗阻时才出现典型症状，如阵发性腹痛伴恶心、呕吐、食欲缺乏、腹部胀气、便秘、腹泻等，排气后腹痛常可缓解。

（3）腹部检查：腹痛时听诊可闻及气过水声或肠鸣音亢进，有时在下腹部可扪及痞块。

（4）X 线钡餐检查：局部肠管移动性较差，发生肠梗阻时肠腔可有液平面。

（5）腹腔镜检查：能比较正确地诊断盆腔或腹腔内是否有粘连。

2. 大网膜粘连的诊断

（1）大网膜与手术瘢痕或输卵管等盆腔脏器粘连时常无临床症状，少数病例因伴有感染病史，日久后可致大网膜纤维化而挛缩，以致横结肠被牵引向下，影响功能，常发生便秘或排便前的肠绞痛。也可因大网膜缩短使躯干不能伸直，导致手术瘢痕或上腹部固定部位疼痛，检查腹部切口瘢痕并向下推动时，可引起切口附近或上腹部固定部位疼痛。

（2）X 线钡剂灌肠：可发现横结肠扩张、伸长或呈角状，局部有痉挛、蠕动迟缓等，当下推腹部切口瘢痕时，可见横结肠随之下移。

（3）腹腔镜检查能明确诊断。

有以上依据者可作出诊断。仅有腹痛而无体征者，不宜轻易作出粘连的诊断。

3. 粘连的预防

（1）术时操作应稳、准、轻、巧，减少组织损伤及出血。

（2）严格无菌操作，避免感染。

（3）鼓励术后早日起床活动。

（4）术后有感染现象时，应积极治疗。

4. 处理

粘连的治疗比较困难，可参考慢性盆腔炎的处理，并注意饮食调节。要保持大便畅通，部分病例可在腹腔镜检查同时行粘连松解术。如以上治疗无效，或出现完全性肠梗阻者，需及时剖腹探查，施行粘连松解术，或行大网膜部分切除术。

（三）盆腔静脉淤血症

1. 病因

输卵管结扎术时，由于某些手术方式、手术损伤或术后炎症而引起术后输卵管血管损伤、输卵管扭曲、粘连，导致阔韧带内血液循环受阻，静脉怒张。1985 年蔡光宗首先报道，经剖腹探查证实，盆腔静脉淤血综合征严重者，盆腔静脉淤血扩张呈"瘤状"，管腔直径可达 1cm 以上。

2. 诊断

（1）术后下腹部持续性隐痛，腰骶部疼痛，性交后加剧，部分病例可出现阴道刺痛、外阴、直肠坠胀，病程长者可出现自主神经紊乱，如恶心、呕吐、消瘦及头晕、乏力等消化道症状。

（2）月经紊乱：以经期延长、经量增多为主，妇科检查常无异常发现，抗感染治疗效果不佳。

（3）盆腔静脉造影：经子宫底穿刺子宫肌层注入造影剂，通过血窦进行盆腔静脉造影，是诊断本病的辅助方法。借此可直接观察盆腔静脉血液循环情况。根据卵巢、子宫、阴部内等静脉的增粗、变形、瘤样曲张，可将盆腔静脉淤血症分为轻、中、重三型。

（4）腹腔镜检查或彩色超声检查：腹腔镜下可见输卵管系膜淤血，有不同程度的血管怒张、增粗，重者可集合成圆形紫蓝色淤血区。但腹腔镜检查有一定的局限性，必须密切结合临床表现作出诊断。

3. 预防

（1）选择适宜的结扎术式：据报道，采用输卵管双折结扎切断法（Pomeroy），或双折结扎法者，本病的发病率高于近端包埋法，因此结扎输卵管以抽芯包埋（近端包埋，远端游离）法为妥。国外以 Uchida 术式为最多（与国内近端包埋法相似），很少出现不良反应。

（2）稳、准、轻、巧地施行手术：输卵管结扎手术虽小，但操作的器官和组织极为细弱，故手术时应特别注意避免盲目追求速度，操作必须轻柔，切忌粗暴牵拉、误伤或结扎血管。输卵管切除段长度控制在 1～1.5cm，过长必然会挫伤黏膜血管。包埋时缝针数不宜过多或过紧，不然可使系膜扭曲、缩短，血管不能自然伸张，影响卵巢血运，导致功能障碍。

4. 治疗

首选药物保守治疗，可采用活血化瘀、消肿止痛的中药，亦可用复方丹参注射液肌内注射或静脉滴注,一般不宜过早采用手术治疗。当输卵管侧支循环建立后,血流改善,痛症可减轻或消失。但经较长时间保守治疗无效,并经盆腔静脉造影或腹腔镜证实者,可考虑一侧或双侧输卵管及系膜切除。对盆腔广泛淤血合并下肢或外阴静脉曲张者,以保守治疗为宜。

(四)神经症(又称心身疾病)

1. 病因

可因术前未做好解释工作,受术者对手术存在顾虑;或因麻醉效果不佳、手术操作粗暴,或医务人员在术中言语行动不符合保护性医疗原则;或因术后出现某些症状而未得到及时处理,使受术者术后产生一系列精神神经系统症状。

2. 症状

呈多样性,常主诉有乏力、头晕、胸闷、心悸、喉头梗阻、睡眠障碍、腹胀腹痛、便秘、腹泻等自主神经紊乱症状,甚至出现肢体瘫痪、失音等,患者感觉过敏、精神紧张、焦虑,到处求医,但经详细检查而未查出相应器官的器质性病变。

3. 诊断

诊断要慎重。主要依据为术前精神正常,术中术后有一定的诱因或暗示。查体未发现神经系统、心血管、胃肠道等系统有器质性病变。暗示疗法有效。必要时需经各科会诊。在明确诊断前,必须做好社会调查,以排除其他因素诱发的综合征。

4. 预防

(1)术前做好宣传教育,使受术者了解手术过程,以消除顾虑。

(2)医务人员必须加强责任性,执行保护性医疗制度。

(3)对术后出现的症状,应向受术者耐心解释,并及时处理。

5. 处理

应以心理治疗为主。医务人员必须取得患者的信任,使患者树立起治愈的信心,并辅以药物对症治疗。精神乏力者,可给溴咖合剂(5%溴化钠＋0.5%苯甲酸咖啡因)10mL,每日3次,或加蓝他敏、五味子糖浆等;睡眠障碍者,加用适量安眠药,如选用地西泮(安定)、艾司唑仑(舒乐安定)、盐酸羟嗪(安泰乐)、氯普噻吨(泰尔登)等,或加养血安神糖浆、天王补心丹等。有自主神经紊乱者,加用谷维素10～20mg,每日3次,连服1～2个月。中药以甘麦大枣汤(炙甘草9g、淮小麦30g、红枣5枚)为主,随症加减,也可配合针灸疗法。必要时予以暗示疗法,个别情况可考虑复孕手术。

(五)腹壁切口子宫内膜异位症

系指剖宫取胎及输卵管结扎术后腹壁切口处子宫内膜异位增生。目前施行剖宫取胎者较少,因此这种并发症甚少见。

1. 原因

多因手术时未注意保护伤口,通过纱布、器械、缝线或手术者双手,将子宫蜕膜播种到腹壁伤口，导致局部子宫内膜异位。常见于妊娠 4 个月以内的剖宫取胎术后。因越早期妊娠的子宫蜕膜生长越活跃，越易种植。异位的内膜可累及皮下、腹直肌鞘、腹直肌及腹膜等层。

2. 临床症状

术后伤口疼痛，伴局部硬结或包块，并与月经周期有关。月经期疼痛加重、包块增大，月经后包块缩小、疼痛缓解。包块浅表者可呈紫蓝色，有的可溃破、流出暗红血水，月经后疼痛自行缓解，包块缩小，破口愈合。

3. 诊断

主要根据剖宫取胎的病史和术后切口周期性疼痛及包块的变化，予以诊断。

4. 处理

手术彻底切除病灶，预后良好。

5. 预防

保护切口，切开子宫前必须用盐水纱布保护好切口周围，避免手术过程中将子宫内膜种植于腹壁切口或腹腔内。进入宫腔的敷料不能再使用，沾染子宫内膜的器械及手均应及时清洗。

（六）输卵管绝育术后失败

输卵管绝育术后失败，则可发生非意愿宫内妊娠或宫外孕。宫外孕容易误诊而造成严重后果，临床上对此必须引起重视。输卵管结扎手术后至发生宫外孕的时间长短不一。据报道，最短在术后 2 个月，长者可达数年后。

1. 原因

（1）输卵管残端自行吻合或输卵管形成新生伞端。

（2）输卵管结扎方法不合适，结扎过松易滑脱；或结扎不完全仍留部分通畅的管腔；结扎过紧易形成瘘管。

（3）生殖器畸形，漏扎异常输卵管。

（4）医务人员责任心不强，误扎其他组织，常见为圆韧带，其次为输卵管血管。

2. 预防

（1）择结扎时间：非孕子宫应在经后 3 ～ 7 天内施行，禁止在排卵期或排卵后期结扎。

（2）结扎方式：手术应选择输卵管抽芯包埋法为好，近端完整包埋在系膜内，远端固定在系膜外，以减少复通机会。不同的结扎方式，其宫外孕发生率有显著差异，阴式比腹式高，双折结扎切除法、压挫结扎法及伞部切除法的失败机会较多。

（3）严格掌握操作规程：加强责任心，要辨清输卵管必须追索至伞端，避免误扎其他组织或漏扎。血管钳压挫时，必须完全，不能遗留一部分管壁。截去管芯时须达到 1cm 或 1cm 以上，两残端需保持一定距离，切除要彻底。

（4）结扎输卵管的部位及松紧度要适当。

3. 处理

（1）确诊为宫内妊娠，则行人工流产术，术后采用节育措施，如愿再次绝育者行人流术后做剖腹手术，查明再孕原因，并行输卵管切除术。

（2）确诊或怀疑宫外孕，有手术指征时，宜立即开腹探查，证实为宫外孕，若是卵巢破裂，囊肿扭转或其他原因的急腹症，根据病因采用不同手术方式。

第五章　妇科疾病的护理

第一节　妇科患者的护理

一、概述

本节妇科患者是指妇科住院患者，包括普通妇科、妇科肿瘤、妇科内分泌、计划生育住院患者，内容涉及妇科疾病常见症状体征、辅助检查、症状护理、术前术后护理、心理护理、健康教育及注意事项，不包括化疗患者和门诊计划生育妇女的一般护理。

二、护理评估

（一）健康史

1. 现病史

了解本次疾病发生、演变和诊疗全过程，包括起病时间、主要症状特点、有无伴随症状、发病后诊疗情况及结果，睡眠、饮食、体重及大小便等一般情况的变化。

2. 月经史

月经史包括初潮年龄、月经周期及经期持续时间、经量、经期伴随症状。月经异常者了解前次月经时间、末次月经时间、经期有无不适、有无痛经及疼痛部位、性质、程度、起止时间等。绝经后患者应询问绝经年龄、绝经后有无不适等。

3. 婚育史

包括婚姻及生育状况。了解结婚年龄、婚次、男方健康情况；分娩史和流产史。主要有分娩或流产次数及时间，分娩方式，有无难产史，产后或流产后有无出血、感染史，采取的避孕措施等。

4. 既往史

过去的健康和疾病情况，包括以往健康状况、疾病史，特别是妇科病、结核病、肝炎、心血管疾病及腹部手术史等。询问药物、食品过敏史。

5. 个人史

询问患者的生活及居住情况，出生地和曾居住地区、个人特殊嗜好、生活方式、营养、卫生习惯、有无烟酒嗜好、有无毒品使用史。

6. 家族史

了解父母、兄弟、姊妹及子女的健康状况。询问家族成员有无遗传性疾病（如血友病、白化病等）、可能与遗传有关的疾病（如糖尿病、高血压、肿瘤等）以及传染病（如结核等）。

（二）生理状况

1. 症状

妇科常见症状观察主要有阴道流血、白带异常、下腹痛等。

2. 体征

（1）外阴发育情况。

（2）宫颈大小、硬度、有无糜烂样改变、撕裂、息肉、腺囊肿，有无接触性出血、举痛及摇摆痛等。

（3）宫体位置、大小、硬度、活动度，表面是否平整、有无凸起，有无压痛等。

（4）腹部行无压痛、反跳痛及肌紧张，能否扪及包块，包块位置、大小、硬度，表面光滑与否，活动度，有无压痛以及与子宫及盆壁关系。

3. 辅助检查

（1）影像学检查

①超声检查：B 超检查子宫肌瘤、子宫腺肌病和腺肌瘤、盆腔炎性疾病、盆腔子宫内膜异位症、卵巢肿瘤、卵泡发育监测、宫内节育器探测等。

② X 线检查：X 线检查借助造影诊断先天性子宫畸形，了解子宫腔及输卵管腔内形态；X 线胸片主要用于妇科恶性肿瘤肺转移的诊断。

③ CT、MRI、PET 用于妇科肿瘤的进一步检查。

（2）生殖道脱落细胞学检查：用于诊断生殖道感染性疾病和恶性肿瘤的初步筛选。

（3）宫颈脱落细胞 HPVDNA 检测：作为宫颈癌及癌前病变的常见筛查手段。

（4）妇科肿瘤标志物检查：CA125、AFP、CEA、ER、PR、Myc 基因、ras 基因等。

（5）女性内分泌激素测定：GnRI-I、FSH、LH、PRL、hCG、HPL、雌激素、孕激素、雄激素等。

（6）女性生殖器官活组织检查：局部活组织检查、诊断性宫颈锥切、诊断性刮宫、组织穿刺。

（7）妇科内镜检查：阴道镜、宫腔镜、腹腔镜。

（三）高危因素

1. 自理能力受限

有发生坠床和跌倒的风险，常见于特级、一级护理患者，如化疗所致过敏反应或骨髓抑制的危重症、复杂大手术后、妇科肿瘤大手术后、妇科肿瘤动脉灌注及栓塞化疗后等。

2. 皮肤完整性受损

有感染或发生压疮的危险，常见于恶性肿瘤患者术后或化疗期间。

（四）心理 — 社会因素

1. 环境改变引发的问题

患者对医院环境感到陌生，对病房作息时间、探视制度不适应，一时不能接受患者的角色。

2. 疾病引发的问题

患者对自己所患疾病的性质和程度不清楚，对治疗和护理的期望值过高，难以忍受疾病本身给躯体带来的痛苦，不能接受治疗过程中产生的疼痛等不适感。

3. 家庭支持与经济状况引发的问题

生病后患者不能照顾家庭或影响生育，患者可能产生负疚感，患者及家属有烦躁、焦虑情绪。恶性肿瘤患者因治疗周期长，可能出现经济困难；担心预后差，患者及家属可能有恐惧、绝望、沮丧、悲哀等情绪变化。

4. 宗教信仰与社会关系

宗教信仰与社会关系包括宗教信仰、价值观、工作状况、生活方式、家庭状况、经济状况等。

三、护理措施

（一）入院护理

1. 接诊

收集病历资料，填写入院登记，建立病历，填写体温单及首次护理记录单。

2. 安置患者

安排床位，填写床头卡，佩戴手腕带，介绍病区环境，送患者到病床。

（二）住院护理

1. 一般护理

（1）病房整洁、安静，保持床单位清洁、舒适，注意室内空气流通，避免交叉感染。

（2）测量生命体征，定期巡视病房，细致观察病情变化及治疗反应等，发现异常及时报告医师，做好护理记录和书面交班，危重患者床边交班。

2. 晨、晚间护理

整理床单位，开窗通风或关门窗，协助患者翻身、取舒适体位，适时做好压疮护理及头面部、口腔、会阴部、足部护理，维护管路安全，观察生命体征及病情变化，进行饮食、活动等方面的指导。晚间请探视人员离开病区，创造良好环境，促进患者入睡。

3. 症状护理

（1）阴道出血

①测量体温、脉搏、呼吸、血压，观察患者面色、嘴唇、甲床的颜色，评估出血，记录阴道出血量、颜色及性状，观察有无组织物排出，必要时送病检，观察有无腹痛等

其他伴随症状。

②预防感染，注意观察体温、脉搏的变化以及白细胞计数和分类的变化，保持会阴部清洁、勤换护垫。

③进食高蛋白、高热量、高维生素、易消化、含铁丰富的饮食，以补充因流血而导致铁、蛋白质等营养物质的流失。

④阴道出血量大、体质虚弱的重度贫血患者需卧床休息，以减少机体消耗，活动时避免体位突然改变而发生体位性低血压。

（2）白带异常

①询问并观察患者白带的量、性状、气味，是否伴有外阴瘙痒或灼痛，注意观察用药反应。

②注意个人卫生，保持外阴部清洁、干燥，勤换内裤，尽量避免搔抓外阴部致皮肤破损。

③治疗期间禁止性生活。

④告知行阴道分泌物检查前 24 ～ 48h 避免性交、避免阴道灌洗或局部用药。

⑤月经期间暂停阴道冲洗及阴道用药。

（3）下腹痛

①观察下腹痛部位、性质、时间、起病缓急，有无恶心、呕吐、发热等伴随症状。

②注意生命体征的变化，未确诊时禁用止痛药。

③嘱卧床休息，取平卧或半坐卧位，以缓解疼痛、局限炎症。

（4）下腹部肿块

①观察有无腹痛、阴道出血及排液、发热等症状。

②巨大肿块、腹腔积液患者应每天测量空腹体重及腹围并记录，巨大包块压迫膀胱、直肠致排尿排便不畅时，应给予导尿、通便治疗。

4.用药护理

遵医嘱及时、准确用药，对患者说明药物名称、用药目的、剂量、方法、可能出现的不良反应及应对措施。

5.围术期护理

（1）术前护理：饮食护理：外阴、阴道手术及恶性肿瘤手术或可能涉及肠道的手术，术前 3 天进无渣半流质饮食，术前 1 天进流质饮食，术前 8h 禁食，术前 4h 禁饮。

皮肤准备：腹部手术备皮范围是上起剑突水平，两侧至腋中线，下至大腿内上侧 1/3 及会阴部。阴道手术上起耻骨联合上 10cm，两侧至腋中线，下至外阴部、肛门周围、臀部及大腿内侧上 1/3，腹腔镜手术患者重点做好脐周清洁，清除脐窝污垢。

肠道准备：清洁肠道应遵医嘱于术前 3 天、术前 1 天、手术当日灌肠或清洁灌肠，也可以口服缓泻剂代替多次灌肠。

阴道准备：遵医嘱术前 1 天或 3 天行阴道冲洗或擦洗，每天 1 ～ 2 次。

（2）术中护理：按手术室护理常规护理。

（3）术后护理：床边交班：术毕返回病房，责任护士向手术室护士及麻醉师详细了解术中情况，包括麻醉类型、手术范围、术中出血量、尿量、用药情况、有无特殊注意事项等；及时为患者测量血压、脉搏、呼吸；观察患者神志；检查输液、腹部伤口、引流管、背部麻醉管、镇痛泵、阴道出血情况等，认真做好床边交班并详细记录。

术后体位：术后回病房根据麻醉方式决定体位，硬膜外麻醉患者去枕平卧 6～8h，全麻患者未清醒时应去枕平卧，头偏向一侧。然后根据不同手术指导患者采取不同体位，如外阴癌根治术应采取平卧位，腹部手术可采取半卧位。

监测生命体征：通常术后每 15～30min 测量一次脉搏、呼吸、血压，观察患者神经精神状态，4～6h 平稳后可根据手术大小及病情改为每 4h1 次或遵医嘱监测并记录。

饮食护理：术后 6h 禁食禁饮，根据病情遵医嘱开始进食流质饮食，然后半流质饮食，最后过渡到普食。

伤口护理：观察伤口有无渗血、渗液或敷料脱落等情况，有无阴道出血，发现异常应报告医生及时处理。

导尿管护理：保持导尿管通畅，观察并记录尿量、颜色、性质，手术当日每小时尿量应不少于 100mL，至少 50mL，如有异常，及时通知医师。根据手术范围及病情术后留置尿管 1～14 天，保持会阴清洁，每天 2 次会阴擦洗，防止发生泌尿系感染，尿管拔除后 4～6h 应督促并协助患者自行排尿，以免发生尿潴留。

引流管护理：包括盆、腹腔引流管，可经腹部或阴道放置，合理固定引流管，保持引流管通畅，避免扭曲、受压及脱落，注意观察引流液的颜色、性状及量并做好记录。一般 24h 内引流液不超过 200mL，性状应为淡血性或浆液性，引流量逐渐减少，根据引流量，一般留置 24～48h，引流量 < 10mL 便可拔除引流管，拔管后，注意观察置管伤口的愈合情况。

活动指导：鼓励患者尽早下床活动，暂时不能下床的患者需勤翻身、四肢适当活动，可以改善胃肠功能，预防或减轻腹胀，协助并教会患者做踝足运动，预防静脉血栓的发生。术后第一次下床的患者起床需缓慢，需有护士或家属陪护，防止因体位性低血压引起昏厥。

疼痛护理：伤口疼痛，通常术后 24h 内最为明显，可以更换体位减轻伤口张力，遵医嘱给予止痛药；腹腔镜手术术后 1～2 天因二氧化碳气腹原因引起双肋部及肩部疼痛，即串气痛，多可自行缓解，适当活动四肢可减轻症状，必要时使用镇痛剂。

腹胀护理：如出现腹胀不能缓解，可采取肛管排气、肌内注射新斯的明、"1、2、3"溶液灌肠等护理措施。

6. 心理护理

（1）针对患者在不同情况下的心理反应，作出正确的心理评估与判断。

（2）鼓励患者表达自己的情绪，耐心倾听，深入沟通交流，介绍病区病友认识，使其尽快适应医院环境，与医师护士及病友建立良好的关系。

（3）介绍疾病的发展及转归，治疗方案的选择及治疗过程中的注意事项，解答患者及家属的疑问，耐心开导和鼓励患者，正确面对疾病，以积极的姿态配合治疗。

（4）争取家属及朋友的支持与开导，建议采取适当的方法放松心情，如听音乐、看书、按摩、深呼吸、热水浴等。

（5）尊重个人宗教信仰及价值观，尊重其采取解除焦虑的措施，如哭泣、愤怒、诉说等。

（6）警惕发生意外，密切观察患者心理变化，及时报告医师，进行心理与药物治疗。

7. 危急状况处理

妇科住院患者常见危急状况是急性大出血（包括内出血），处理措施如下：

（1）立即通知医师的同时，将患者头抬高15°，下肢抬高20°休克卧位，测量生命体征。

（2）迅速扩容，建立静脉通道（18G 留置针），输入平衡液，若失血多，血管穿刺困难者行颈外静脉穿刺或立即配合医师行中心静脉置管术，保证充分的液体补充。

（3）氧气吸入，氧流量调至 2 ～ 4L/min，保持呼吸道通畅，观察生命体征变化。

（4）静脉采血送检，协助医师做好辅助检查及对症处理，输入血液制品，观察输血反应。

（5）需手术的患者必须及时做好术前准备如交叉配血、备皮、留置导尿管，更换手术衣，尽快护送患者入手术室。

（6）抢救患者执行口头医嘱时需复述，经确认无误后方可执行，抢救完成后 6h 内及时补齐。真实、完整书写护理记录单。

（三）出院护理

（1）执行出院医嘱，通知患者或家属出院时间，做出院健康指导。

（2）协助患者或家属整理物品，办理出院手续，解除腕带。

（3）转入社区继续治疗的患者，和社区医务人员交接患者治疗、护理、药品、物品和病情记录单，完整交接患者信息，核对准确。

（4）撤去床头卡，清理床单位，终末消毒，铺好备用床。

四、健康指导

（一）入院指导

介绍管床医师、责任护士、病区环境、生活设施及使用方法，介绍作息时间、探视制度，强调安全管理，如不能外出、防止跌倒坠床等。

（二）住院指导

讲解疾病知识，解释各项检查、治疗、用药的目的、方法和注意事项；向手术患者解释术前准备的内容，介绍手术名称及过程、手术时间、麻醉方式及术后注意事项；告知疾病的进展、诊疗效果；告知可能出现的并发症及防范措施。

（三）出院指导

指导患者出院后休息时间、饮食要求、症状护理及注意事项，详细说明出院带药的使用方法。告知继续治疗及随访的重要性，明确告知随访时间、地点、内容及目的。

五、注意事项

（1）协助患者上下妇科检查床，尤其是年老体弱、行动不便的患者，避免跌倒损伤，并注意保暖，避免受凉。

（2）实施检查、治疗，如检查伤口、会阴擦洗等操作时，应关闭门窗，注意使用屏风或拉好床边围帘、窗帘，尽量减少暴露部位，注意保护患者隐私。

（3）术前准备期间，发现月经来潮或其他异常情况如发热、血压升高等，及时报告医师，决定是否延期手术。

（4）有传染病或疑似传染病患者，应完善隔离措施，防止交叉感染。

第二节　计划生育妇女的护理

一、概述

计划生育措施主要包括避孕、绝育及避孕失败补救措施。常用的避孕方法有工具避孕法、药物避孕法及外用避孕法。女性绝育方法主要采用输卵管绝育术，避孕失败补救措施有早期人工流产术（手术流产和药物流产）、中期妊娠引产术。本节主要介绍女性避孕方法的选择及早期人工流产术的护理。

二、护理评估

（一）健康史

评估现病史、既往史、婚育史、月经状况，了解有无各种计划生育措施的禁忌证。

1. 宫内节育器放置术禁忌证

（1）妊娠或妊娠可疑。

（2）生殖道急性炎症。

（3）人工流产出血多，怀疑有妊娠组织物残留或感染可能；中期妊娠引产、分娩或剖宫产胎盘娩出后，子宫收缩不良有出血或潜在感染可能。

（4）生殖器官肿瘤。

（5）生殖器官畸形，如中隔子宫、双子宫等。

（6）宫颈内口过松、重度陈旧性宫颈裂伤或子宫脱垂。

（7）严重的全身疾病。

（8）宫腔＜5.5cm 或＞9.0cm（除外足月分娩后、大月份引产后放置含铜无支架 IUD）。

（9）近3个月内有月经失调、阴道不规则出血。

（10）有铜过敏史。

2. 甾体激素避孕药的禁忌证

（1）严重心血管疾病、血栓性疾病。

（2）急、慢性肝炎或肾炎。

（3）恶性肿瘤、癌前病变。

（4）内分泌疾病。

（5）哺乳期。

（6）精神病患者。

（7）年龄＞35岁吸烟的妇女不宜长期服用。

（8）有严重偏头痛，反复发作者。

3. 宫内节育器取出术禁忌证

（1）并发生殖道炎症时，先给予抗感染治疗，治愈后再取出 IUD。

（2）全身情况不良或在疾病的急性期，应待病情好转后再取出。

4. 手术流产禁忌证

（1）生殖道急性或亚急性炎症，如阴道炎、宫颈炎、盆腔炎等。

（2）各种疾病的急性期。

（3）全身情况不能耐受手术，如严重贫血、高血压、心力衰竭、重度酸中毒等。

（4）术前两次体温在37.5℃以上者。

5. 药物流产禁忌证

（1）有使用米非司酮禁忌证，如肾上腺及其他内分泌疾病、妊娠期皮肤瘙痒史、血液病、血管栓塞等病史。

（2）有使用前列腺素药物禁忌证，如心血管疾病、青光眼、哮喘、癫痫、结肠炎等。

（3）带器妊娠、宫外孕。

（4）其他：过敏体质、妊娠剧吐，长期服用抗结核、抗癫痫、抗抑郁、抗前列腺素药物等。

（二）生理状况

1. 症状体征

有无体温升高及急、慢性疾病体征。妇科检查外阴、阴道、宫颈、白带、子宫、附件有无异常。

2. 辅助检查

（1）血、尿常规和出凝血时间。

（2）阴道分泌物检查、心电图、肝肾功能、腹部 B 超检查等，根据实际情况，选择相应检查项目。

（三）高危因素

（1）人工流产的高危因素有：剖宫产术后 6 个月内；足月分娩后 3 个月内；哺乳期；生殖器畸形；6 个月内有终止妊娠史；1 年内 2 次以上人工流产史；3 次以上人工流产史；脊柱、下肢、骨盆病变致膀胱截石位困难者。

（2）忽略禁忌证而选取了不合适的避孕或节育措施。

（四）心理 — 社会因素

1. 对避孕措施的顾虑

如口服避孕药者可能担心月经异常或增加肿瘤的发生率，担心药物影响今后的生育；采用宫内节育器者可能担心节育器脱落、移位及带器妊娠；采用避孕套者则担心影响性生活质量等。

2. 对人工流产的顾虑

药物流产可能导致流产不全；手术流产可能导致大出血、子宫损伤等。

三、护理措施

（一）工具避孕

1. 宫内节育器

宫内节育器 IUD 是一种安全、有效、简便、经济而且可逆的避孕工具，是我国育龄妇女的主要避孕方法。

宫内节育器种类：

（1）含铜宫内节育，如 Tcu-IUD、Vcu-IUD，MLcu-IUD、宫酮 IUD、含铜无支架IUD。

（2）含药宫内节育器，如左炔诺孕酮 IUD 和吲哚美辛 IUD。

宫内节育器放置时间：

（1）月经干净后 3 ～ 7 天无性交。

（2）人工流产后立即放置。

（3）产后 42 天恶露已净，会阴伤口愈合，子宫恢复正常。

（4）剖宫产后 6 个月放置。

（5）含孕激素 IUD 在月经第 3 天放置。

（6）自然流产者转经后放置，药物流产者 2 次正常月经后放置。

（7）哺乳期放置应先排除早孕。

（8）性交后 5 天内放置为紧急避孕方法之一。

宫内节育器的不良反应及护理：

（1）不规则阴道出血：一般不需要处理，3 ～ 6 个月后逐渐恢复。

（2）腰腹酸胀感：给予局部热敷或止痛药对症处理。

宫内节育器取出时间：

（1）月经干净后 3～7 天为宜。

（2）带器妊娠者人工流产时取出。

（3）子宫不规则出血或月经过多者，随时可取。

2. 阴茎套

阴茎套也称男用避孕套，使用前应先选好合适的型号，检查有无破损、漏气，排出储精囊内空气后即可使用。每次应全程使用，不能反复使用。事后检查如有破裂或脱落，须采取紧急避孕措施，如口服紧急避孕药或放置宫内节育器，避孕套还有防止艾滋病等性传播疾病的作用，应用广泛。

3. 女用避孕套

女用避孕套又称阴道套。既有避孕作用，又有防止艾滋病等性传播疾病的作用，Ⅱ度子宫脱垂及对女用避孕套过敏者不宜应用。

（二）药物避孕

药物避孕也称激素避孕，指女性使用甾体激素达到避孕，是一种高效避孕方法。甾体避孕药的激素成分是雌激素和孕激素。

1. 甾体激素避孕药的种类及用法

（1）口服避孕药

①复方短效口服避孕药：是雌、孕激素组成的复合制剂。复方炔诺酮片、复方甲地孕酮片，自月经周期第 5 天开始服用第 1 片，连服 22 天，若漏服应及早补服，且警惕有妊娠可能。若漏服 2 片，补药后要同时加用其他避孕措施。漏服 3 片应停药，待出血后开始服用下一周期药物。三相片口服避孕药将 1 个周期分成 3 个服药阶段，各阶段雌激素和孕激素剂量、药片颜色均不相同，按顺序服用，每天 1 片，共 21 天。

②复方长效口服避孕药：由长效激素和人工合成孕激素配伍制成，服药 1 次可避孕 1 个月。因激素含量大，类早孕反应、月经失调等不良反应多，目前少用。

（2）长效避孕针：有单孕激素制剂和雌、孕激素复合制剂两种。复合制剂不良反应大，很少用。单孕激素制剂：醋酸甲羟孕酮避孕针，每隔 3 个月肌内注射 1 针；庚炔诺酮避孕针，每隔 2 个月肌内注射 1 次。长效避孕针有月经紊乱、点滴出血或闭经等不良反应。

（3）探亲避孕药：适用于短期探亲夫妇，有炔诺酮探亲片、甲地孕酮探亲避孕片 1 号等。

（4）缓慢释放避孕药：又称缓释避孕系统。常用的有皮下埋置剂、阴道药环、避孕贴片及含药的宫内节育器。

2. 甾体激素避孕药的不良反应及护理

（1）类早孕反应：轻者一般无须处理，数天后可自行消失；症状严重需考虑换药或停药。

（2）不规则阴道出血：又称突破性出血。若阴道点滴出血，不用处理；出血偏多者，每晚加服雌激素直至停药；出血似月经量或时间已近月经期，则停止服药，作为一次月经来潮于流血第5天开始服用下一周期药物，或更换避孕药。

（3）闭经：对原有月经不规则妇女，谨慎使用避孕药。停经后月经不来潮，需排除妊娠，停药7天后可继续服药，若连续停经3个月，需停药观察。

（4）体重增加及色素沉着：一般不需要处理，色素沉着在停药后多数可自行消退或减轻，如症状显著者可改用其他避孕措施。

（三）手术流产

1. 负压吸引术适应证

妊娠10周内要求终止妊娠而无禁忌证者；因各种疾病不宜继续妊娠者。

2. 手术护理

（1）术前告知手术过程，嘱排空膀胱。

（2）术中安慰受术者，以减轻其心理负担。

（3）术后卧床休息1～2h，观察阴道流血量，保持外阴清洁。

（4）术后疼痛可采用盆腔理疗或给予止痛药以缓解疼痛。

3. 人工流产综合反应的观察及护理

（1）症状观察，受术者在术中或术后可出现恶心呕吐、心动过缓、心律失常、面色苍白、头昏、胸闷、大汗淋漓，严重者甚至出现血压下降、昏厥、抽搐等迷走神经兴奋症状。

（2）通知医师立即停止手术，取平卧位。

（3）给予氧气吸入，安慰受术者。

（4）不能自行恢复者，可加用阿托品0.5～1mg静脉注射。

（四）药物流产

1. 药物流产适应证

妊娠49天之内已确诊为宫内妊娠者。

2. 用药方法

米非司酮分顿服法和分服法。顿服法于用药第1天顿服200mg。分服法将150mg米非司酮分次口服，用药第1天晨服50mg，8～12h再服25mg；用药第2天早晚各服25mg；第3天上午7时再服25mg。每次服药前后至少空腹1h。顿服法于服药的第3天早上口服米索前列醇0.6mg，前后空腹1h；分服法于第3天服用米非司酮后1h口服米索前列醇。

3. 观察及护理

（1）服药过程中可能出现恶心、呕吐、腹痛、腹泻等轻微症状。

（2）服用米索前列醇后腹痛、腹泻症状可能加重，需到医院留院观察 6h，流产后症状会逐步缓解。

（3）观察阴道出血情况，仔细检查阴道排出物是否完整，有无绒毛及胚胎组织，必要时送病检。

（4）备齐缩宫素、止血药等急救药品，做好输液、输血准备，大量出血者需剖宫终止妊娠。

（五）知情选择避孕节育方法

1. 新婚期

复方短效口服避孕药使用方便，避孕效果好，不影响性生活，列为首选。男用阴茎套也是较理想的避孕方法，一般不选用宫内节育器。

2. 哺乳期

阴茎套是哺乳期选用的最佳避孕方式。哺乳期不宜使用雌、孕激素复合避孕药或避孕针及安全期避孕。

3. 生育后期

各种避孕方法均适用，根据个人身体状况进行选择。

4. 绝经过渡期

可采用阴茎套。使用宫内节育器无不良反应者可继续使用，至绝经后 6 个月取出。不宜选用避孕药膜、复方避孕药及安全期避孕。

（六）心理护理

（1）按照个性化原则，让夫妻双方了解避孕方法的种类、适应证、禁忌证、常见不良反应及防治措施，耐心解释其提出的具体问题，协助其选择最适宜的避孕措施，解除其思想顾虑。

（2）术前讲解人工流产的过程及注意事项，术中陪伴在其旁边，提供人性化服务，态度温和，动作轻柔，保持手术间环境安静，温度适宜，以减轻恐惧焦虑情绪，使其平静地接受手术。

（七）危急状况处理

计划生育手术常见危急状况有子宫穿孔、大网膜及肠管损伤，表现为下腹剧烈疼痛和（或）出血性休克。出血性休克的处理措施如下：

（1）立即停止手术操作，置患者头抬高 15°，下肢抬高 20°，休克卧位，观察患者腹痛、脉搏、血压及出血等情况。

（2）迅速扩容，建立静脉通道（18G 留置针），输入平衡液，若失血多，血管穿刺困难者行颈外静脉穿刺或立即配合医师行中心静脉置管术，保证充分的液体补充。

（3）氧气吸入，氧流量调至 2～4L/min，保持呼吸道通畅，观察生命体征变化。

（4）静脉采血送检，协助患者做腹部 B 超检查或 X 线片等辅助检查。

（5）评估出血量，遵医嘱输入血液制品，观察输血反应。

（6）需手术的患者必须及时做好术前准备，如交叉配血、备皮、留置导尿管，更换手术衣，尽快护送患者入手术室。

（7）抢救患者执行口头医嘱时需复述，确认无误后方可执行，抢救完成后 6h 内及时补齐。真实、完整地书写护理记录单。

四、健康指导

（1）指导避孕器具或药物的正确使用方法。

（2）口服避孕药需说明药物名称、剂量、方法、可能出现的不良反应及应对措施。药品需妥善保管，防止潮湿失效，防止儿童误服。强调按时服药的重要性，如有漏服需及时咨询，及时处理。

（3）告知紧急避孕仅对一次无保护性生活有效，避孕有效率明显低于常规避孕方法，且紧急避孕药激素剂量大，不良反应也大，不能替代常规避孕。

（4）告知放置 IUD 的并发症有节育器异位、节育器嵌顿或断裂、节育器下移或脱落、带器妊娠。为减少并发症的发生，应定期随访。

（5）放置 IUD 术后注意事项

①术后休息 3 天，1 周内忌重体力劳动，2 周内禁止性生活及盆浴，保持外阴清洁。

②术后第一年 1、3、6、12 个月进行随访，以后每年随访 1 次直至停用，特殊情况随时就诊。

③随访时了解 IUD 在宫腔内情况，发现问题，及时处理，以保证 IUD 避孕的有效性。

（6）宫内节育器取出术后休息 1 天，2 周内禁止性生活及盆浴，保持外阴清洁。取出 IUD 后应落实其他避孕措施。

（7）人工流产术后休息 15 天，禁止性生活及盆浴 1 个月，保持外阴清洁，预防感染。如果阴道出血多于月经量，流产术后阴道出血时间超过 2 周、药物流产后阴道出血时间超过 3 周，并伴有腹部疼痛加重、发热等异常情况需及时就诊。

（8）人工流产的风险，可能出现子宫穿孔、吸宫不全、漏吸、术中出血、术后感染等并发症，不仅对身体造成损伤，同时可能留下心理阴影，指导夫妇双方采取安全可靠的避孕措施。

五、注意事项

（1）全面评估计划生育妇女的生理及心理状况，掌握禁忌证，选择合适的计划生育避孕节育措施，避免产生高危风险。

（2）保护隐私，尽可能提供一对一咨询服务。

（3）门诊筛查有高危因素的早期妊娠流产者，在病历上标示高危标志，需提醒手术医师，必要时住院处理。

（4）手术间备齐型号大小不同的宫内节育器，以便探查宫腔深度后选择大小合适的节育器。

（5）放置或取出宫内节育器及人工流产术前需测量体温、脉搏、呼吸、血压并记录，术后需观察 1～6h，离开前测量脉搏、呼吸、血压并记录，观察面色及神经精神状态，确认生命体征平稳，方能让其离开。

第三节　妇科化疗患者的护理

一、概述

肿瘤化疗是采用化学药物治疗恶性肿瘤的一种治疗手段，一般选择静脉给药，也可通过口服、肌内、动脉、腹腔等途径给药。

妇科肿瘤化疗的适应证有：妊娠滋养细胞肿瘤、卵巢生殖细胞肿瘤等对化疗极度敏感的实体肿瘤；宫颈癌、卵巢癌、阴道癌、外阴癌等先期化疗或新辅助化疗能提高手术质量；卵巢癌、子宫内膜癌、子宫肉瘤术后辅助化疗能推迟或减少复发；宫颈癌的放化疗；晚期或复发性肿瘤的姑息性治疗等。

妇科肿瘤化疗的禁忌证有：

（1）恶病质。

（2）心脏、肝脏、肾脏等重要脏器功能严重障碍。

（3）KPS 评分＜50。

（4）骨髓抑制，经治疗后贫血、粒细胞减少和血小板减少不能纠正。

（5）感染、发热及其他并发症。

二、护理评估

（一）健康史

既往用药史，尤其是化疗史及药物过敏史，疾病的治疗经过及病程。采集患者的肿瘤疾病史、发病时间、治疗方法及效果，了解总体和本次治疗的化疗方案，目前的病情状况。

（二）生理状况

（1）症状体征

①测量体温、脉搏、呼吸、血压、体重。

②评估意识状态、营养、面色、饮食、睡眠形态、排泄状态、生活自理能力等。

③观察皮肤、黏膜、淋巴结有无异常。

④了解原发肿瘤的症状及体征，本次化疗的毒副反应。

（2）辅助检查

①实验室检查：血常规、肝肾功能、凝血功能、肿瘤标志物、尿常规等。

②影像学检查：胸部 X 线、CT、MRI、PET。

③心电图。

（3）高危因素

化疗药物导致的过敏、出血、感染、腹泻、肝损伤、肾毒性等。

（4）心理 — 社会因素

对化疗不良反应的恐惧；对疾病预后及化疗效果产生焦虑、悲观情绪，自我控制力下降，可能出现暴躁情绪；部分患者担心化疗药物对身体造成影响，对化疗缺乏信心，产生抗药心理；也有部分患者对化疗产生盲目依赖性，单纯追求用药，较少考虑营养与精神疗法。

三、护理措施

（一）入院护理

1. 接诊

收集病历资料，填写入院登记，建立病历，填写体温单及首次护理记录单。

2. 安置患者

安排床位，填写床头卡。佩戴手腕带，介绍病区环境，送患者到病床。

（二）住院护理

1. 一般护理

（1）测量生命体征，定期巡视病房，细致观察病情变化及治疗反应等，发现异常及时报告医师，做好护理记录和书面交班，危重患者床边交班。

（2）病房整洁、安静，保持床单位清洁、舒适，注意室内空气流通，定时通风，定期为病房及患者用物消毒，严格控制探视，避免交叉感染。

（3）嘱患者卧床休息，适当活动，避免疲劳。

（4）鼓励患者进食高营养、高蛋白、高维生素、易消化的饮食，纠正贫血，改善机体状况，以增强机体抵抗力。

2. 晨晚间护理

整理床单位，酌情开窗通风，协助患者翻身、取舒适体位，适时做好压疮护理及头面部、口腔、会阴部、足部护理，观察生命体征、化疗副作用等病情变化，健康宣教，给予休息、饮食、活动等方面的指导。

3. 症状护理

（1）恶心、呕吐：鼓励患者进食，少食多餐，进食易消化、营养丰富的食物，避免过甜、油腻的食物，补充足够水分，餐后取半卧位；遵嘱给予镇吐药物；保持呼吸道通畅，防止误吸，呕吐后及时清除呕吐物，协助漱口洗脸；观察呕吐物色、量、性质；严格记录出入量，评估脱水情况。

（2）疲乏：进食高蛋白、高维生素、低脂食物；有效控制发热、疼痛、恶心、呕吐等不适，减少机体能量的消耗；制定合理的作息时间，保证充足的睡眠和休息，保证适当的活动和锻炼。

（3）骨髓抑制：白细胞减少时有感染的可能，观察体温以判断是否有感染；限制探视，妥善安排休息、活动，避免身处易引起感染的环境中；注意保暖，预防感冒；鼓励摄食营养素；护士严格执行无菌操作，彻底消毒洗手，防止感染；根据血常规结果采取一般保护性隔离或无菌保护性隔离；加强静脉管道护理，预防穿刺点细菌生长。血小板减少时，观察有无牙龈出血、鼻出血、皮下瘀血或阴道活动性出血等倾向；注意维持皮肤、黏膜的完整性，防止出血，具体措施有进食柔软、温和的食物，用软毛牙刷刷牙，使用中性浴液清洗身体，避免用力擦洗；及时修剪指甲；进行全关节运动，避免压疮等。

（4）口腔溃疡：保持口腔清洁，使用软毛牙刷刷牙或用手指缠绕纱布清洁牙齿，进食前后用消毒液漱口，避免进食过热、过硬或刺激性食物及饮料，因疼痛影响进食时可给予利多卡因混悬液口腔含漱以减轻疼痛，给予营养易消化的饮食，少食多餐，鼓励进食。

（5）腹泻：认真观察、记录每天大便的次数与形状，如有异常及时报告医师，遵医嘱给予止泻，纠正水、电解质紊乱等治疗，必要时记录出入量；留取大便标本做常规及细菌培养等检查，及时治疗肠道感染；鼓励进食少渣、低纤维素饮食；做好肛周皮肤护理。

（6）脱发：加强健康教育，告知脱发只是暂时现象，建议患者戴假发、头巾或帽子，停药后头发会重新生长，减轻其心理障碍，增强自信心。

（7）肾及膀胱毒性：鼓励患者多饮水，每天尿量保持在 2000 ～ 3000mL 以上；注意加强尿液碱化，以抑制尿酸形成；准确记录尿量，观察尿液颜色，并教会患者自我监护，理解补充足够液体及维持足够尿量的重要性。

4.用药护理

（1）准确测量体重并记录，应在早上空腹排空大小便后进行测量，酌情减去衣服重量，每个疗程的用药前及用药中各测一次体重，根据体重正确计算和调整用药。

（2）正确使用药物，严格执行三查七对，正确溶解及稀释药物，并做到现配现用，严格按时间、方法、剂量给药，不可任意配伍或同时给药。

（3）操作时穿隔离衣，戴防护帽、口罩、帽子、手套，如溅到皮肤上，应立即用大量清水冲洗。

（4）合理使用静脉血管并注意保护，用药前先注入少量生理盐水，确认血管通畅无渗漏，再注入化疗药物，化疗药物注射完毕须滴注生理盐水冲洗静脉。建议使用 PICC 或输液给药，以保护外周静脉，避免反复穿刺的痛苦，减少药物对血管壁的刺激。无条件时需使用外周静脉留置针，应遵循长期补液保护血管的原则，从远端开始，有计划地穿刺。

（5）发现药物外渗应立即停止输注，尽可能吸出局部外渗残液，用生理盐水或普鲁卡因局部封闭，金黄散或喜疗妥外敷，根据药物性能采用局部冷敷、硫酸镁湿敷等，以防止局部组织坏死、减轻疼痛和肿胀。

5. 心理护理

（1）关心患者，倾听其诉说恐惧、不适及疼痛，鼓励其克服化疗不良反应。

（2）提供疾病相关信息，提供可利用的支持系统，增强患者战胜疾病的信心。

（3）提供舒适、洁净、空气流通、阳光充足的住院环境，有利于缓解患者焦虑情绪。

（4）护理操作熟练、态度和蔼、工作严肃认真、责任心强，可以减少患者恐惧心理，使之获得安全感和信任感，从而达到心理上的稳定，对治疗起到积极作用。

6. 危急状况处理

使用紫杉醇等药物可能发生变态反应，出现过敏性休克时，处理措施如下：

（1）应立即停药，更换输液器，取平卧位，皮下注射 0.1% 肾上腺素 0.5～1mL，同时通知医师。如症状不缓解，可每隔 30min 皮下或静脉注射 0.1% 肾上腺素 0.5mL。

（2）高流量氧气吸入，当呼吸受抑制时，进行口对口人工呼吸或使用呼吸复苏囊，喉头水肿影响呼吸时，应尽快行气管插管或配合施行气管切开。

（3）保持静脉通道通畅，积极进行液体复苏，快速输入 1000～4000mL 等渗液体。

（4）抗过敏治疗，给予地塞米松 5～10mmg 静脉注射，或氢化可的松 200mg 加入 5% 或 10% 葡萄糖液 500mL 中静脉滴注。

（5）根据病情给予降压药，如多巴胺、间羟胺等。

（6）纠正酸中毒。

（7）若心搏骤停，则立即行心肺复苏抢救。

（8）密切观察生命体征、尿量及其他病情变化，注意保暖，并做好记录。患者未脱离危险前不宜搬动。

（三）出院护理

（1）执行出院医嘱，通知患者或家属出院时间，做出院健康指导。

（2）协助患者或家属整理物品，办理出院手续，解除腕带。

（3）转入社区继续治疗的患者，和社区医务人员交接患者治疗、护理、药品、物品和病情记录单，完整交接患者信息，核对准确。

（4）撤去床头卡，清理床单位，终末消毒，铺好备用床。

四、健康指导

（一）入院指导

介绍管床医师、责任护士、病区环境、生活设施及使用方法，介绍作息时间、探视制度，强调安全管理，如不能外出、防止跌倒坠床等。

（二）住院指导

（1）讲解病情及化疗方案，化疗药物的名称、给药时间、用法等，告知化疗药物可能发生的毒副反应及处理措施。

（2）保证营养及液体的摄入，胃肠道反应严重时，鼓励少食多餐。

（3）保持口腔清洁，用软毛牙刷刷牙，饮食前后漱口，预防口腔炎症及溃疡。

（4）保持皮肤干燥清洁，勤擦身更衣，避免感染。

（三）出院指导

（1）进食高蛋白、高维生素、易消化食物，保证营养的摄入。

（2）注意休息，保证充足的睡眠。

（3）尽量避免去公共场所，预防感冒，避免感染。

（4）治疗期间避免受孕；怀孕前需向医生咨询。

（5）化疗间隙期做好血常规、肝功能等的监测，如有异常及时与医院联系；告知患者下次化疗时间，并叮嘱准时来院。随访患者告知复查的重要性、复查目的、复查内容，提醒复查时携带所有检查报告。协助预约门诊复查时间。

（6）充分告知化疗可能导致的不良反应，如骨髓抑制、口腔溃疡、腹泻、恶心呕吐、肝肾功能异常、皮疹等，部分化疗药物的毒性反应可延迟至用药后 1～3 周出现，如情况较重，随时急诊就诊。

五、注意事项

（1）建立良好的护患关系，耐心解答患者及家属的提问，主动解决和尽量满足其合理要求。

（2）经常巡视患者，观察体温、皮肤黏膜、胃肠道、大小便等情况，发现异常，及时报告。

（3）乙醇过敏的患者，禁用 / 慎用紫杉醇。

（4）注意观察有无单侧肢体肿胀，肢体沉重或疼痛，面部、颈部及锁骨上窝肿胀等症状体征，警惕静脉血栓栓塞性疾病的发生。

第四节　盆腔炎症性疾病的护理

一、概述

（一）定义

盆腔炎性疾病（PID）是指女性上生殖道的一种炎性疾病，主要包括子宫内膜炎、输卵管炎、输卵管卵巢脓肿、盆腔腹膜炎。最常见的是输卵管炎及输卵管卵巢脓肿。

（二）主要发病机制

女性生殖系统具有比较完善的自然防御功能，当自然防御功能遭到破坏，或机体免疫力降低、内分泌发生变化或外源性病原体入侵而导致子宫内膜、输卵管、卵巢、盆腔腹膜、盆腔结缔组织发生炎症。感染严重时，可累及周围器官和组织，当病原体毒性强、数量多、患者抵抗力低时，常发生败血症及脓毒血症，若未得到及时治疗可能发生盆腔炎性疾病后遗症。

（三）治疗原则

1. 急性盆腔炎

主要为及时足量的抗生素药物治疗，必要时手术治疗。

2. 盆腔炎性疾病后遗症

多采用综合性治疗方案控制炎症，同时注意增强身体抵抗力，缓解症状。

二、护理评估

（一）健康史

（1）了解既往疾病史、用药史、月经史及药物过敏史。

（2）了解流产、分娩的时间、经过及处理。

（3）了解本次患病的起病时间、症状、疼痛性质、部位、有无全身症状。

（二）生理状况

1. 症状

（1）轻者无症状或症状轻微不易被发现，常表现为持续性下腹痛，活动或性交后加重；发热、阴道分泌物增多等。

（2）重者可表现为寒战、高热、头痛、食欲减退；月经期发病者可表现为经量增多、经期延长；腹膜炎者可出现消化道症状，如恶心、呕吐、腹胀等；若脓肿形成，可有下腹包块及局部刺激症状。

2. 体征

（1）急性面容、体温升高、心率加快。

（2）下腹部压痛、反跳痛及肌紧张。

（3）检查见阴道充血。

大量脓性臭味分泌物从宫颈口外流；穹隆有明显触痛；宫颈充血、水肿、举痛明显；子宫体增大有压痛且活动受限；一侧或双侧附件增厚，有包块，压痛。

3. 辅助检查

（1）实验室检查：宫颈黏液中可见脓性分泌物，或阴道分泌物 0.9% 氯化钠溶液湿片中见到大量白细胞；红细胞沉降率升高；血 C- 反应蛋白升高；宫颈分泌物培养或革兰染色涂片淋病奈瑟菌阳性或沙眼衣原体阳性。

（2）阴道超声检查：显示输卵管增粗，输卵管积液，伴或不伴有盆腔积液、输卵管卵巢肿块。

（3）腹腔镜检查：输卵管表面明显充血；输卵管壁水肿；输卵管伞端或浆膜面有脓性渗透物。

（4）子宫内膜活组织检查证实子宫内膜炎。

（三）高危因素

1. 年龄

盆腔炎性疾病高发年龄为 15 ～ 25 岁。

2. 性活动及性卫生

初次性交年龄小、有多个性伴侣、性交过频以及性伴侣有性传播疾病；有使用不洁的月经垫、经期性交等。

3. 下生殖道感染

性传播疾病，如淋病奈瑟菌性宫颈炎、衣原体性宫颈炎以及细菌性阴道病。

4. 子宫腔内手术操作后感染

刮宫术、输卵管通液术、子宫输卵管造影术、宫腔镜检查、人工流产、放置宫内节育器等手术时，消毒不严格或术前适应证选择不当，导致感染。

5. 邻近器官炎症直接蔓延

如阑尾炎、腹膜炎等蔓延至盆腔。

（四）心理 — 社会因素

1. 对健康问题的感受

是否存在因无明显症状或症状轻，而不重视导致延误治疗。

2. 对疾病的反应

是否由于慢性疾病过程长，患者思想压力大而产生焦虑、烦躁情绪；若病情严重，则担心预后，患者往往有恐惧、无助感。

3. 家庭、社会及经济状况

是否存在因炎症反复发作，严重影响妇女生殖健康甚至导致不孕，且增加家庭与社会经济负担。

三、护理措施

（一）一般护理

见第一节妇科患者的护理。

（二）症状护理

（1）分泌物增多，同阴道炎护理。

（2）支持疗法：卧床休息，取半卧位，有利于脓液积聚于直肠子宫陷凹，使炎症局限；进高热量、高蛋白、高维生素或半流质食物，及时补充丢失的液体；对出现高热的患者，采取物理降温，出汗时及时更换衣物，保持身体清洁舒服；若患者腹胀严重，应行胃肠减压。

（3）症状观察：密切监测生命体征，测体温、脉搏、呼吸、血压，每4h1次；物理降温后30min测体温，以观察降温效果。若患者突然出现腹痛加剧、寒战、高热、恶心、呕吐、腹胀等情况，应立即报告医师，同时做好剖腹探查的准备。

（三）用药护理

1. 门诊治疗

指导患者遵医嘱用药，了解用药方案并告知注意事项。

（1）常用方案：头孢西丁钠2g，单次肌内注射，同时口服丙磺舒1g，然后改为多西环素100mg，每天2次，连服14天，可同时加服甲硝唑400mg，每天2～3次，连服14天；或选用其他第三代头孢菌素与多西环素、甲硝唑合用。

（2）注意事项：详见相关内容。

2. 住院治疗

严格遵医嘱用药，了解用药方案并密切观察用药反应。

（1）头霉素类或头孢菌素类药物：头孢西丁钠2g，静脉滴注，每6h1次。头孢替坦二钠2g，静脉滴注，每12h1次。加多西环素100mg，每12h1次，静脉输注或口服。对不能耐受多西环素者，可用阿奇霉素替代，每次500mg，每天1次，连用3天。对输卵管卵巢脓肿患者，可加用克林霉素或甲硝唑。

（2）克林霉素与氨基糖苷类药物联合方案：克林霉素900mg，每8h1次，静脉滴注；庆大霉素先给予负荷量（2mg/kg），然后给予维持量（1.5mg/kg），每8h1次，静脉滴注；临床症状、体征改善后继续静脉应用24～48h，克林霉素改口服，每次450mg，1天4次，连用14天；或多西环素100mg，每12h1次，连续用药14天。

3. 观察药物疗效

若用药后48～72h，体温持续不降，患者症状加重，应及时报告医师处理。

4. 中药治疗

主要为活血化瘀、清热解毒药物。可遵医嘱指导服中药或用中药外敷腹部，若需进行中药保留灌肠，按保留灌肠操作规程完成。

（四）手术护理

1. 了解手术指征

（1）药物治疗无效：经药物治疗48～72h，体温持续不降，患者中毒症状加重或包块增大者。

（2）脓肿持续存在：经药物治疗病情好转，继续控制炎症数天（2～3周），包块仍未消失但已局限化。

（3）脓肿破裂：突然腹痛加剧，寒战、高热、恶心、呕吐、腹胀，检查腹部拒按或有中毒性休克表现。

2. 手术前准备及手术后护理：详见相关内容。

（五）心理护理

（1）关心患者，倾听患者诉说，鼓励患者表达内心感受，通过与患者进行交流，建立良好的护患关系，尽可能满足患者的合理需求。

（2）加强疾病知识宣传，解除患者思想顾虑，增强其对治疗的信心。

（3）与家属沟通，指导家属关心患者，与患者及家属共同探讨适合个人的治疗方案，取得家人的理解和帮助，减轻患者心理压力。

四、健康指导

1. 讲解知识

向患者讲解盆腔炎性疾病的疾病知识，告知及时就诊和规范治疗的重要性。

2. 个人卫生指导

保持会阴清洁做好经期、孕期及产褥期的卫生宣传。

3. 性生活指导及性伴侣治疗

注意性生活卫生，月经期禁止性交。

4. 饮食生活指导

进高热量、高蛋白、高维生素食物，增加营养，积极锻炼身体，注意劳逸结合，不断提高机体抵抗力。

5. 随访指导

对于抗生素治疗的患者，应在 72h 内随诊，明确有无体温下降、反跳痛减轻等临床症状改善。若无改善，需做进一步检查。对沙眼衣原体以及淋病奈瑟菌感染者，可在治疗后 4～6 周复查病原体。

五、注意事项

（1）应仔细倾听患者主诉，全面了解患者疾病史，认真阅读治疗方案，制订相应的护理计划，配合完成相应治疗和处理。

（2）做好盆腔炎性疾病预防宣传

①注意性生活卫生，减少性传播疾病。

②及时治疗生殖道感染。

③公共卫生教育，提高公民对生殖道感染的认识，明白预防感染的重要性。

④严格掌握妇科手术指征，做好术前准备，严格无菌操作，预防感染。

⑤及时治疗盆腔炎性疾病，防止后遗症发生。

第五节　功能失调性子宫出血的护理

一、概述

（一）定义

功能失调性子宫出血（DUB）简称功血，是指由于生殖内分泌轴功能紊乱造成的异常子宫出血。

功能分为无排卵性和排卵性两大类。分别称为无排卵性功能失调性子宫出血和排卵性月经失调。功血是一种常见的妇科疾病，可发生于月经初潮到绝经期的任何年龄。

其中无排卵性功血约为85‰。

（二）主要发病机制

1. 无排卵性功能失调性子宫出血

当机体受内部和外界各种因素影响时，可通过大脑皮层和中枢神经系统引起下丘脑－垂体－卵巢轴功能调节或靶细胞效应异常而导致月经失调。

（1）青春期功血：由于下丘脑－垂体－卵巢轴调节功能尚未健全而发生。

（2）绝经过渡期功血：由于卵巢功能不断衰退，卵巢对垂体促性腺激素的反应低下，卵泡发育受阻而不能排卵。

（3）各种原因引起的无排卵均可导致子宫内膜受单一雌激素刺激且无孕酮对抗而发生雌激素突破性出血或撤退性出血。

（4）与子宫内膜出血有限机制缺陷有关。

2. 排卵性月经失调

（1）因子宫内膜纤溶酶活性过高或前列腺素血管舒缩因子分泌比例失调，或因为分泌期子宫内膜雌激素受体（ER）、孕激素受体（PR）高于正常致月经过多。

（2）因黄体功能异常或排卵前后激素水平波动致月经周期间出血。

3. 治疗原则

功血的一线治疗是药物治疗。青春期及生育年龄无排卵性功血患者以止血、调整周期、促排卵为主；绝经过渡期患者以止血、调整周期、减少经量、防止子宫内膜病变为原则。

二、护理评估

（一）健康史

1. 一般资料

年龄、月经史（包括月经周期、经期及经量变化、有无痛经等）、婚育史，若为育龄妇女应询问避孕措施。

2. 既往疾病史

全身及生殖系统相关疾病，如肝脏疾病、血液病、高血压、代谢性疾病等。

3. 特殊治疗史

是否使用过激素类药物。

4. 现病史

详细了解本次异常子宫出血的类型、发病时间、病程经过、流血前有无停经史及以往治疗经过。

（二）生理状况

1. 症状

子宫不规则出血及贫血。特点是月经周期紊乱、经期长短不一、经量不定甚至大出血。根据出血特点分为几种类型：

（1）月经过多：周期规则，但经量过多（＞80mL）或经期延长（＞7天）。

（2）子宫不规则出血多：周期不规则，经期延长，经量过多。

（3）月经过频：月经频发，正常周期缩短（＜21天）。

2. 体征

肥胖或消瘦；体格检查常有贫血、甲减、甲亢、多囊卵巢综合征及出血性疾病的阳性体征；妇科检查见出血来自宫颈管内。

3. 辅助检查

（1）实验室检查：全血细胞计数确定有无贫血及血小板减少；凝血功能检查，包括凝血酶原时间、部分促凝血酶原时间、血小板计数、出凝血时间等，排除凝血和出血功能障碍性疾病；尿妊娠试验或血 hCG 检测，排除妊娠及妊娠相关性疾病；血清性激素测定，适时测定孕酮水平，以确定有无排卵及黄体功能。

（2）盆腔 B 型超声检查：了解子宫内膜的厚度及回声，以明确有无宫腔占位性病变及其他生殖道器质性疾病。

（3）基础体温测定（BBT）：不仅有助于判断有无排卵，还可提示黄体功能不足（体温升高天数＜11天）、子宫内膜不规则脱落，高温期体温下降缓慢伴经期出血，当基础体温呈双相型，月经间期出现不规则出血时，可了解出血是否在卵泡期、排卵期或黄体期。基础体温呈单相型，提示无排卵。

（4）诊断性刮宫：目的是止血和明确子宫内膜病理学诊断。

（5）子宫内膜活检组织检查：判断子宫内膜增生类型，排除子宫内膜器质性病变。

（6）宫腔镜检查：在宫腔镜直视下，直接观察子宫内膜情况，选择病变区进行活检，可诊断各种宫腔内病变。

（三）高危因素

1. 体质情况

营养失调、代谢紊乱致肥胖或消瘦。

2. 精神行为

精神紧张、情绪打击、过度劳累、酗酒及环境改变等引起神经内分泌调节功能紊乱。

3. 全身或生殖系统疾病

肝病、血液病、糖尿病、甲状腺功能亢进或减退、贫血、多囊卵巢综合征等。

4. 遗传与发育问题

淋巴结、甲状腺、乳房、卵巢发育不良。

5. 药物影响

服用干扰排卵的药物或抗凝药物。

（四）心理 — 社会因素

1. 对健康问题的感受

是否存在因害羞或其他顾虑而不及时就诊。

2. 对疾病的反应

担心疾病严重程度，疑有肿瘤而焦虑、不安、恐惧。

3. 家庭、社会及经济状况

随着病程延长并发感染或止血效果不佳，大量出血更容易产生恐惧和焦虑，影响身心健康和工作学习。

三、护理措施

（一）一般护理

见相关内容。

（二）症状护理

1. 贫血

患者需要保证充足的睡眠和休息，避免过度疲劳和剧烈运动，出血量较多应卧床休息，加强营养，补充铁剂，严重者需输血。

2. 子宫出血

监测生命体征变化，一旦出现出冷汗、发绀、少尿等休克表现，立即让患者取平位、吸氧、保暖，迅速建立静脉通道，做好输血前准备（抽血送化验室进行交叉配血）；遵医嘱输血、输液，控制好输注速度；尽快做好手术止血准备，如剖宫前消毒及手术器械准备；嘱患者出血期间注意休息，保留会阴垫以便准确估计出血量，保持会阴部清洁、干燥，预防感染。

（三）用药护理

（1）根据功血的类别、患者的情况及出血的特点，遵医嘱正确使用药物。

①雌孕激素联合用药：常用第三代口服避孕药。如去氧孕烯炔雌醇片、复方孕二烯酮片或炔雌醇环内孕酮片，每次 1～2 片，每 8～12h1 次，血止 3 天后逐渐减量至每天 1 片，维持至 21 天周期结束。止血效果优于单一用药。若用于调整月经周期，则从撤药性出血第 5 天开始，每天 1 片，连用 21 天，1 周为撤药性出血间隔，连续 3 个周期为一疗程，病情反复者，酌情延至 6 个周期。

②单纯雌激素：应用大量雌激素可迅速促进子宫内膜生长，短期内修复创面而止血，适用于急性大量出血时。常用药物有苯甲酸雌二醇、结合雌激素（针剂）。苯甲酸雌二醇：初剂量 3～4mg/d，分 2～3 次肌内注射。若出血明显减少，则维持；若出血未见减少，则加量。结合雌激素（针剂）：25mg 静脉注射，可 4～6h 重复 1 次，一般用药 2～3 次，次日应给予口服结合雌激素（片剂）3.75mg，并按每 3 天减量 1/3 逐渐减量。

③单纯孕激素：也称"子宫内膜脱落法"或"药物刮宫"，停药后短期内即有撤药性出血。适用于体内已有一定雌激素水平、血红蛋白水平＞80g/L、生命体征稳定的患者。合成孕激素分两类，常用 17α-羟孕酮衍生物（甲羟孕酮、甲地孕酮）和 19-去甲基睾酮衍生物（炔诺酮等）。以炔诺酮为例，首剂量 5mg，每 8h1 次，2～3 天止血后每隔 3 天递减 1/3 量，直至维持量每天 2.5mg，持续用至血止后 21 天停药，停药后 3～7 天发生撤药性出血。也可用左炔诺孕酮 1.5mg，血止后按同样原则减量。

④雌孕激素序贯疗法：又称人工周期，即模拟自然月经周期中卵巢的内分泌物，序贯应用雌、孕激素，使子宫内膜发生相应变化，引起周期性脱落。适用于青春期生育年龄功血内源性雌激素水平较低患者。应于性激素止血后调整月经周期。从撤药性出血第 5 天开始，生理替代全量为妊马雌酮 1.25mg 或戊酸雌二醇 2mg，口服，每晚 1 次，连用 21 天，于服药的第 11 天起加用醋酸甲羟孕酮，每天 10mg，连用 10 天。连续 3 个周期为一疗程。若正常月经仍未建立，应重复上述序贯疗法。

⑤促排卵药物：功血患者经上述周期调整药物治疗几个疗程后，部分患者可恢复自发排卵。青春期一般提倡使用促排卵药，有生育要求的无排卵不孕患者，可针对病因采取促排卵常用药物有氯米芬（CC）、人绒毛膜促性腺激素（hCG）、人绝经期促性腺激素（HMG）、促性腺激素释放激素（GnRHa）。详见本章第五节相关内容。

⑥辅助治疗：氨甲环酸 1g，2～3 次/d，或酚磺乙胺、维生素 K；丙酸睾酮，对抗雌激素；补充凝血因子，矫正凝血功能；给予铁剂或叶酸，矫正贫血；应用抗生素，预防感染。

（2）用药观察：用药期间应仔细观察患者阴道出血情况，判断用药效果。

（四）手术护理

1. 了解手术指征

（1）诊断性刮宫术：适用于病程长的已婚育龄期妇女或围绝经期妇女，未婚者不宜选用；急性大出血或存在子宫内膜癌高危因素的功血患者。

（2）子宫内膜切除术：适用于经量多的绝经过渡期功血和经激素治疗无效且有生育要求的生育期功血。

（3）子宫切除术：药物治疗效果不佳，在了解所有治疗功血的方法后，患者和家属知情选择，接受子宫切除。

2. 手术前准备及手术后护理

详见相关内容。

（五）心理护理

（1）鼓励患者表达内心感受，耐心倾听，针对性解释疾病与健康的问题。

（2）及时提供更多疾病相关信息，使患者摆脱焦虑，树立信心；使用放松技术，如看电视、听音乐等分散注意力，调整情绪。

（3）与家属沟通，让其多关心患者，尤其对不孕患者，更要鼓励患者放松思想，减少精神压力，提供心理支持。

四、健康指导

1. 知识指导

向患者讲解"功血"的病因、治疗方法及效果，告知及时就诊和规范治疗的重要性。

2. 用药指导

对应用性激素药物的患者，告知服药期间不得漏服及随意停药，否则会出现不规则出血，影响治疗效果。

3. 性生活指导

告知患者在出血期间要避免性生活。

4. 饮示指导

指导患者加强营养，按照患者的饮食习惯，制订适合于个人的饮食计划，推荐含铁较多的食物，如猪肝、豆角、蛋黄、胡萝卜、葡萄干等，保证患者获得足够的营养。

5. 随访指导

对应用人工周期及雌孕激素合并应用调整月经周期的患者，应教会其服药的方法及注意事项，有条件可进行追踪随访，告知患者，若服药期间出现不规则阴道出血应及时就诊。

五、注意事项

（一）用药注意事项

（1）准时准量给药，保证药物在体内的稳态浓度，不得随意停服和频服，避免因药量不足致撤药性出血。

（2）围绝经期妇女激素治疗前需刮宫以排除内膜病变。

（3）所有雌激素疗法在血红蛋白增加至 90g/L 以上后均必须加用孕激素撤退。

（4）有血液高凝或血栓性疾病病史的患者，应禁用大剂量雌激素止血。

（5）应用口服性激素的潜在风险应予注意，有血栓性疾病、心脑血管疾病高危因素及 40 岁以上吸烟女性不宜应用。

（二）手术注意事项

1. 诊断性刮宫术

对无性生活史的青少年患者，仅适用于大量出血且药物治疗无效需立即止血或检查子宫内膜组织学者。刮宫时间：无排卵性功血应于月经前 3 ～ 7 天或月经来潮 6h 内刮宫，以确定排卵或黄体功能；排卵性功血应在月经期第 5 ～ 6 天进行；不规则出血者可随时进行刮宫，详细记录刮出物的性质和量并及时送病检。

2. 子宫内膜切除术

术前 1 个月可口服达那唑 600mg，每天一次，可使内膜萎缩，子宫体积缩小，减少血管再生，使手术时间缩短，出血减少，增加手术安全性。

3. 子宫切除术

因功血行子宫切除术，应征得患者及家属充分的知情同意。

第六章　产褥期的护理

第一节　产褥期的护理

一、产后休养环境的要求

（1）室内保持安静、明亮、整洁、舒适，每天开窗通风两三次，每次 15 ～ 20min，避免对流风。

（2）室内保持适宜温度和湿度。温度不可忽高忽低，夏季保持在 22 ～ 25℃，冬季保持在 20 ～ 22℃，相对湿度保持在 50%～ 60%为宜。

二、产后穿着要求

传统观念上认为，坐月子应该"捂"，意思就是要多穿、多盖，避免着凉、受风，这样的说法有一定的道理，因为产妇身体比较虚弱，免疫力降低，与正常人相比更容易生病，因此要多加小心。但如果天气炎热的话，也要根据自身情况适当减少衣物，千万不要一味地"捂"而导致中暑。

（1）服装材质应该选择棉质的，既保暖又吸汗。产妇产后出汗多，俗称"褥汗"，尤其是以夜间睡眠和初醒时最为明显，这是一种正常的生理现象，是身体在以出汗的形式排出孕期体内增加的水分，因此，衣物一定要选择纯棉、透气性好的，袜子也是一样。

（2）要穿着厚薄适中、清洁、柔软、宽松的衣裤，根据季节变化适当调整，防止捂得过多导致热量散不出去。

（3）衣物要勤洗、勤换、勤晒。产后多汗，有时不到半天，衣服裤子已经湿了，可多准备一些内衣内裤和贴身的衣物，一旦感觉不舒服马上换下来，避免着凉。

（4）佩戴松紧合适的胸罩。

（5）鞋子宜软。勿穿硬底鞋、高跟鞋，不要赤脚。

（6）产后不要立即穿紧身衣裤，束缚带最好 4 ～ 6 个月后再使用。

三、产后护理重点

（一）会阴部护理

1. 保持外阴清洁

（1）每日用温开水清洗外阴，擦干后垫上卫生巾，保持外阴干燥。

（2）大便后应加洗一次，如果恶露较多，要及时更换卫生巾。

（3）会阴有伤口者，要每天检查伤口的愈合情况，伤口如有感染应及时到医院进行处理。

2. 会阴清洁注意事项

（1）用流动的温开水冲洗。

（2）由前往后冲洗。

（3）如无特别医嘱，最好不要每次都用消毒液冲洗。

（4）如需用消毒液冲洗，则应注意消毒液的浓度和使用方法。

（二）产妇洗浴注意事项

（1）自然分娩者产后一周可洗浴，但由于产妇气血虚弱、抵抗力差，所以产后洗澡应特别注意寒温得当，防风、寒、暑、热乘虚入侵。

（2）冬天沐浴，注意避风，浴室宜暖，浴水须热，夏天浴室空气要流通，水温应接近体温，为 37～38℃。洗澡的次数要比平常少。

（3）饥饿时、饱食后不宜洗澡。

（4）洗澡前，浴室应提前预热，先调好水温，且以淋浴为宜。

（5）每次洗浴时间不可过长，30min 左右即可。

（6）洗完后迅速擦干身体和头发，头发未干不要结辫，用木梳梳头。

（三）产妇眼、口腔保健

1. 眼保健

（1）刚生产完两周内最好不要看书、看电视或上网。因为不论是自然分娩还是剖宫产，视网膜都会有水肿，要等水肿吸收后再看，否则眼睛疲劳会造成视力下降。

（2）两周后虽然可以看书或看电视，但注意别太久，每天 30～60min 即可，以免眼睛疲劳。

（3）月子里需要更好地休息，白天在照料婴儿之余，要经常闭目养神，这样眼睛才不会感到疲劳。

（4）注意用眼卫生。不要在光线暗弱及阳光直照下看书、写字。平时不用脏手揉眼，不要与家人合用洗漱用品。

（5）合理补充营养。多吃富含维生素 A 的食品，如胡萝卜、瘦肉、扁豆、绿叶蔬菜，可防止角膜干燥、退化，并提高眼睛在光线弱的环境中视物的能力。

2. 口腔保健

（1）产后的口腔卫生比平时更显重要，至少早晚各刷一次牙，应选择用软毛牙刷刷牙。

（2）做到饭后及时漱口。每次进食完毕，应用温水漱口 10～15 次。晚上睡前刷牙后若再吃东西，还应再刷一次牙或漱口一次。

（3）注意刷牙的正确方法和时间。

（4）中医指刷法（产后 3 天内）。

方法：洗净双手，将干净纱布缠于食指，挤适量牙膏，犹如使用牙刷样擦拭，然后按摩牙龈数遍。

（5）乳母饮食中营养物质补充不足或缺乏，均能导致骨质因钙损耗变软，牙槽骨也会疏松软化，出现牙齿松动，咀嚼无力。故产后除口腔保健外，饮食中要增加钙的摄入量。多吃含钙多的食物，如牛奶、虾皮、海带、豆类、贝类等。必要时补充钙剂及维生素 D 等，并进行适当的户外活动。

四、"月子病"的预防

（一）子宫脱垂

1. 子宫脱垂形成原因

分娩后子宫韧带和盆底肌肉松弛而无弹性，使子宫易随体位变化而发生位置的改变，子宫因此而沿着阴道方向往下移动，在有诱因时则更为严重，甚至子宫可从阴道里脱出，产妇常常会感到小腹坠胀和酸痛，若子宫颈长期露出在外面，还可因干燥、摩擦而发生溃烂、糜烂和感染，流出脓样分泌物和血水，出现排尿困难及尿失禁等情况。

2. 防护对策

（1）产妇在产后要充分休息，经常更换卧床姿势。

（2）月子里照顾小宝宝时，不要长久在地上站立，照顾宝宝常用的物品最好放在伸手可及的地方，也不要去提过重的东西。

（3）产后不要过早跑步、走远路。

（4）如果有便秘、慢性咳嗽要及早进行纠正和治疗。

（5）多采取俯卧位、膝卧胸位，帮助子宫保持前倾位，多做加强盆底肌肉弹性的缩肛运动。

（6）在保健医生指导下做产后健美操。

（7）加强营养，合理膳食。

（二）腰背痛

1. 形成原因

妊娠、分娩使得腰背部的肌肉、骨盆韧带及肌肉都处于不稳定的松弛状态，当腰背部在运动时失去了支撑，很快就会感到酸痛；不良的喂养姿势，恶露排出不畅或照料宝宝时经常做弯腰动作，这些均易造成腰背肌肉劳损而引起疼痛。

2. 防护对策

（1）孕期应尽量采取正确的身体姿势。

（2）掌握正确的母乳喂养的方法。

（3）抱宝宝时尽量不要总站着。

（4）月子里照顾宝宝时避免弯腰。

（5）月子里要注意保暖，避免腰背受凉。

五、产后性生活与避孕

（1）自然分娩的产妇，产后 56 天内，尽量避免性生活。

（2）剖宫产的产妇，产后 3 个月内避免性生活。

（3）有产钳术、宫颈裂伤缝合、产褥感染、出血等情况，生殖系统恢复较慢的，性生活应在产后 70 天之后。

（4）哺乳期勿口服避孕药或打避孕针，宜采用避孕套、体外排精等方法避孕。

（5）自然分娩后 3 个月可放节育环，如已月经来潮，通常在月经干净后 3～7 天放环，如 3 个月仍未来月经，就要在排除怀孕后再放环。

（6）剖宫产应在术后 6 个月放环。

（7）产后如有恶露不净、子宫出血、产褥感染等不正常情况，要等痊愈后再考虑放环。放环前以男性避孕，以避孕套避孕为主。

注意事项：产后哺乳期不宜使用复方口服避孕制剂，因避孕制剂中的雌激素可能影响乳汁分泌。哺乳期也不宜使用不易溶解的外用杀精剂，如避孕片、药膜等，因哺乳妇女阴道的分泌物较少，其不易融化。

六、产后复查

（一）产后复查的必要性

很多女性对孕前检查、产前检查都十分重视，而对产后复查却往往容易忽视。不少产妇认为孩子顺利生下来就没事了，其实这种观点是不正确的。产后 42 天是产褥期的结束，产妇应当恢复到非妊娠期的健康状态。产后复查能及时发现产妇的多种疾病，还能避免产妇患病影响婴儿健康。复查宜在产后 42～56 天进行。

（二）42 天复查的项目

1. 妇科检查

通过妇科检查可以了解：

（1）子宫修复和子宫内膜修复的情况。

（2）会阴伤口愈合情况，如剖宫产还包括腹壁伤口愈合情况等。

2. 盆底肌肉电诊断

由于妊娠期胎儿、胎盘及羊水综合力量对盆底肌群的重压，加之分娩时盆底肌群过度伸展使弹性减弱，且常伴有肌纤维部分撕裂，在产后可表现为咳嗽、喷嚏、大笑、上楼或提重物时，不由自主地漏尿（尿失禁），性生活时感到反应能力下降，满足感减少，盆腔脏器脱垂，如阴道前后壁轻、中度膨出，子宫脱垂等。经诊断，如存在上述情况，应进行盆底肌肉的生物反馈电刺激治疗和训练，使盆底肌群恢复至孕前状态。

3. 体成分检测

检测体内肌肉及脂肪含量，检测双侧膝关节的功能状况，了解身体的平衡功能，了解身体骨量的状况，综合评价体成分及产后恢复情况并给予指导。

4. 乳汁成分分析

对于母乳喂养或混合喂养的妈妈还应做乳汁成分分析，通过分析了解母乳中蛋白质、脂肪、碳水化合物及微量元素钙、锌、铁、镁、铅、铜等的水平。

第二节　产褥期急危症的识别与处理

产褥期母体各系统的变化很大，子宫内有较大的创面，身体未完全恢复，保健护理不当，容易引发危急重症。

一、产褥感染

产褥感染是指分娩及产褥期生殖道受病原体感染，引起局部和全身的炎性反应，发病率为 1%～7.2%，是产妇死亡的四大原因之一。

产妇在产褥期抗病能力差，加上阴道、子宫因分娩而造成的创伤还没有愈合，细菌极易由此侵入；分娩时阴道外口有不同程度的充血、水肿，易引起会阴裂伤。因此，产褥期容易发生外阴炎、阴道炎、子宫内膜炎、盆腔炎、子宫出血、会阴部伤口感染等，严重者还会发生败血症、失血性休克而危及生命。

（一）病因

1. 病原体种类

目前认为，孕期及产褥期阴道内的生态极为复杂，有大量需氧菌、厌氧菌、真菌以及衣原体、支原体等寄生，但以厌氧菌占优势。另外，许多非致病菌在特定的环境下也可以致病。

（1）需氧性链球菌：β-溶血性链球菌分为 18 族，B 族链球菌产生外毒素与组织酶，使其致病力、毒力、播散能力较强，与产褥感染关系密切，可引起严重感染，其临床特点为发热早（平均在产后 11h），体温超过 38℃，有寒战、心率快、腹胀、子宫复旧不良、子宫旁或附件区触痛，甚至伴发菌血症。需氧性链球菌是外源性感染的主要致病菌。

（2）大肠杆菌属：大肠杆菌及与其相关的革兰氏阴性杆菌、变形杆菌，是外源性感染的主要菌种，也是菌血症和感染性休克最常见的病原菌。大肠杆菌寄生在阴道、会阴、尿道口周围，可于产褥期迅速增殖而发病。大肠杆菌在不同的环境中对抗生素的敏感性有很大差异，需行药物敏感试验。

（3）葡萄球菌：主要致病菌是金黄色葡萄球菌和表皮葡萄球菌。二者的致病途径有显著不同。

金黄色葡萄球菌多为外源性感染，很容易引起严重的伤口感染。表皮葡萄球菌存在于阴道菌丛内，引起的感染较轻。葡萄球菌因能产生青霉素酶而对青霉素出现耐药性。

（4）厌氧性链球菌：以消化链球菌和消化球菌多见，存在于正常阴道中，当产道损伤时，残留组织坏死，该菌迅速繁殖，与大肠杆菌混合感染，放出异常恶臭气味。

（5）厌氧类杆菌属：为一组绝对厌氧的革兰氏阴性杆菌，包括脆弱类杆菌、产色素类杆菌等。此类细菌有加速血液凝固的特点，可引起感染邻近部位的血栓性静脉炎。

此外，梭状芽孢杆菌、淋病双球菌亦可导致产褥感染，但较少见。支原体和衣原体也是产褥感染的病原体之一。

2. 感染来源

（1）自身感染：正常产妇生殖道或其他部位寄生的病原体，当出现感染诱因时可致病。

（2）外来感染：由被污染的衣物、用具、各种手术器械、物品等接触后造成感染。

3. 感染诱因

机体对入侵病原体的反应，取决于病原体的种类、数量、毒力及机体的防御能力。

任何削弱产妇生殖道和全身防御能力的因素均有利于病原体入侵与繁殖，如贫血、营养不良、慢性疾病、临近预产期性交、胎膜早破（羊水中溶菌酶有杀菌作用，当羊水流失后杀菌作用减弱）、羊膜腔感染、各种产科手术操作、产道损伤、产前产后出血、宫腔填纱、产道异物、产程延长、胎盘残留等，均可成为产褥感染的诱因。

（二）临床表现

1. 急性外阴炎、阴道炎、宫颈炎

分娩时由于会阴部损伤或手术产而招致感染，表现为局部灼热、疼痛、下坠，脓性分泌物刺激尿道口出现尿痛、尿频。伤口处感染，缝线陷入肿胀组织内，针孔流脓。阴道与宫颈感染表现为黏膜充血、溃疡、脓性分泌物增多，日后可导致阴道粘连甚至闭锁。若向深部蔓延，感染可达子宫旁组织，引起盆腔结缔组织炎。

2. 急性子宫内膜炎、子宫肌炎

病原体经胎盘剥离面侵入，扩散到蜕膜后，称为子宫内膜炎。感染侵及子宫肌层，称为子宫肌炎。子宫内膜炎伴有子宫肌炎，重者可出现寒战、高热、头痛、心率快、白细胞增多，下腹部压痛轻重不一等症状，但常因恶露不多而被误诊。

3. 急性盆腔结缔组织炎、急性输卵管炎

病原体沿子宫旁淋巴或血行达宫旁组织，出现急性炎性反应而形成炎性包块，同时波及输卵管系膜、管壁。若侵及整个盆腔，也可形成"冰冻骨盆"。淋病双球菌沿生殖道黏膜上行感染，达输卵管与盆腹腔，形成脓肿后，可以高热不退。

4. 急性盆腔腹膜炎及弥漫性腹膜炎

炎症继续发展，扩散至子宫浆膜，形成盆腔腹膜炎，继而发展成弥漫性腹膜炎，出现全身中毒症状，如高热、恶心、呕吐、腹胀，检查时下腹部有明显压痛、反跳痛。由于产妇腹壁松弛，腹肌紧张大多不明显。因腹膜面炎性渗出、纤维素覆盖引起肠粘连，也可在直肠子宫陷凹形成局限性脓肿，若脓肿波及肠管与膀胱可出现腹泻、里急后重与排尿困难。急性期治疗不彻底可发展成慢性盆腔炎而导致不孕。

5.血栓性静脉炎

类杆菌和厌氧性链球菌是血栓性静脉炎常见的致病菌。

在血流瘀滞或静脉壁受损的基础上，细菌分泌肝素酶分解肝素，促进凝血。子宫胎盘附着面感染上述细菌时引起盆腔血栓性静脉炎，可累及卵巢静脉、子宫静脉、髂内静脉，髂总静脉及下腔静脉，病变常为单侧性，患者多于产后1～2周，继子宫内膜炎之后出现寒战、高热，反复发作，持续数周，不宜与盆腔结缔组织炎鉴别。下肢血栓性静脉炎，病变多在股静脉、腘静脉及大隐静脉，出现弛张热。下肢持续性疼痛，局部静脉压痛或触及硬索状，使血液回流受阻，引起下肢水肿，皮肤发白，俗称"股白肿"。但有的病变轻而无明显阳性体征，彩色超声多普勒可以探出。下肢血栓性静脉炎多继发于盆腔静脉炎或周围结缔组织炎。

6.脓毒血症及败血症

当感染血栓脱落进入血循环可引起脓毒血症，出现肺、脑、肾脓肿或肺栓塞而致死。若细菌大量进入血循环并繁殖形成败血症，可危及生命。

（三）预防

产褥感染轻则影响健康，重则危害生命，因此，必须积极预防，孕产妇应注意以下几方面：

1.产前

纠正贫血，补充营养，尽可能清洁身上存在的感染灶；妊娠最后两个月停止一切阴道治疗，尤其是阴道冲洗；孕期避免性交，尤其是最后两个月内更应禁忌，也不能盆浴。

2.产时

临产以后，应抓紧时间休息，尽量进食和饮水；若饮食摄入不足，必须接受静脉补充。

3.产后

产后汗多，下身又有恶露不断流出，因此必须注意清洁卫生。除洗澡和擦身外，必须每天用温开水洗涤外阴1～2次，尤其在大便后。卫生巾勤换。产褥期间，特别在恶露尚未干净时，绝对不能性交，因此时子宫里的创面尚未愈合，性交会带入细菌使子宫发炎，也会使恶露淋漓不尽。况且，会阴和阴道裂伤的瘢痕犹新，过早性交必然引起疼痛，甚至导致裂开和感染。

（四）护理

1.多休息

新妈妈一定要保证充足的休息，如果身体吃不消，就把照顾宝宝的任务交给家人，这样才能早日恢复体力。

2. 多喝水

补充水分对已经发生产褥热或是排尿不畅的新妈妈而言非常重要。最好每天摄入2000mL 左右的水。

3. 清洁卫生

产后恶露会持续一段时间，新妈妈要勤换卫生护垫和内裤，尤其会阴有伤口的新妈妈，如厕后最好能用温水冲洗会阴部，以减少感染发生。

4. 伤口干燥

剖宫产的新妈妈一开始可以用热毛巾擦拭身体，等到产后 7～10 天再洗澡，以减少伤口发炎的可能。要保证伤口干燥清洁。

5. 适度营养

产后新妈妈哺乳、恢复体力的同时，也要增强抵抗力，因此要加强营养补充，尤其是患有产褥热的妈妈，饮食应该清淡一些，避免油腻。

6. 性生活

产后性生活容易对新妈妈的身体造成损害，一般在产后 42 天复诊以后，如果医生确认身体已经复原，才可以恢复性生活。

二、肛裂

肛裂是齿状线以下肛管皮肤层裂伤后形成的小溃疡，其方向与肛管纵轴平行，长0.5～1.6cm，呈梭形或椭圆形，常引起剧痛，愈合困难。

很多孕妇在产后患有肛裂，肛裂是一种分娩后妇女常见的疾病。产妇容易发生肛裂的原因，除了因分娩时阴道扩张、撕裂累及肛门所致，更主要是由于便秘所伤。调查资料表明产后便秘者达 76.4%，而肛裂者中 70.6% 之前有便秘史。

（一）病因

（1）孕期盆腔受到子宫压迫，盆腔静脉回流受阻，造成肛门周围组织水肿，抵抗力下降，最后导致肛门易受损、感染，形成肛裂。

（2）分娩后长期卧床休息，活动少，以致肠蠕动减慢，大便在肠道内停留时间过久，水分被吸收而过于干燥、硬结，引起排便困难，导致肛裂。

（3）产后饮食失当，过多地进食精细食物，不吃或很少吃蔬菜、水果等富含纤维素的食物。

（二）症状

产后肛裂主要症状是便后疼痛，严重者便后疼痛持续可达数小时之久，甚至出现便后滴血，因而使患者惧怕排便，结果粪便停留肠腔内时间更久、更干燥，下次排便更痛，形成恶性循环。

（三）防治方法

1. 运动

不要整日卧床休息，初起床时可先进行轻微的活动，如抬腿、缩肛等，这对增强腹直肌能力、锻炼盆底肌肉、顺畅排便、恢复健康很有益处。

2. 饮食

（1）适当增加高脂肪饮食，如花生、芝麻、花生油、芝麻油、豆油及核桃等，可起到润滑肠道、通便的作用。

（2）多吃新鲜蔬菜和水果，增加膳食纤维的摄入可促进排便。多吃魔芋类、洋粉类食物，能够软化粪便。

（3）膳食不要过于精细，过细的饮食膳食纤维少，容易引起便秘，加重肛裂。

（4）要多饮水，多喝汤，保持体内充足的水分。

（5）少吃或不吃热性、辛辣、煎炸食物，多吃鱼汤、猪蹄汤，帮助润滑肠道和补充足够的水分。

3. 习惯

养成定时大便的良好习惯，每次大便后用温开水清洗肛门。

4. 注意事项

避免长时间坐位。

5. 产后尽早起床活动

自然分娩者产后 1～2 天可起床活动，初起床时可先进行轻微的活动，如抬腿、仰卧起坐、缩肛等，这对增强腹直肌能力、锻炼盆底肌肉、顺畅排便、恢复健康很有益处。做缩肛、提肛练习，锻炼肛门括约肌，改善局部的血液循环。具体做法是：在吸气时伸缩肛门，然后呼气、放松，如此反复，每次做 10～20 次，一日做 2 次。

6. 发生便秘时

不要强行排便，应先由肛门塞入开塞露、甘油栓等，促使大便排出以防止肛门裂伤。

7. 发生肛裂后

应注意清洗肛周，尤其是在大便后，可用高锰酸钾溶液坐浴（要注意药物浓度），以促进伤口愈合。如无效，应及时去医院就诊，以免延误病情。

（四）注意事项

（1）室内空气要流通，室温不要过高，保持在 24℃左右。

（2）室内放置加湿器，保持室内湿度在 45%～50%。

（3）不要盆浴，要用淋浴，最好用流动水冲洗外阴。

（4）合理饮食，早下床活动，及时小便，以避免膀胱内尿潴留，影响子宫的收缩及恶露的排出。

（5）最好使用消毒过的卫生纸和卫生棉。

三、晚期产后出血

晚期产后出血是指分娩 24h 以后，在整个产褥期内发生的大量出血。它可以表现为突然发生一阵大量的出血，也可以是少量出血间歇性反复发作，严重时会发生休克。

（一）病因

1. 胎盘、胎膜残留

最常见和最主要的原因是第三产程处理不当所致。出血时间以发生在产后 4～10 天者居多，少数病例可因残留组织坏死，纤维蛋白沉积而形成胎盘息肉，于产后数周或数月之后发生出血。

2. 子宫复旧不全

在分娩时和产后早期引起子宫收缩乏力的因素均可导致子宫复原不全，表现为血性恶露持续时间长，甚至可以出现较大量的出血，子宫大而软。

3. 胎盘附着部位复原不全

正常情况下，胎盘附着处断裂的血管经子宫肌收缩而闭塞，其断端产生血栓，最后血栓发生机化等改变，使血管口完全阻塞。当以上过程受到干扰时，血栓可被溶解，血窦重新开放，常于产后 1 个月左右突然发生大出血。

4. 剖宫产术后晚期出血

多发生于术后 2～6 周，多因切口影响子宫收缩，或缝线溶解、松脱、伤口感染使切口裂开，或因缝线过密造成局部缺血坏死等，出血较为严重。

5. 其他原因

如滋养细胞疾病、子宫黏膜下肌瘤、子宫颈癌、性交损伤等，均可导致晚期产后出血。

（二）症状及体征

1. 胎盘、胎膜残留

多发生于产后 10 天左右，残留的胎盘组织发生变性、坏死、机化，形成胎盘息肉，当坏死组织脱落时，暴露基底部血管，引起大量出血。临床表现为血性恶露持续时间延长，以后反复出血或突然大量出血。检查发现子宫复旧不全，宫口松弛，有时可触及残留组织。

2. 蜕膜残留

正常蜕膜多在产后一周内脱落并随恶露排出。若蜕膜剥离不全且长时间残留，也可影响子宫复旧，继发子宫内膜炎症，引起晚期产后出血。临床表现与胎盘残留不易鉴别，宫腔刮出物病理检查可见坏死蜕膜。

3. 胎盘附着面感染或复旧不全

子宫胎盘附着面血管在分娩后即有血栓形成，继而血栓机化，出现玻璃样变，血管上皮增厚，管腔变窄、阻塞。胎盘附着部边缘有内膜向内生长，底蜕膜深层的残留腺体和内膜亦重新生长，使子宫内膜得以修复，此过程需 6～8 周。若胎盘附着面感染、复旧不全引起出血，多发生在产后 2 周左右，表现为突然大量阴道出血，检查发现子宫大而软，宫口松弛，阴道及宫口有血块阻塞。

4. 剖宫产术后子宫伤口裂开

多见于子宫下段横切口两侧端。近年子宫下段横切口剖宫产术广泛开展，有关横切口裂开引起大出血的报道屡见不鲜，应引起重视。引起切口愈合不良造成出血的原因主要有：

（1）子宫下段横切口两端切断子宫动脉向下斜行分支，造成局部供血不足。术中止血不良，形成局部血肿。

（2）横切口选择过低，宫颈侧以结缔组织为主，血供较差，组织愈合能力差，且靠近阴道，增加感染机会。

（3）缝合技术不当。组织对位不佳，手术操作粗暴，出血血管缝扎不紧，切口两侧角部未将回缩血管缝扎形成血肿，缝扎过多过密，切口血循环供应不良等，均影响切口愈合。以上各种因素均可导致可吸收线溶解脱落后血窦重新开放。出血多发生在术后 1～3 周，出现大量阴道出血，甚至引起休克。

5. 其他

产后子宫滋养细胞肿瘤、子宫黏膜下肌瘤等均可引起晚期产后出血。

（三）临床表现

（1）持续或间断阴道出血，有时是突然阴道大量出血。产后恶露不净，有臭味，色由暗红变鲜红。

（2）多伴有寒战、低热。除阴道出血一般可有腹痛和发热。

（3）检查可发现子宫增大、变软，宫口松弛。

（四）预防

（1）做好妊娠期保健，处理好分娩过程，可明显减少晚期产后出血的发生。

（2）对有产后出血史，多次人工流产史，胎盘滞留及双胎、羊水过多、产程延长者应提高警惕，做好产前保健及产时、产后监护。

（五）家庭护理

血性恶露持续时间较长，排出浆液性恶露或白色恶露期间，突然阴道出血如月经量，应及时去分娩医院就诊，判断是否为子宫复旧不良、感染、胎盘胎膜残留等，及时诊治。

突然阴道大出血，明显多于月经量，有血块，伴头晕、恶心，即刻平卧休息，有条件者，开放静脉通道，呼叫 120 急救。

四、产后血栓性静脉炎

产后细菌侵犯、感染子宫静脉，进而扩展到卵巢静脉、髂内静脉、髂总静脉及阴道静脉、下肢静脉，尤以卵巢静脉为多见的疾病称为产后血栓性静脉炎。

产后血栓性静脉炎与妊娠及产褥期身体特有生理变化有关，妊娠期一些凝血因子增多、活性增强，血小板功能亢进，而抗凝及纤溶活性下降，血液处于高凝状态。在此基础上，如出现某些妊娠合并症或并发症及产褥期长期卧床等，均可诱发血栓性静脉炎。

（一）发病机理

因妊娠期盆腔血管床扩大，腹压增加，髂静脉回流缓慢，产后胎盘剥离面的栓塞性血管成为细菌滋长的良好基地，如受感染即可侵入子宫静脉而扩散至髂总静脉、下肢静脉、卵巢静脉甚至左肾静脉，血栓随之延伸。

（二）症状

（1）发热伴寒战和患侧红、肿、热、痛，一般发生在产后 1～2 周，继生殖系感染后出现弛张热，持续数星期之久为其特点。其他临床症状随感染程度及静脉血栓部位的不同而有所不同。

（2）髂静脉栓塞时出现患侧疼痛、压痛。

（3）累及股静脉者，下肢栓塞部位肿胀，皮肤发白，局部温度升高，有时可触及硬索状静脉。本病有时也被称为"股白肿"。

（4）当感染的血栓化脓时可脱落成为栓子散布在血循环中，引起脓毒血症，常常并发感染性休克和迁移性脓肿，最常见的是肺脓肿。

（三）产后血栓性静脉炎的分类

根据其临床表现及发生机制可分为两大类。

1. 盆腔血栓性静脉炎

常于产后 1～2 周出现，继子宫内膜炎之后出现寒战、高热、持续性下腹痛和压痛，疼痛局限，移动子宫时感疼痛。腹股沟触及肿大淋巴结，压痛明显。

2. 下肢血栓性静脉炎

常于产后 2 周出现，因血液回流受阻，下肢可出现水肿、疼痛、皮肤紧张变白，可有寒战、发热，皮温略高。对产后 2 周后有寒战、发热、下腹痛及下肢疼痛，单侧肢体水肿，抗菌药治疗不佳者，可考虑本病。

以上各种病因导致静脉血栓形成的机制并非是单一的，往往是综合因素，如手术除可对局部静脉造成损伤外，术后长期卧床还可使静脉血液瘀滞，尤其是大手术可使血液处于高凝状态。

（四）预防

首先要从孕期着手，重点做好妊娠高血压疾病的防治；其次是严格掌握剖宫产指征，术后早期下床活动；最后要预防和控制产褥感染。

（五）治疗

使用高效、广谱抗生素；抗凝治疗；支持治疗，给予足够营养及多种维生素；卧床休息，抬高患肢，局部可敷中药以活血化瘀，症状改善后早期下床活动。

第三节　产后恢复及产后调养

女人怀孕之后，身体骨架会被撑开，尤其是骨盆部位，其中大多数体重还会超标，尤其腹部、臀部、腰部及大腿等处是特别容易堆积脂肪的部位。有的产妇即使体重恢复较好，仍会有局部肥胖的困扰。如何使产妇在产后恢复体形也是高级母婴护理师需要关注的问题。

一、子宫恢复

（一）子宫体的恢复

在胎盘排出之后，子宫会立即收缩，可以在腹部摸到一个很硬并呈球形的子宫体，它的最高处齐肚脐水平。以后子宫底的高度，会每天下降 1～2cm，在产后 10～14 天，降入盆骨腔内，这时在腹部就摸不到子宫底了。

（二）子宫颈的复原

在分娩刚刚结束时，因充血、水肿，子宫颈会变得非常柔软，子宫颈壁也很薄，7 天之后才会恢复到原来的形状。7～10 天后子宫颈内口会关闭。一直到产后 4 周左右，子宫颈才会恢复到正常大小。

（三）子宫内膜的复原

分娩后胎盘和胎膜与子宫壁分离，由母体排出以后，从子宫内膜的肌底层，会再长出一层新的子宫内膜。产后 3 周左右，除了胎盘附着面，其他部分的子宫腔会全部被新生的内膜覆盖。刚分娩后，胎盘附着部分的子宫壁面积如手掌大，到产后 2 周左右，直径可以缩小到 3～4cm，但直到产后 6～8 周才能完全复原。

如果子宫里有残留的胎盘组织，或产后子宫收缩不好，子宫复原的速度就会放慢。产后的子宫为了恢复到原来的大小，需要更有力地回缩，所以产妇在产后一周内会感到宫缩的疼痛，这种宫缩在给婴儿哺乳时会更为明显，但不会令人难以忍受。医学专家认为，多与婴儿肌肤接触及哺乳是促进子宫复原的最佳方法。

（四）影响子宫复原能力的因素

子宫复原的过程非常复杂，有许多相关的因素可能影响子宫的复原，其中最常见的原因包括以下几种：

（1）子宫收缩药物的使用。在临床中，产后常使用促进子宫收缩的药物，包括缩宫素、麦角新碱等。缩宫素是神经垂体所分泌的激素，可促进子宫平滑肌产生节律性收缩；麦角辛碱具有与麦角碱完全相同的子宫收缩作用，可以预防及治疗因子宫收缩乏力而引起的产后子宫出血的问题。因此，如果产妇使用了这类药物，护理人员应该密切观察其子宫的收缩状况。

（2）子宫底环形按摩。进行子宫底环形按摩，可以有效地促进子宫的收缩。护理师应该提醒产妇随时注意子宫的收缩情况。如果触诊未能触及子宫底或子宫未能收缩成球状，应给予子宫底环形按摩。

（3）膀胱排空。产后因子宫的排空而使子宫韧带显得松弛，子宫容易受膀胱推挤而偏向一侧，尤其在膀胱胀满的情况下，子宫偏向右侧的情况会更加明显，可能因此影响子宫复原的能力。因此，及时排空膀胱有利于子宫的复原。

（4）哺乳。应该鼓励产妇于产后及时、及早地接触婴儿，并开始哺乳。哺喂母乳期间，婴儿吸吮产妇的乳头可以刺激垂体分泌缩宫素以诱发排乳反射，即促进乳腺泡周围平滑肌收缩，将乳汁排入输乳窦，并使乳汁能顺利排出，同时缩宫素也会作用于子宫的接收器上促进子宫收缩。因此，哺喂母乳也有利于子宫的复原。

（5）妊娠及生成过程。此次妊娠是否为多胎或巨婴，生产过程有无延长，胎盘是否残留，产后有无早期下床活动，子宫内有无感染等，这些因素都会影响子宫的收缩和复原。

（6）饮食。产妇的饮食也会影响子宫的收缩。例如，产后食用麻油鸡或生化汤，均可以促进子宫的收缩。生化汤是妇产科常用的产后处方，有化瘀生血、温经止痛、养血祛瘀的功效。

（7）产妇年龄较大、健康情况差、分娩次数多或多胎妊娠，往往也会影响子宫的复原能力。

二、产后运动及形体恢复

（一）建立正确的产后饮食观念

（1）合理膳食。无论是孕期还是产后，科学合理的膳食都是至关重要的。孕、产期的饮食原则是平衡膳食，避免高脂。在保证摄取足够营养、满足母婴需求的前提下，避免营养过剩。在分娩之后的产褥期，应该多补充富含钙、铁、蛋白质和维生素的牛奶、鸡蛋、豆腐、杂粮、新鲜水果、菠菜、蘑菇等食物，多喝汤水，以便满足身体的需要。尽量少吃甜食、油炸食品、肥肉等。

（2）母乳喂养。许多产妇因为怕形体改变，不愿意给婴儿哺乳，结果适得其反。母乳是婴儿天然的、营养全面的佳品，而且母乳喂养可以促进母体新陈代谢和营养循环，还可以消耗体内多余的营养成分，减少皮下脂肪蓄积，预防生育性肥胖的发生。因为每天泌乳 850mL，可以消耗 800kCal 的热量，相当于消耗掉 90g 脂肪，可见，哺乳可以消耗大量脂肪和蛋白质，促进形体恢复。

（3）产后瘦身五大饮食误区：

①误区一：不吃早餐。

有产妇误认为不吃早餐能减少热量的摄入，从而达到减肥的目的，殊不知不吃早餐对人体伤害极大，无益健康。

②误区二：长期使用固定食谱。

这样做固然减少了热量摄入，但久而久之身体的营养成分会有所欠缺，乳汁质量和产量下降，对身体也有害无益。

③误区三：高纤维食品摄入较少。

过于精细的食物，如用精面制作的麦类面包，其中的高纤维在加工时已被去除，营养也不全面。

④误区四：缺钙饮食。

一味追求苗条，忽视了钙质的摄入，从而容易患骨质疏松症，一定程度上也会影响乳汁中的钙含量。

⑤误区五：认为鸡肉比牛肉脂肪含量低。

去皮的鸡肉脂肪含量低，但鸡翅中的胆固醇含量很高。

（二）进行适量的产后健身运动

分娩后，每天做些和缓的运动，坚持3个月（最慢6个月）体形基本可恢复正常，尽管腹部的肌肉这时还不能像以前那样紧实。

从产后第一天起就可以开始适量运动了。产妇需要把运动和营养有机地结合起来。首先要慢慢调整状态，如在运动中感到疼痛或疲劳，就一定要停下来。最好是进行运动量小但能经常坚持的锻炼。

1.产后健身的注意事项

属于下列情况的产妇不宜做体操运动：

（1）体虚、发热者。

（2）血压持续升高者。

（3）有较严重的心、肝、肺、肾疾病者。

（4）贫血及有其他产后并发症者。

（5）剖宫产分娩者。

（6）会阴严重撕裂者。

（7）产褥感染者。

顺产的产妇从产后第二天开始，可在床上进行产后恢复体形的体操锻炼，如果产妇做了剖宫产手术，可以让产妇从产后的第二周开始做轻微的活动。

2.产后健身运动的原则

产后体操通常分为两个阶段：第一阶段是在产褥期，产妇身体还没有完全恢复的情况下，适合做一些轻微的运动，且运动量不宜过大。运动的目的是锻炼盆底肌肉，训练主要有腹肌运动、腿部肌肉运动、胸部运动等。这期间的运动以在床上完成为主。第二阶段是在产褥期结束后，产妇身体状况基本恢复，可以视情况逐渐增加运动量。运动的目的是全身肌肉力量的恢复训练，并加强腹部和盆底肌肉锻炼。总之，产后运动要遵循以下几个原则：

（1）量力而行，循序渐进，以不累不痛为原则，不要急于求成，运动量可以让产妇自己适度掌握。

（2）产后运动时间逐渐增加，动作从简单到复杂，运动量由小到大。

（3）每餐不要吃得太饱，饭后 1h 后进行运动，运动后注意补充水分。

（4）产后关节松弛，应该注意保护，尽量不做单脚用力的动作，如跳跃等。

（5）如果运动中发现出血量增多，应立即停止运动。

（6）鼓励产妇持之以恒，贵在坚持。

3.产褥期健身计划

（1）产后第一天

脚跟运动：让产妇平躺于床上，后脚跟贴床，伸长脚尖，两脚底对碰。

呼吸运动：平躺，全身放松，膝盖弯曲，用腹肌力量从鼻子深呼吸，以口缓缓吐气。

手指运动：伸直手臂，握拳，然后把手尽量张开。一日可做 10 次。

会阴收缩运动：可以从产后第一天开始做。仰卧或侧卧，吸气，紧缩阴道周围及肛门肌肉，闭气，持续 1～3s 再慢慢放松吐气，重复 5 次。

（2）产后第二天

腹直肌分离矫正：同呼吸运动，吐气时将头抬高，但不可抬肩，同时用交握的双手将腹直肌向中线推挤，吸气时恢复原姿势，并松弛腹部，不可把肩抬高。

膝胸卧式：仰卧床上，两手平放肩侧，以两手、小臂和双膝支托身体重量，将臀翘起，离开床面，身体后移，仅胸部和双膝着床，保持 10s，然后身体重心前移恢复平卧。

（3）产后第三天

骨盆摇摆：平躺，稍稍弓起背部，使骨盆腔向上悬起并左右摇摆，可矫正脊柱前弯及下背痛。

颈部运动：平躺，四肢伸直，将头抬起前屈，使下颌贴近胸部，再将头慢慢放下。

举落手臂运动：坐在床上，双臂交替上举、下落。该项运动的目的主要为刺激胸肌，使母乳流淌通畅，同时上半身的肌肉也能得到恢复。

（4）产后第四天

胸部运动：仰卧床上，身体及腿伸直，慢慢吸气，扩大胸部，收下腹肌，背部紧压床面保持一会儿然后放松，重复 5～10 次。每天坚持可以帮助胸部肌肉收缩，预防乳房下垂。

（5）产后第五天

腿部运动：平躺在床上，轮流抬高双腿与身体呈直角，待产后体力稍有恢复时，可同时抬起双腿，重复 5～10 次。每天坚持能够帮助腿部及会阴部肌肉收缩。

（6）产后第七天

乳房运动：两臂左右平伸然后上举至两掌相遇，保持手臂伸直，停止数秒后再回到左右平伸，每日 10 次。可以帮助胸部肌肉收缩并使其富有弹性，防止乳房下垂。

凯格尔运动：刚开始练习时，可以仰卧在床上，身体放松，专注于提肛收缩的动作。特别注意双腿、双臀、腹肌不能用力；体会骨盆底肌的收缩动作，将收缩的动作专注在阴道、尿道上，持续重复一缩一放的动作。每天做骨盆底肌运动 1～2 次，每次10min。当练习持续 6～8 周时，不但阴道肌肉会呈现较为紧绷的状态，阴道的敏感度也会有所增强。等到熟练之后，这些运动可以随时随地进行，坐位、站位或是卧位都可以。

（7）产后第十天

臀部运动：平躺在床上将双腿屈起，慢慢地将臀部向上抬离床面，以脚跟及肩部支撑片刻，然后慢慢地放下还原，重复 10 次，能够帮助臀部肌肉收缩。

（8）产后第十二天

阴道骨盆底收缩：仰卧床上，双手放平，双膝弯曲使膝与床呈直角，且双腿微微分开，将臀部抬高，离开床面，以肩膀、脚跟支撑身体重量，双膝靠拢，同时收缩阴道骨盆底肌，保持此姿势 1～2min，能促进子宫恢复，加强骨盆底肌肉收缩力，恢复尿道口、阴道口肌肉弹性，并使骨盆恢复支撑泌尿器官的作用，可预防子宫异位、脱垂、后屈等情况的发生，同时，还可减少会阴部瘀血及不适。每日可重复多次。

（9）产后第十五天

臀部运动：平躺在床上，右膝屈起，使足部尽量贴近臀部，然后再伸直放回原位，左右两腿交替动作。每日做 10 次即可，可以帮助臀部肌肉收缩。

腹部运动：平躺在床上，两手交叉于胸前，慢慢坐起，同时保持双腿并拢。待体力完全恢复后，双手可放置在头后再坐起，似仰卧起坐的动作，重复数次，每日 2 次，能够帮助腹部肌肉收缩。

4. 产后康复操

（1）注意事项

经过 1 个月左右的休养，产妇的各项身体机能已基本恢复，这时就可以选择动作难度和强度都有所加强的康复操。

运动时要排空膀胱，饭前饭后 1h 内不宜做操。地点要选择硬板床或木地板，注意保持室内空气流通。产妇要穿宽松或弹性好的衣裤。

运动后及时让产妇补充水分。产后健身要循序渐进，所有运动都要缓慢进行以增强耐力，可以根据产妇的实际情况进行选择，原则上还是要以不感到疲惫为宜，以免因运动过度而引起子宫下垂，损害健康。待身体完全恢复后，可以让产妇选择自己喜欢的运动。

产前有运动习惯者，在产后休养过后便可继续做自己喜欢的运动，如果平常没有运动习惯者，建议可以先从较静态的柔软操或是走路之类较温和的运动开始，像有氧舞蹈这类较为激烈的运动，一次的量不宜过大，以免身体一时负荷不了，产生不良反应。

另外，对于喜爱游泳的产妇，要事先请教医生其阴道的伤口是否已痊愈，产后 3 个月内最好不要游泳，以免下水后感染。

（2）操作方法

仰卧抬臀：让产妇屈膝仰卧，两腿外展，两脚掌相对，向上抬臀，收缩骨盆底肌。10 次为一组。

弓背挺胸：让产妇跪立，两手撑地，收腹弓背，低头收缩骨盆底肌，再抬头挺胸塌腰，反复 10 次。

跪坐直起：让产妇跪坐在脚跟上，上身挺直，收缩臀肌和骨盆底肌，然后再坐下，反复 10 次。

腰部环绕：让产妇两腿分开站立，上半身在双手的带动下分别沿顺时针和逆时针方向做环绕运动，幅度越大越好。

直立踢腿：让产妇叉腰，两腿分别向前、向侧、向后踢腿，反复 10 次。

注意事项：以上动作，产妇产后 30 天左右就可以试着练习，动作可由少到多，幅度由小到大，具体视产妇自身体力情况而定。

第七章 胎儿及新生儿的护理

第一节 胎儿发育异常的护理

一、胎儿生长受限

（一）概述

胎儿生长受限（FGR）是指胎儿受各种不利因素影响，未能达到其潜在所应有的生长速率。主要表现为足月胎儿出生体重 < 2500g；或胎儿体重低于同孕龄平均体重的两个标准差；或低于同孕龄正常体重的第 10 百分位数。曾经称为胎儿宫内发育迟缓，因迟缓有描述智力功能落后之嫌，故弃用。发病率为 3% ~ 10%，围生期死亡率为正常儿的 4 ~ 6 倍，不仅影响胎儿的发育，远期也影响儿童期及青春期的体格与智能发育，是围生期的重要并发症。

（二）临床表现及分类

胎儿生长发育分三个阶段：妊娠 17 周前，主要是细胞增殖，所有器官的细胞数目均增加；妊娠 17 ~ 32 周，细胞继续增殖且细胞体积开始增大；妊娠 32 周之后，细胞增生肥大，糖原和脂肪沉积。有害因素作用的时期不同，对胎儿生长的影响也不同。胎儿生长受限根据其发生时间、胎儿体重以及病因分为 3 类。

1. 内因性匀称型 FGR

少见，属于原发性胎儿生长受限，在胎儿生长发育的第一阶段，抑制生长因素即发挥作用。病因有基因或染色体异常、病毒感染、接触放射性物质及其他有毒物质。因胎儿在体重、头围和身长三方面均受限，头围与腹围均小，故称匀称型。其特点如下：

（1）胎儿体重、身长、头径均匀相称，但均小于该孕周正常值。

（2）外表无营养不良表现，各器官分化及成熟度与孕龄相符，但各器官的细胞数量均少，脑重量轻。

（3）胎盘体积较小，组织多无异常。

（4）胎儿无缺氧表现。

（5）胎儿出生缺陷发生率高，围生儿病死率高，预后不良。

（6）产后新生儿多有脑神经发育障碍，可伴有小儿智力障碍。

2. 外因性不匀称型 FGR

常见，属于继发性胎儿生长受限，胚胎早期发育正常，至孕晚期才受到有害因素的影响，如合并妊娠高血压疾病、糖尿病等导致慢性胎盘功能不全，使胎儿因营养缺乏而发育迟缓。其特点如下：

（1）新生儿发育不匀称，身长、头径与孕周相符但体重偏低，外表呈营养不良或过熟儿状态。

（2）胎儿常有宫内慢性缺氧和代谢不良表现，各器官数量正常但细胞体积缩小。

（3）胎盘体积正常，但功能下降，常有梗死、钙化等病理改变，可加重胎儿宫内缺氧，使胎儿在分娩期对缺氧的耐受力下降，导致新生儿脑神经受损。

（4）出生后新生儿躯体发育正常，容易发生低血糖。

3. 外因性匀称型 FGR

为上述两型的混合型，其病因有母儿双方的因素，多为缺乏重要生长因素，如叶酸、氨基酸、微量元素或有害药物的影响所致。其特点如下：

（1）体重、身长、头颈相称，但均小于该孕龄正常值，外表有营养不良表现。

（2）各器官数目减少致体积均缩小，肝脾受累严重，脑细胞数目也明显减少。

（3）胎盘小，重量轻，外观正常。

（4）胎儿较少有宫内缺氧，但存在代谢不良。

（5）新生儿多有明显的生长与智力发育异常。

（三）并发症

胎儿生长受限常见并发症有：易发生胎粪吸入综合征、新生儿低氧血症，此类新生儿耗氧量在生后 2～3 小时即增加，而正常新生儿要在 24 小时后才增加；胎儿宫内窘迫发生率比正常儿高 3～4 倍；易发生血红细胞增多症，故此类胎儿出生后，不宜多挤入脐带血，以免发生新生儿黄疸；易发生新生儿低血糖、酸中毒和低血钙。

（四）病因

病因复杂，约 40％患者病因尚不明确，影响胎儿生长的主要危险因素有以下几个方面：

1. 孕妇因素

最常见，占 50％～60％。

（1）遗传因素：胎儿出生体重的差异，40％来自双亲的遗传因素，且以母亲的遗传因素影响较大。与孕前的体重、妊娠时的年龄以及胎产次等有关。

（2）营养因素：孕妇因偏食、妊娠剧吐等原因，摄入蛋白质、维生素及微量元素不足，影响胎儿生长发育。胎儿出生体重与母体血糖水平也呈正相关。

（3）妊娠并发症与合并症：并发症如妊娠期高血压疾病、多胎妊娠、前置胎盘、胎盘早剥、过期妊娠、妊娠肝内胆汁淤积症等；并发症如心脏病、慢性高血压、肾炎、贫血等，均可使子宫胎盘血流量减少，灌注下降。

（4）其他：孕妇吸烟、酗酒、吸毒、滥用药物等不良嗜好以及经济状况差、子宫发育畸形、宫内感染、母体接触放射线或有毒物质等，FGR 的发生机会也会增多。

2. 胎儿因素

研究证实，生长激素、胰岛素样生长因子、瘦素等调节胎儿生长的物质在脐血中降低，可能会影响胎儿内分泌和代谢，导致胎儿生长受限。胎儿基因或染色体异常、先天发育异常或胎儿畸形等，也常伴有胎儿生长受限。

3. 胎盘因素

胎盘梗死、发育不良、胎盘绒毛广泛性损伤、胎盘血管异常等，影响胎盘血流量及物质交换功能，导致 FGR。

4. 脐带因素

脐带附着部位异常、过长过细、扭转或打结等，可阻碍胎儿胎盘间血循环，导致 FGR。

（五）护理评估

1. 健康史

了解孕妇孕前的体重、妊娠时的年龄以及胎产次；了解有无偏食、妊娠剧吐；了解妊娠期有无并发症与合并症；了解孕妇有无不良嗜好、是否接触放射线或有毒物质以及经济状况；了解孕妇子宫发育情况。

了解胎儿内分泌和代谢有无异常；了解胎儿基因或染色体异常、先天发育有无异常；了解胎盘发育及功能有无异常、脐带发育及血流有无异常。

2. 身体状况

孕期准确评估 FGR 并不容易，往往要在分娩后才能确诊。密切关注胎儿发育情况是提高 FGR 评判准确率的关键。没有高危因素的孕妇应在孕早期明确孕周，通过孕妇体重和子宫长度的变化，初步筛查出 FGR。

临床监测指标多选用孕妇的子宫长度、腹围、体重，推测胎儿宫内生长情况。由于个体差异较大，具体应用时要动态观察。

（1）子宫长度、腹围值连续 3 周测量均在第 10 百分位数以下者，为筛选 FGR 的指标，预测准确率达 85％以上。

（2）计算胎儿发育指数：胎儿发育指数＝子宫长度（cm）－3×（月份 +1），指数在－3 和 +3 之间为正常，小于－3 提示有 FGR 可能。

（3）孕晚期若体重增长停滞或增长缓慢时可能为 FGR。

3. 心理 — 社会支持状况

产妇因担心胎儿体重低、发育不良、智力低下而感自责、悲观、忧郁。

4. 辅助检查

有高危因素的孕妇应从孕早期开始定期行超声检查，根据各项衡量胎儿生长发育的指标及其动态情况，及早诊断 FGR。

（1）B型超声测量：

①测量胎儿双顶径（BPD）：正常孕妇孕早期每周平均增长 3.6～4.0mm，孕中期增长 2.4～2.8mm，孕晚期增长 2.0mm。若能每周连续测胎儿双顶径，观察其动态变化，发现每周增长 < 2.0mm，或每 3 周增长 < 4.0mm，或每 4 周增长 < 6.0mm，于妊娠晚期双顶径每周增长 < 1.7mm，均应考虑有 FGR 的可能。

②测头围与腹围比值（HC/AC）：胎儿头围在孕 28 周后生长减慢，而胎儿体重仍按原速度增长，故只测头围不能准确反映胎儿生长发育的动态变化，应同时测量胎儿腹围和头围，比值小于正常同孕周平均值的第 10 百分位数，即应考虑可能为 FGR，有助于估算不匀称型 FGR。

③测量羊水量及胎盘成熟度：多数 FGR 出现羊水过少、胎盘老化的 B 超图像。

（2）彩色多普勒超声检查：脐动脉舒张期末波缺失或倒置，对诊断 FGR 意义不大。妊娠晚期脐动脉 S/D 比值 ≤ 3 为正常值，如 S/D 比值升高，应考虑有 FGR 可能。

（3）电子胎心监护：有利于判断胎儿宫内的情况，更有助于决定分娩时机和分娩方式。

（4）化验检查：测孕妇血或尿中 E3 和 E/C 比值、HPL 值等，有助于判断胎盘功能并决定分娩时机。

5. 处理原则及主要措施

（1）处理原则：寻找病因，早期治疗，监测胎儿安危，正确产科处理。

（2）主要措施

①预防：A. 建立并健全三级围产保健网，定期产前检查，及时发现高危因素，尽早处理。B. 加强孕期卫生宣教，注意营养，减少疾病，避免接触有害毒物，禁烟酒，孕期需在医生指导下用药，注意 FGR 的诱发因素，积极防治妊娠并发症及并发症。C. 在孕 16 周时行 B 型超声检测胎儿各种径线，作为胎儿生长发育的基线，以便及时发现外因性不匀称型 FGR，及时干预，以减少后遗症的发生。

②治疗：

A. 寻找病因：对临床怀疑 FGR 的孕妇，应尽量找出可能的致病原因，如及早发现妊娠期高血压疾病，行 TORCH 感染检查、抗磷脂抗体测定，超声检查排除胎儿先天畸形，必要时脐血穿刺行染色体核型分析。

B. 孕期治疗：治疗越早，效果越好，孕 32 周前疗效佳，孕 36 周后疗效差。

一般治疗：卧床休息，左侧卧位，吸氧，均衡膳食。

补充营养物质：a.10％葡萄糖注射液 500mL 加维生素 C 或能量合剂，每日一次，连用 10 天；b. 口服复合氨基酸片 1 片，每日 1～2 次；c. 脂肪乳注射剂 250～500mL 静脉滴注，3 天一次，连用 1～2 周；d. 叶酸 5～10mg，每日 3 次，连用 15～30 天；e. 适量补充维生素 E、维生素 B 族、钙剂、铁剂、锌剂等。

药物治疗：β- 肾上腺素激动剂能舒张血管、松弛子宫，改善子宫胎盘血流，促进胎儿生长发育；硫酸镁能恢复胎盘正常的血液灌注；丹参能促进细胞代谢，改善微循环，有利于维持胎盘功能。低分子量肝素、阿司匹林用于抗磷脂抗体综合征引起的 FGR 有效，但有发生胎盘早剥和产后出血的风险，孕期使用不宜超过 6 周。

胎儿安危状况监测：通过 NST、胎儿生物物理评分、脐动脉彩色多普勒超声检查以及测定某些胎盘激素和酶等，以判断胎儿宫内状况。

C. 产科处理

继续妊娠指征：胎儿宫内状况良好，胎盘功能正常，妊娠未足月、孕妇无合并症及并发症，可以在密切监护下妊娠至足月，但不应超过预产期。

终止妊娠指征：a. 治疗后 FGR 无改善，胎儿停止生长 3 周以上；b. 胎盘提前老化伴有羊水过少等胎盘功能低下表现；c.NST、胎儿生物物理评分及脐动脉 S/D 比值等检查提示胎儿缺氧，应尽快终止妊娠；d. 妊娠合并症、并发症等病情加重，继续妊娠将会危害母婴健康或生命者，应尽快终止妊娠。一般在孕 34 周左右考虑终止妊娠，如孕周未达 34 周，应促胎肺成熟后再终止妊娠。

分娩方式选择：FGR 胎儿对缺氧耐受力差，胎儿胎盘储备不足，较难耐受分娩过程中子宫收缩时的缺氧状态，应适当放宽剖宫产指征。阴道分娩指征：胎儿宫内状况良好，胎盘功能正常，胎儿成熟，宫颈成熟度评分 7 分以上，羊水量及胎位正常，无其他禁忌者，可经阴道分娩；胎儿难以存活，无剖宫产指征时应予以引产。剖宫产指征：胎儿病情危重，产道条件欠佳，阴道分娩对胎儿不利者，均应行剖宫产结束分娩。

（六）常见护理诊断

1. 焦虑

与胎儿宫内生长发育受到影响有关。

2. 有胎儿受伤的危险

与多种并发症有关。

3. 预感性悲哀

与胎儿可能死亡有关。

（七）护理目标

（1）胎儿宫内生长发育的不利因素得到改善。

（2）解除有胎儿宫内受伤的危险。

（3）对胎儿严密监护，降低胎儿死亡率。

（八）护理措施

1. 监护病情

孕期监护胎儿宫内发育指标，分娩期严密监护胎儿安危情况，新生儿期监护新生儿生命体征，注意保暖，防止低血糖、低血钙。

2. 配合治疗

（1）妊娠期：配合医生治疗各种合并症、并发症，注意疗效及药物不良反应。

（2）分娩期：在医生拟定分娩方案后，做好胎儿宫内窘迫、新生儿窒息等并发症的抢救准备，并协助医生进行救治。

（3）新生儿期

①及时清理新生儿呼吸道，预防新生儿窒息和胎粪吸入综合征。

②避免将脐血挤入胎儿循环，以免加重红细胞增多症和高胆红素血症。

③纠正酸中毒，防止出血和感染。

3. 一般护理

卧床休息，左侧卧位，间断吸氧，避免接触有害物质。指导孕妇加强营养，均衡膳食，必要时遵医嘱予静脉输营养。

4. 心理护理

向孕妇解释定期进行胎儿宫内情况检查及治疗的必要性，取得其配合。

5. 健康指导

（1）重视产前检查，早期发现高危因素，尽早处理。

（2）注意营养，避免不良嗜好及接触有毒有害物质，减少疾病，在医生指导下用药。

（九）护理评价

（1）改善影响胎儿宫内生长发育的不利因素。

（2）胎儿宫内受伤的危险解除。

（3）未发生胎儿宫内死亡。

二、巨大胎儿

（一）概述

胎儿体重达到或超过 4000g 者称巨大胎儿。近年因营养过剩而致巨大胎儿的孕妇有逐渐增加的趋势，20 世纪 90 年代巨大胎儿的发生率比 20 世纪 70 年代增加 1 倍。国内巨大胎儿约占出生总数的 7%，男胎多于女胎。若产道、产力、胎位和产妇的精神因素均正常，仅胎儿巨大，常可因头盆不称发生难产，尤其发生肩难产更易造成围产儿损伤，故巨大胎儿手术产率及死亡率均较正常胎儿明显增高，产科工作中应重视巨大胎儿的临床特点，尽量做到早期诊断，制定合理的分娩方案，降低母婴并发症。

（二）临床表现

孕妇自觉腹部增大迅速，腹部膨隆明显，妊娠晚期出现呼吸困难、腹部沉重、两肋胀痛；腹部检查胎体大，宫底明显升高，子宫高度＞35cm，先露部高浮，若为头先露，跨耻征多为阳性，听诊胎心位置稍高，当子宫高度加腹围≥140cm 时，应高度可疑巨大胎儿，发生率为 57.3%，可作为筛选方法之一。

（三）对母儿影响

1. 母体的影响

头盆不称发生率增加。巨大胎儿经阴道分娩主要危险是肩难产，其发生率与胎儿体重成正比。肩难产处理不当可能发生严重的阴道损伤和会阴裂伤甚至子宫破裂。子宫过度扩张、子宫收缩乏力、产程延长，易导致产后出血。产程延长，手术助产机会增加，胎先露长时间压迫产道可发生尿瘘、粪瘘等。因分娩时盆底组织过度伸展或撕裂，可致子宫脱垂或阴道前后壁膨出等。

2. 胎儿的影响

胎儿巨大，手术助产机会增加，可引起颅内出血、胎儿臂丛神经损伤、锁骨骨折、新生儿窒息，甚至死亡。

（四）病因

1. 遗传因素

身材高大的父母，巨大胎儿发生率高，不同民族、种族的巨大胎儿发生率不尽相同。

2. 营养因素

孕妇营养过剩、肥胖、体重过重等，是产生巨大胎儿的重要因素。

3. 母亲疾病

母亲患有糖尿病、肥胖是形成巨大胎儿的危险因素。糖尿病孕妇巨大胎儿发生率为26％，而无糖尿病孕妇仅为5％～8％。孕妇体重：＞70kg者，分娩巨大胎儿发生率亦明显增高。

4. 产次

巨大胎儿多见于经产妇，据报道，胎儿体重随分娩次数增多而增加。

5. 羊水过多

羊水过多孕妇生产巨大胎儿的发生率高。

6. 过期妊娠

少数过期妊娠胎盘功能正常者，胎儿体重随孕期延长而增加，过期妊娠巨大胎儿发生率增加。

（五）护理评估

1. 健康史

了解有无糖尿病史、难产史及巨大胎儿分娩史；是否营养过剩或过期妊娠。

2. 身体状况

评估孕妇是否自觉呼吸困难、腹部沉重、两肋胀痛；评估孕妇宫高、腹围是否大于妊周，先露是否浮等。注意应与双胎妊娠、羊水过多、胎儿畸形、妊娠合并腹部肿物相鉴别。

3. 心理 — 社会支持状况

产妇因担心难产及手术而焦虑不安。

4. 辅助检查

B 超检查显示胎体大，胎头双顶径常＞ 10cm，此时需进一步测量胎儿肩径及胸径，若肩径及胸径大于头径者，发生肩难产的概率增高。

5. 处理原则及主要措施

（1）处理原则：重视孕期筛查，慎选分娩方式，警惕孕难产。

（2）主要措施

①预防

A. 产前检查时应重视对高危人群的筛选和孕期科学营养宣教。

B. 妊娠合并糖尿病的孕妇加强孕期监测，积极控制病情，避免巨大胎儿的发生。

②治疗

A. 妊娠期：高危人群应检查有无糖尿病，如为糖尿病应积极治疗，并于妊娠 36 周后根据胎儿成熟度、胎盘功能及糖尿病控制情况，择期终止妊娠。

B. 分娩期：非糖尿病孕妇估计胎儿体重 ≥ 4500g，糖尿病孕妇估计胎儿体重 ≥ 4000g，正常女性骨盆，为防止母儿产时损伤应行剖宫产结束分娩。第一产程及第二产程延长，估计胎儿体重＞ 4000g，胎头停滞在中骨盆，也应剖宫产。

如无明显头盆不称，可在严密监护下试产，但由于巨大胎儿的胎头大、硬，不易变形，故不宜试产过久，应同时做好抢救新生儿的准备。如胎头双顶径已达到坐骨棘水平以下 3cm，宫口已开全者，应做较大的会阴后一侧切开，以产钳助产，娩出胎头时宜慢，警惕发生肩难产，如发生肩难产可采取以下方法处理。

屈曲大腿助产法（Me Robert 法）：让产妇尽量弯曲大腿，双手紧抱腿部或膝部使其紧贴腹壁，这样使腰骶段脊柱弯曲度缩小，骨盆倾斜度也缩小，耻骨联合可升高数厘米，嵌顿于耻骨联合后方的前肩自然松动娩出。

前肩娩出法：胎头娩出后，接生者以示指、中指在耻骨联合下方进入阴道达胎儿前肩后方，在下次宫缩时，将胎肩推向骨盆斜径，使其入盆，将胎头持续向下牵引，助手在腹部耻骨联合上方加压协助胎肩娩出。

后肩娩出法：接生者右手进入产道内，握住胎儿右上肢和手臂沿胎儿胸面部滑出，将胎儿后肩及后上肢经后骨盆娩出，然后将前肩旋转到骨盆斜径上，牵拉胎头使前肩娩出。如果胎儿已死，可行毁胎术。

C. 预防产后出血：胎肩娩出后，应立即给缩宫素，以防产后出血；分娩后，应仔细检查宫颈及阴道，了解有无软产道损伤，及时修补并防止感染。

D. 新生儿处理：预防新生儿低血糖，应在出生后 30 分钟监测血糖。于出生后 1 ～ 2 小时开始喂糖水，及早开奶。新生儿易发生低钙血症，应补充钙剂，多用 10％葡萄糖酸钙 1mL/kg 加入葡萄糖液中静脉滴注。

（六）常见护理诊断

1. 潜在并发症

子宫破裂、新生儿产伤、产后出血。

2. 焦虑

与担心母儿安危有关。

（七）护理目标

（1）未发生并发症。

（2）产妇焦虑减轻或解除。

（八）护理措施

1. 监护病情

（1）产前加强检查，估计巨大儿，存在头盆不称可能者应提前住院待产。

（2）经阴道试产者，严密观察子宫收缩，注意产程进展及胎心变化，预防子宫破裂及胎儿宫内窘迫。

（3）产后注意观察子宫收缩及阴道出血，防止产后出血。

2. 配合治疗

做好阴道助产的准备，协助阴道助产，防止新生儿产伤。做好胎儿宫内窘迫及新生儿窒息抢救准备，并协助抢救。产程进展受阻，决定剖宫产者，及时做好手术准备。

3. 一般护理

充足的睡眠，避免劳累。平衡营养，糖尿病患者应注意控制饮食。

4. 心理护理

向产妇解释巨大儿对分娩的影响及采取的措施，缓解焦虑紧张，取得理解及配合。

5. 健康指导

指导产前检查，重视孕期科学营养，合并糖尿病的孕妇加强孕期监测，避免巨大胎儿的发生。

（九）护理评价

（1）产妇未发生严重软产道损伤和感染，新生儿（巨大儿）平安。

（2）产妇能正视分娩障碍、胎儿异常，心情平稳。

第二节　胎儿窘迫的护理

一、概述

胎儿窘迫是指胎儿在子宫内因急性或慢性缺氧危及胎儿健康和生命的综合症状。胎儿宫内窘迫是围产儿死亡及新生儿神经系统后遗症的常见原因。胎儿窘迫有急性和慢性两种情况发生，急性胎儿窘迫多发生在临产后，慢性胎儿窘迫多发生在妊娠期。

二、临床表现

（一）急性胎儿窘迫

1. 胎心率异常

这是胎儿窘迫的重要征象。缺氧早期，胎心率变快，胎心率＞160bpm；缺氧严重时胎心率变慢，胎心率＜120bpm；如胎心率＜100bpm，提示胎儿危险，可随时死亡。

2. 胎动异常

胎儿缺氧早期胎动活跃，随缺氧加重，胎动减少，甚至停止。

3. 羊水胎粪污染

羊水污染分3度：Ⅰ度浅绿色，常见胎儿慢性缺氧；Ⅱ度深绿色或黄绿色，提示胎儿急性缺氧；Ⅲ度棕黄色，稠厚，提示胎儿严重缺氧。羊水胎粪污染对头先露胎儿缺氧有诊断意义，当胎头固定，应在无菌条件下，宫缩间歇期上推胎头，观察羊水的性状。臀先露时羊水中出现胎粪不一定是胎儿窘迫的征象，因臀先露分娩时，胎儿腹部受产道挤压可将胎粪挤入羊水。

（二）慢性胎儿窘迫

表现为胎动减少或消失。胎动计数＞30次/12小时为正常；若＜20次/12小时为偏少；胎动＜10次/12小时，为胎儿缺氧的重要表现，临床常见胎动消失24小时后胎心消失。

三、发病机制

胎儿缺氧，血氧含量降低，二氧化碳蓄积，出现呼吸性酸中毒，首先兴奋交感神经，儿茶酚胺及皮质醇分泌增多，胎心率加快；若缺氧继续存在，刺激迷走神经，心功能失代偿，心率由快变慢。迷走神经兴奋，肠蠕动亢进，肛门括约肌松弛，胎粪排出，污染羊水。

由于缺氧刺激胎儿呼吸中枢，使胎儿在宫内呼吸运动加深，吸入混有胎粪的羊水，可造成新生儿窒息、吸入性肺炎等。严重缺氧，可造成脑损伤、坏死，出生后发生缺氧缺血性脑病，导致瘫痪等终身残疾。

四、病因

(一)母体血氧含量不足

如母体患严重贫血、失血性休克、心脏病、心力衰竭等。

(二)子宫胎盘血运受阻

如子宫收缩过强、子宫过度膨胀(如双胎妊娠、羊水过多)。

(三)胎盘功能低下

如过期妊娠、妊娠高血压综合征、前置胎盘、胎盘早剥等。

(四)脐带循环障碍

如脐带脱垂、受压、打结、过短、绕颈等。

(五)胎儿因素

胎儿有先天性心血管疾病、产程延长使胎头受压过久引起颅内出血、母儿血型不合引起的胎儿溶血、胎儿畸形等。

五、护理评估

(一)健康史

了解孕妇的年龄、生育史及是否患有心脏病、严重贫血。了解本次妊娠经过,注意有无妊娠期高血压疾病、前置胎盘、双胎、羊水过多、胎儿畸形、胎盘功能低下等。了解产妇分娩经过,是否存在产程延长、缩宫素使用不当等情况。

(二)身体状况

评估胎心率、胎动;评估羊水量、色、性状。

(三)心理——社会支持状况

孕产妇因为胎儿生命遭遇危险而产生焦虑,对于胎儿不幸死亡的孕产妇,感情上受到强烈的创伤,通常会经历否认、愤怒、抑郁、接受的过程。评估孕产妇是否有焦虑及其程度,评估感情需要。了解胎儿死亡的孕产妇感情上的创伤过程。

(四)辅助检查

1. 血气分析

胎儿头皮血气分析,若 pH < 7.2(正常值 7.25 ~ 7.35),PO_2 < 10mmHg(正常值 15 ~ 30mmHg),PCO_2 > 60mmHg(正常值 35 ~ 55mmHg),表明胎儿酸中毒。

2. 胎盘功能检查

24 小时尿雌三醇(E_3)值 < 10mg 或连续监测减少 30% ~ 40%,尿雌激素/肌酐比值(E/C)< 10,提示胎儿窘迫。

3. 胎儿电子监护

无应激试验（NST）无反应性；缩宫素激惹试验（OCT）或 CST 出现频发晚期减速及重度变异减速，均提示胎儿有宫内窘迫的可能。

4. 胎儿生物物理评分

根据 B 超监测的胎动、胎儿呼吸运动、胎儿肌张力、羊水量及胎儿电子监护 NST 结果进行综合评分，每项 2 分；评分 < 3 分提示胎儿宫内窘迫，4 ～ 7 分提示胎儿可疑缺氧。

5. 羊膜镜检查

羊水污染，见羊水呈浅绿色、深绿色及棕黄色。

（五）处理原则及主要措施

1. 急性胎儿窘迫

以提高母体血氧含量及改善胎儿缺氧状态为原则。严重的胎儿缺氧或经处理无效者应迅速结束分娩。

2. 慢性胎儿窘迫

在病因治疗的同时，结合孕周、胎儿成熟度、胎盘功能及胎儿窘迫的严重程度决定是否继续妊娠。

六、常见护理诊断

（一）气体交换受损（胎儿）

与宫内缺氧有关。

（二）焦虑

与担心胎儿安危有关。

（三）预感性悲哀

与胎儿可能死亡有关。

七、护理目标

（1）胎儿缺氧情况改善，胎心率正常。

（2）孕产妇情绪平稳，积极配合治疗和护理。

（3）孕产妇及其家属能接受胎儿死亡的现实。

八、护理措施

（一）监护病情

1. 急性胎儿窘迫

观察胎动变化及羊水性状，每 10 ～ 15 分钟听 1 次胎心并记录。必要时进行胎儿电子监护。

2.慢性胎儿窘迫

加强孕期监护，教会孕妇胎动计数和判断方法，嘱孕妇每日早、中、晚各计数 1 小时胎动，3 小时胎动之和乘以 4 得到 12 小时的胎动计数。凡胎动＜ 10 次 /12 小时，或逐日下降 50％而不能恢复者均为胎儿缺氧征象，应及时到医院就诊。临床上常见胎动消失 24 小时后胎心消失，应予警惕。

（二）配合治疗

1.急性胎儿窘迫

采取果断措施，改善胎儿缺氧状态。

（1）纠正缺氧：左侧卧位，面罩或鼻导管吸氧，10L/ 分，30 分 / 次，间隔 5 分钟。

（2）病因治疗：若为不协调性子宫收缩过强，停用缩宫素，用抑制子宫收缩药物特布他林或哌替啶、硫酸镁。若为羊水过少，脐带受压，可行羊膜腔内输液。

（3）纠正脱水及电解质紊乱。

（4）终止妊娠

①宫口未开全：应立即剖宫产。指征：胎心率＜ 110bpm 或＞ 180bpm，伴羊水污染Ⅱ度；羊水污染Ⅲ度，伴羊水过少；缩宫素激惹试验（OCT）或 CST 出现频繁晚期减速及重度变异减速；胎儿头皮血 pH ＜ 7.2。

②宫口开全：骨盆各径线正常，胎头双顶径已达坐骨棘水平以下，应尽快阴道助产分娩。

2.慢性胎儿窘迫

根据病因、孕周、胎儿成熟度、缺氧程度决定。

（1）纠正缺氧：左侧卧位，定时吸氧，2 ～ 3 次 / 天，每次 30 分钟。

（2）期待疗法：孕周小，胎儿娩出后存活率低，尽量保守治疗延长孕周，同时促胎肺成熟，争取胎儿成熟后终止妊娠。积极治疗妊娠并发症和并发症。

（3）终止妊娠：妊娠近足月，胎动减少，OCT 出现频繁晚期减速及重度变异减速；胎儿生物物理评分≤ 3 分，均应剖宫产终止妊娠。

（三）一般护理

注意休息，多向左侧卧位，营养丰富。对于慢性胎儿窘迫的孕妇，在孕期应指导孕妇加强营养，进高蛋白、高热量、高维生素、富含铁的食物，以促进胎儿生长发育。

（四）心理护理

向孕产妇及其家属提供相关信息，包括造成目前状况的病因、病情、治疗方案及孕产妇需做的配合，对他们的疑虑给予适当的解释，减轻其焦虑，使其能够积极配合处理。若胎儿夭折，应帮助产妇及其家属度过悲伤期。

（五）健康指导

（1）向孕妇及其家属介绍围生期保健知识，指导患妊娠期高血压疾病、心脏病、糖尿病的高危孕妇增加产前检查次数，酌情提前住院待产。

（2）指导孕妇学会自我监护，指导孕妇自孕 32 周开始自我胎动计数，每日早、中、晚各计数 1 小时胎动，3 小时胎动之和乘以 4 得到 12 小时的胎动计数，正常情况下 12 小时的胎动＞30 次，凡胎动＜10 次 /12 小时，或逐日下降 50％而不能恢复者为异常情况，一旦发现异常应及时到医院检查，及早发现胎儿窘迫，及时处理，避免胎儿受到伤害。

九、护理评价

（1）胎儿宫内缺氧情况是否改善，胎心率是否恢复正常。

（2）孕妇焦虑情绪是否减轻。

（3）孕产妇及其家属是否能够接受胎儿死亡的现实。

第三节 正常新生儿的护理

一、概述

胎龄满 37 周至不满 42 周，体重≥2500 克、身长≥45cm，无畸形和疾病的活产新生儿称正常足月新生儿。从胎儿出生后到满 28 天内，是新生儿逐渐适应子宫外生活的过渡阶段，称为新生儿期。由于新生儿为适应分娩后生活环境的骤然改变，各系统特别是呼吸及循环系统均发生了显著的变化，但其适应能力又不完善，发病率及病死率均较其他各年龄组为高，因此必须重视其护理工作。

二、护理评估

（一）健康史

了解母亲有无高危妊娠、胎儿发育情况、分娩情况、出生体重、Apgar 评分及出生后即刻检查结果。核对新生儿标志建立是否完整、正确。

（二）身体状况

评估新生儿的外观特征及生理特点等。

三、常见护理诊断

（一）有体温改变的危险

与环境及体温调节中枢发育不完善有关。

（二）清理呼吸道无效

与溢乳及吸入呕吐物有关。

（三）有脐带出血及感染的危险

与脐带结扎不紧、无菌操作不严有关。

（四）有皮肤完整性受损的危险

与新生儿皮肤薄嫩，易受损伤、感染有关。

（五）母乳喂养无效

与母亲缺乏基本喂养知识有关。

四、护理目标

（1）新生儿体温维持在正常范围，宫外环境适应良好。

（2）新生儿呼吸道通畅，未发生窒息。

（3）新生儿脐带无出血及感染。

（4）新生儿皮肤保持完整，无感染及红臀。

（5）家长获得喂养新生儿及护理相关知识，新生儿体重如期增加。

五、护理措施

（一）维持体温稳定

1. 提供良好的环境

保持环境的适中温度（又称中心温度，在这种温度下新生儿能维持正常体温，而能量消耗最少）。室温保持在 20～24℃、相对湿度 55%～65% 为宜。母婴室阳光充足、空气新鲜，床单元（一张母亲床加一张婴儿床及其活动范围）所占面积不应少于 6m²。

2. 保暖

新生儿出生后立即擦干身体，用温暖的毛毯包裹或置于母亲的怀抱，减少体热散失。维持体温在 36～37℃，每日测体温 2 次。如高于 37.5℃或低于 36℃，应每 4 小时测量一次。冬季注意保暖，夏季防止中暑。若环境温度过高，应松解衣服、更换过厚的盖被、补充足够的水分，防止新生儿因散热增加导致脱水、血液浓缩而发热（脱水热）。如环境温度过低，可采取放置温箱、远红外辐射床等有效的保暖措施。使用热水袋时要防止烫伤，接触新生儿的手、仪器、物品等均应预热，避免过分暴露新生儿。同时，放置温箱应根据新生儿出生体重、日龄选择所需的温度。

（二）保持呼吸道通畅

新生儿娩出后、开始呼吸前，迅速清除口、鼻腔的黏液及羊水，防止吸入性肺炎或窒息的发生。新生儿分娩时如吞下较多的羊水，出生后 1～2 天内常出现呕吐。故新生儿应左、右交替侧卧，有利于分泌物、呕吐物的排出。哺乳后将新生儿竖起并轻拍背部，取侧卧位、头偏向一侧，以防溢乳误吸而发生窒息。同时，避免衣被阻挡口鼻、压迫胸部及分泌物阻塞呼吸道。

（三）提供安全措施

（1）新生儿出生后在病历上盖上其右脚印及其母亲右拇指手印。

（2）新生儿手（脚）上，系上手（脚）圈，正确填写母亲姓名、新生儿性别、出生时间、住院号、床号。

（3）新生儿床上禁放锐角玩具、过烫的热水袋等危险物品。

（4）新生儿床应铺有床垫，配有床围。

（四）预防感染

（1）每一房间应备有洗手设备或消毒溶液，医护人员或探访者在接触新生儿前洗净或消毒双手，避免交叉感染。

（2）工作人员必须身体健康，有感染性疾病或带菌（病毒）者应暂时调离接触新生儿的岗位。

（3）新生儿患有传染性疾病，如脓疱疮、脐部感染、流行性腹泻时，必须立即采取相应的消毒隔离措施，以免疾病蔓延。

（五）脐部护理

（1）出生后 24 小时内密切观察脐部有无渗血或出血，如有渗血，可压迫止血，如出血较多，需重新结扎。

（2）保持脐带残端局部清洁干燥。尿布使用时注意勿让其超越脐部，以免尿粪污染脐部。每日沐浴后用 75% 酒精消毒脐带残端及脐轮周围，用无菌纱布覆盖包扎。脐部有分泌物，可用酒精消毒后涂 1% 甲紫使其干燥。如有脓性分泌物，先用 3% 过氧化氢溶液清洗后涂碘伏。

（3）脐带一般在出生后 3～7 天脱落。

（4）脐带脱落处有肉芽形成，可用 2%～5% 硝酸银点灼后，用生理盐水棉球擦拭，注意勿灼伤正常组织。

（5）脐部红肿、分泌物有臭味，提示脐部感染，除局部清洁消毒处理外，应同时按医嘱全身使用抗生素。

（六）皮肤护理

（1）保持皮肤的清洁完整性，分娩后 6 小时内或第一次沐浴时用消毒植物油拭去皱褶处过多的胎脂。剪去过长的指甲，以防发生甲沟炎及抓伤。体温稳定后，每日沐浴一次。

（2）新生儿衣物和尿布宜用清洁、吸水性强的软棉布制作。衣着多少视季节气候而定，并保持清洁、干燥、平整、宽松。尿布、衣物在第一次使用前，均应进行热开水泡洗或太阳暴晒等处理，以后每次以温水单独手洗，一般不用洗涤剂。

（七）臀部护理

为防止发生红臀（尿布疹），应及时更换尿布，大便后用温开水洗净臀部，拭净后涂 5％鞣酸软膏，包兜不可过紧或过松，不宜垫橡皮或塑料布。如发现红臀，除勤换尿布，保持臀部清洁、干燥外，局部可用 25 瓦灯泡或红外线照射（距臀部 30cm 左右），每次 10～20 分钟，每日 2 次。注意防止皮肤烫伤。如臀部皮肤破溃、糜烂、表皮脱落，可用消毒植物油或鱼肝油涂敷患处，并口服维生素 C 等。

（八）眼、耳、口、鼻的护理

眼部如有分泌物，可用生理盐水或 3％硼酸棉球由内眦向外轻轻拭净，再滴 0.25％氯霉素眼药水或涂金霉素眼药膏，每日 2 次。新生儿口腔黏膜柔软，不宜擦洗，以免损伤、感染。如发生鹅口疮，可于哺乳后半小时，用双氧水棉签拭洗后涂制霉菌素混悬液（10 万 U/mL），或口服制霉菌素 5 万 U，每 8 小时 1 次。如耳鼻有污物，可用温开水棉签轻轻揩净。

（九）心理护理

（1）居室常播放轻柔的音乐，新生儿床周配置亮丽的床围，床的上方变换悬挂色彩鲜艳的玩具。

（2）母婴同室，促进情感建立。指导、鼓励父母及家庭成员与新生儿进行情感交流，经常用充满爱心与情感的语言对新生儿讲话，与新生儿面对面、眼对眼地接触、交流，鼓励产妇多抚摸和拥抱新生儿，通过抚摸皮肤、目光交流、言语沟通来培养母子亲情。鼓励母亲在生理状况许可的情况下主动、积极地参与护理新生儿的活动，让产妇尽早更多地接触孩子。

（十）健康指导

由于新生儿缺乏自我护理能力，父母又可能缺乏护理新生儿的知识和经验，产妇产后还需要生理上的康复等，所以护士既要承担新生儿的日常护理工作，又要承担指导父母的责任，以备新生儿出院后父母能进行家庭的自我护理。

1. 母乳喂养

提倡母乳喂养及产后早期喂奶。母乳在免疫学、营养学、生殖生理学和心理学等方面有着特殊的功能。护理人员应对产妇进行母乳喂养知识和技能的特别强调及指导，做好早接触、早吸吮、早开奶工作。

2. 睡眠

新生儿每天睡眠一般在 20 小时左右，宜左、右侧卧，经常更换卧位，防止局部皮肤受压。

3. 沐浴

沐浴可清洁皮肤、预防感染、促进血液循环及新陈代谢，促使新生儿舒适、安静。

同时可评估身体状况，以及时发现异常。每天早晨沐浴1次，沐浴方法包括淋浴、盆浴、床上擦浴等。

（1）沐浴准备

①环境：关好门窗，调节室温24～28℃，水温38～40℃，或手腕测试至较暖即可。

②用物：体温计、水温计、磅秤、大小毛巾、浴巾、尿布、婴儿衣物、婴儿浴液、婴儿爽身粉、75%酒精、5%鞣酸软膏、消毒植物油、棉签、无菌敷料、预防接种用物、沐浴台（上铺垫子、塑料布并罩清洁被单）、沐浴装置，淋浴池内壁光滑，池底放一头高脚低的木质或铝质垫架，上置海绵垫，外包塑料布。盆浴时准备一只浴盆，以长椭圆形为宜，内挂一头高脚低倒"T"形的布吊带。

③操作者：修剪指甲，穿清洁工作服，检查衣服口袋内有无坚硬、尖锐物，戴口罩、帽子，系上围裙，洗净双手。

④新生儿：沐浴前半小时不要哺乳。护士进入母婴休养室向母亲了解新生儿情况，将新生儿抱至沐浴室。第一次沐浴时，用蘸消毒植物油的棉签擦去新生儿颈下、腋下、四肢皱褶、腹股沟、女婴阴唇间隙等处堆积的胎脂。

（2）操作步骤

①解开衣物，核对标志。将新生儿置于沐浴台上，解开包被、衣服、尿布，检查手圈，核对姓名、床号。

②沐浴方法

淋浴：在医院以淋浴为主，方便、安全、省时、省力。A.准备淋浴垫：淋浴垫上垫干净无菌巾，用手腕内侧再次测水温并温热沐浴床垫。B.洗净脸部：将新生儿头枕在操作者左手腕上，并抓住其左上臂，右手握两小腿和脚，轻轻地将新生儿抱至淋浴池浴垫上。左手托住头部，先用小毛巾洗净脸部，顺序为眼（从内眼角向外眼角擦拭）、鼻、面部、下颌。C.洗头和全身用浴水湿润头发及全身，将浴液抹于新生儿身上，按先上后下、先对侧后近侧的原则，先洗净头颈部，擦干后再擦洗胸、腋下、上肢、腹股沟、外生殖器和下肢，注意洗净皮肤皱褶处。再用右手支托新生儿左腋下，身体前倾，倚靠在操作者右手臂上，擦洗后背及臀部，用温水冲净。

盆浴：家庭中以盆浴为主。A.洗脸：将大浴巾包裹的新生儿置沐浴台上，温湿小方毛巾横竖两叠成四叶，分别擦洗净新生儿的眼、鼻、面部、下颌。B.洗头：操作者用左前臂托住新生儿背部，左手托住头部，左腋下夹住躯干和下肢，移至盆边，用右手抹浴液洗头、颈、耳后，然后用清水冲洗干净，用大毛巾擦干。C.洗全身：撤去大浴巾、新生儿衣服、尿布，将新生儿头枕在左手腕上，并抓住其左上臂，右手握两小腿和脚，轻轻地将新生儿举起放在浴盆内，左手仍抓住左上臂不放，用浴水湿润全身，将浴液抹于新生儿身上，将全身洗净。原则及顺序同淋浴。

床上擦浴：多应用于需静卧的新生儿。自上而下进行擦浴，动作轻柔。注意保暖，水温可以较高，以不烫伤新生儿为宜。

③浴后护理：洗毕，将新生儿抱至沐浴台上，用大毛巾擦干全身，称体重；脐部消毒更换敷料；颈部、腋下和腹股沟等处扑婴儿爽身粉，臀部擦5％鞣酸软膏；穿衣，兜好尿布，检查手圈字迹是否清晰，脱落者补上，裹好包被，用干棉签清洁耳鼻，将新生儿抱送给母亲；详细记录护理单，清洁整理用物。全体新生儿沐浴完成后，用消毒液浸泡浴池、浴垫或浴盆。

（3）沐浴注意事项

①注意观察：操作过程中注意观察新生儿全身及四肢活动情况，观察皮肤有无红肿、糜烂等感染灶，如有异常情况及时报告医生。

②操作熟练、正确：洗头时用手掩盖耳孔，防止水流入耳内；防止浴水误入新生儿眼、鼻；淋浴洗腹部时尽量避免沾湿脐部；扑爽身粉时用手遮盖眼睛和呼吸道，避免扑粉进入眼内和吸入呼吸道。

③动作轻柔敏捷，防止受凉和损伤：注意安全，沐浴过程中操作者不能离开新生儿并始终用手接触和保护新生儿。

4. 抚触

（1）目的：可促进新生儿体格、智力的发育；促进新生儿与抚触者之间的交流，使新生儿感受到爱护和关爱，获得安全感、满足感；增强抵抗力，改善消化，增强睡眠。

（2）抚触时间：新生儿出生24小时后开始对其进行抚触，每天2次，每次15～20分钟。上午沐浴后及下午3时进行。要求在新生儿进食1小时后，安静、清醒时进行。

（3）抚触前准备

①用物准备：抚触台、润肤油、毛巾、新生儿衣服、尿布等。

②环境准备：室温26～30℃，室内播放轻柔优美的音乐，调节气氛，使母婴保持愉快的心情。

③抚触者准备：修剪指甲，洗净并温暖双手，倒适量润肤油于掌心润滑双手。抚触者充满爱意，用情、用心抚触新生儿，手法温柔流畅，边抚触边与新生儿进行感情上和语言上的交流。

（4）抚触手法：下述前四步抚触时，新生儿仰卧于床上。

①抚触头面部：用两拇指从印堂向两侧滑动至太阳穴，然后从下颌中央向外上滑动，让上下唇呈笑状，两手掌面从前额发际向上后滑动，并停止于两耳后乳突处，轻轻按压。

②抚触胸部：两手分别从胸部的外下侧向对侧滑动至肩。

③抚触腹部：两手依次从新生儿的右下腹经上腹抚至左下腹。

④抚触四肢：双手抓上臂交替从近端向远端滑行达腕部，然后在重复滑行过程中阶段性用力，挤压肢体肌肉，再从近至远进行抚触手掌、手背，再抚触每个手指，同法抚触下肢。

⑤抚触背部：新生儿呈俯卧位，双手食、中、无名指腹以脊柱为起点，向外侧滑行，

从上到下，然后从下到上抚触脊柱两侧。

⑥抚触臀部：新生儿呈俯卧位，双手食、中、无名指腹从两臀的内侧向外侧做环形滑动。

⑦练习爬行：动作结束后，可将手轻轻抵住新生儿的小脚，使其顺势向前爬行。新生儿做 1～2 个爬行动作即可。

（5）抚触注意事项：抚触时用力要适当，最初以轻柔为主，然后渐渐增加用力，在抚触过程中要密切观察新生儿的反应，出现哭闹、肌张力增高、皮肤颜色发生变化，马上停止抚触。抚触时应避开乳头和脐部。

5. 新生儿游泳训练

研究结果表明，游泳训练可以有利于新生儿的生长和发育，促进身体的灵活性和协调性发展，提高新生儿大脑对外界环境的反应能力和应急能力。有条件的地方，在新生儿出生 24 小时后即可进行游泳训练。游泳训练的全过程应在家长和护理人员的陪伴下进行，并用特制的小型游泳圈稳妥地固定在新生儿的颈部，用防水胶布密封脐带残端，将新生儿放置在温暖的水池里（水温 37℃）进行自主的全身运动。一次游泳时间一般在 15 分钟左右，操作时应避免淹水和脐部感染。

6. 指导母亲观察、识别新生儿的几种特殊生理现象，但不要随意自行处理

（1）生理性黄疸：大多数新生儿出生后 2～3 天出现黄疸，4～5 天达高峰，14 天内消退，且一般情况良好。若黄疸出现过早、程度较重或持久不退，应考虑病理性黄疸，需进一步查找原因。

（2）生理性体重下降：一般新生儿出生后 2～4 天体重可下降 3%～10%，但不超过 10%，4～5 天体重开始回升，7～10 天恢复到初生时的体重。

（3）"马牙、螳螂嘴"："马牙"是口腔上颚中线和齿龈部位可见因上皮细胞堆积的黄白色小颗粒，数周后自然消退。"螳螂嘴"是在新生儿的颊部隆起的脂肪垫，但有利于新生儿吸乳。"马牙"和"螳螂嘴"不可挑刮，以免引起感染。

（4）粟粒疹：新生儿出生后，可在鼻尖、鼻梁、前额等处出现因皮脂腺堆积所致黄白色粟粒大小的斑点。

（5）乳腺肿大、假月经：男、女新生儿均可在出生后 3～5 天出现乳腺增大，但多在 2～3 周自然消退。部分女婴在出生后 5～7 天可出现阴道少许血性分泌物，持续 1～3 天自行停止。乳腺肿大和假月经均系来自母体的雌激素影响中断所致，一般无须处理。

（6）脱水热：少数新生儿在出生后 3～4 天有一过性发热，体温骤升，但一般情况良好，夏季多见。若补充水分后，体温可在短时间内恢复正常。

7. 提醒家长按时接受新生儿随访

在 1 个月内应得到儿保人员的访视 2～3 次，以了解健康、喂养和疾病等情况。

8. 预防接种

（1）注射乙型肝炎疫苗（HBVAC）和乙肝高效价免疫球蛋白（HBIG）

①目的：疫苗可使婴儿获得主动免疫，避免感染乙肝病毒；乙肝高效价免疫球蛋白则使新生儿出生后即刻获得被动免疫，并暂不受病毒感染。

②用法：新生儿出生后 24 小时内注射乙肝疫苗 10μg，生后 1 个月、6 个月分别再注射 10μg。注射部位在上臂三角肌内，亦可与乙肝高效价免疫球蛋白联合使用，先注射乙肝高效价免疫球蛋白 1 针（0.5mL），2 周后开始注射乙肝疫苗，第二、三针疫苗注射间隔时间同上。

（2）接种卡介苗

①目的：出生 24 小时后接种卡介苗，预防结核病。

②接种方法：有划痕法和皮内注射法两种。

划痕法：在新生儿左臂三角肌外缘上端，消毒皮肤后，滴上菌苗 1 ～ 2 滴，用左手绷紧皮肤，右手持三角针与皮肤呈 45°，透过菌苗在皮肤上画入"＋＋"字，每条长 1cm，间距 0.5cm，深度以皮肤出现红痕而无出血为宜。画后将菌苗轻轻拨匀涂开，放松皮肤，等菌苗干后穿衣。

皮内注射法：消毒左臂三角肌外缘下端皮肤，然后做皮内注射，剂量为 0.05mg，注射不宜过深，以免引起重度副反应。

③注意事项：卡介苗应保存在冷藏处（2 ～ 8℃），出箱后应立即接种，否则会影响阳性率；注射器（1mL）应无菌、干燥，每人一筒一针，用后消毒处理；不能在阳光下接种；接种前需摇匀菌苗，注射剂量要准确；卡介苗为低度毒性活结核分枝杆菌，多余的菌苗应焚毁，不可乱丢；凡有发热、腹泻、皮疹的新生儿和早产儿暂缓接种。

六、护理评价

（1）新生儿平稳完成从宫内到宫外的过渡，宫外环境适应良好，体温维持在正常范围。

（2）新生儿呼吸道通畅，呼吸平稳，频率在正常范围内。

（3）新生儿脐部清洁干燥，未出现其他感染征象。

（4）新生儿皮肤保持完整，未发生红肿及感染。

（5）家长熟练掌握喂养及护理新生儿的相关知识和技能，新生儿体重如期增加。

第四节　手术产新生儿的护理

一、概述

手术产新生儿是指经产钳术、胎头吸引术、臀位牵引术、剖宫产术等助产术分娩的新生儿。手术产新生儿入住特殊新生儿室或母婴同室，但床头设有明显的标识卡。

二、护理评估

(一)健康史

了解母亲是否属于高危妊娠,孕期、分娩期有无胎儿窘迫,分娩方式及施行何种助产手术。

(二)身体评估

手术产新生儿重点评估是否存在颅内出血、血肿、脏器损伤及感染等危险。余同正常新生儿。

三、常见护理诊断

(一)潜在并发症

颅内出血。

(二)有窒息的危险

与手术产有关。

(三)组织完整性受损

头皮损伤、头颅血肿,与手术产有关。

(四)有感染的危险

与手术产、头皮损伤、头颅血肿有关。

四、护理目标

(1)颅内出血能得到及时发现和防治。

(2)呼吸平稳,面色红润。

(3)头皮损伤、头颅血肿得以痊愈。

(4)感染被及时发现并防治。

五、护理措施

在正常新生儿护理的基础上,注意以下方面:

(一)加强观察及护理

(1)保持呼吸道通畅,注意有无呕吐、发绀。随时吸出呼吸道内的分泌物、呕吐物,必要时给氧气吸入。

(2)严密观察面色、哭声、呼吸、体温、四肢活动及精神状况。

(3)头皮损伤、头颅血肿的护理。头皮出现水疱或破损,局部可涂擦甲紫,保持干燥。头颅血肿早期可冷敷,不可揉按,禁忌穿刺,以防感染。

（二）治疗配合

按医嘱给予维生素 K 和维生素 C 肌内注射，每日 1 次，共 3 天，防止出血。给抗生素预防感染。

（三）一般护理

（1）新生儿取侧卧位，保持绝对安静。更换尿布动作应轻柔，3 天内不予淋浴，可行床上擦浴。

（2）减少探视，避免感染。

（3）推迟开奶时间，乳汁不足者，可添加奶粉。必要时按医嘱静脉补液。

（四）健康教育

向产妇及其家属解释手术产新生儿可能发生颅内出血、感染等并发症，说服产妇及其家属配合护理工作，争取获得满意的防治效果。

六、护理评价

（1）通过正确的护理，颅内出血能得到及时的预防和发现。头皮损伤、头颅血肿得以痊愈。

（2）呼吸平稳，面色红润，无缺氧表现。

（3）平稳适应宫外环境，体温维持在正常范围。

（4）手术产新生儿未发生感染。

第五节　新生儿窒息的护理

一、概述

新生儿窒息是指新生儿出生后 1 分钟，只有心跳而无呼吸或未建立规律呼吸的缺氧状态。根据窒息程度，可分为轻度窒息和重度窒息，必须积极抢救，精心护理，降低新生儿死亡率及智障发生率。

二、病因

（一）胎儿窘迫

各种原因造成的胎儿缺氧在出生前未得到纠正，胎儿娩出后即可表现为新生儿窒息。

（二）呼吸中枢受到抑制或损害

（1）胎儿颅内出血及脑部长时间缺氧导致呼吸中枢受到损害。

（2）药物影响，在分娩过程中母体使用麻醉剂、镇静剂，抑制了呼吸中枢。

（三）呼吸道阻塞

胎儿在通过产道时吸入胎粪、黏液、羊水，阻塞呼吸道，影响气体交换。

（四）先天发育异常

早产、呼吸道畸形、肺发育不良，导致新生儿不能进行正常的气体交换。

三、护理评估

（一）健康史

了解有无导致新生儿窒息的诱因。如产妇孕期是否患有妊娠期高血压疾病、前置胎盘及胎盘早剥、妊娠合并心脏病、胎膜早破等；产妇分娩中是否大量使用镇静剂、产程是否延长等；了解胎儿有无心脏、呼吸道先天畸形，有无脐带脱垂、宫内窘迫未纠正等，有无新生儿早产、颅内出血等。

（二）身体状况

根据 Apgar 评分指标，分别对出生后 1 分钟、5 分钟、10 分钟的新生儿进行评估。出生后 5 分钟及以后的 Apgar 评分，对判断复苏效果、估计预后很有意义。评分越低，酸中毒和低氧血症越严重，如 5 分钟的评分数 < 3 分，则新生儿死亡率及日后发生脑部后遗症的机会明显增加。

（三）心理 — 社会支持状况

产妇担心新生儿死亡或留下后遗症，表现焦虑、恐惧、悲伤等心理，常忽略分娩及伤口疼痛，急切询问新生儿情况。

（四）辅助检查

实验室检查，新生儿血气分析 pH 下降，PCO_2 升高，PO_2 降低。

（五）处理原则及主要措施

按 A、B、C、D、E 复苏原则，必须强调：新生儿窒息复苏，不能等待新生儿出生 1 分钟评分来判断新生儿的窒息状况，应及时复苏，以免延误抢救时机。新生儿窒息复苏可分为 4 个步骤：

（1）快速评估、初步复苏。

（2）正压通气和血氧饱和度监测。

（3）正压人工呼吸加胸外按压。

（4）给予药物。

4 个步骤主要体现 4 个 30 秒，每一步骤的措施实施 30 秒后需评估新生儿（呼吸、心率、肤色），再决定下一步骤的措施。遵循评估 — 决策 — 实施 — 再评估 — 再决策 — 再实施的循环程序，直到复苏完成；呼吸、心率、肤色是评估复苏效果的三大重要指标。

四、常见护理诊断

（一）气体交换受损（新生儿）

与胎儿宫内窘迫未纠正、呼吸道阻塞、呼吸中枢抑制或损害有关。

（二）有受伤的危险（新生儿）

与抢救操作、缺氧损害心脑脏器有关。

（三）有感染的危险（新生儿）

与受凉、全身抵抗力下降、抢救操作有关。

（四）体温过低（新生儿）

与环境温度低和新生儿缺氧有关。

（五）预感性悲哀（母亲）

与新生儿的生命受到威胁有关。

五、护理目标

（1）新生儿呼吸道通畅，建立自主、规则呼吸，复苏成功。

（2）新生儿缺氧并发症降至最低。

（3）新生儿未发生感染。

（4）新生儿体温恢复正常。

（5）母亲情绪稳定。

六、护理措施

（一）一般护理

1.抢救前准备

（1）物品准备：随时可用随手可及的全套复苏设备：

①保暖用物：预热辐射保温台、预热毛巾。

②清理呼吸道用物：吸痰管、低负压吸引器、胎粪吸引管。

③吸氧用物：氧气及导管、面罩、呼吸皮囊。

④气管插管用物：喉镜（电池、镜片）、气管导管、肩垫、固定胶布。

⑤评估用物：听诊器、秒表。

（2）复苏常用药物准备：肾上腺素等渗晶体液、碳酸氢钠、纳洛酮等药物。

（3）两名经过复苏专门训练、配合默契的医务人员（通常是助产士和医生）。

2.保暖

新生儿断脐后仰卧在远红外辐射台上，温度调至 $30 \sim 32$℃，并立即擦干体表的羊水，减少体表散热，降低新陈代谢和氧耗，使之维持低水平，有利于复苏和提高成活率。

3. 哺乳

窒息的新生儿应延迟哺乳,以静脉补液维持营养。

（二）抢救配合（复苏步骤）

1. 步骤一：初步复苏

（1）最初评估：新生儿娩出后立即评估,包括是否足月?羊水是否清亮?是否有呼吸或哭声?肌张力是否好?只要有 1 项是"否",即启动复苏程序。

（2）复苏

①保暖：新生儿娩出断脐后即放于辐射台保温区内保暖,拿走原盖在身上的湿毛巾。也要因地制宜采取保温措施如用预热的毯子裹住新生儿以减少热量散失等。注意避免高温引发呼吸抑制。

②体位：置新生儿头轻度伸仰位（鼻吸气位）,新生儿仰卧,头略后仰,颈部适度仰伸；在其肩下垫布卷使肩抬高 2 ～ 2.5cm。

③清理呼吸道：

常规处理：在新生儿肩娩出前助产士用手挤捏新生儿的面、颏部排出口鼻腔羊水及黏液；娩出后摆正体位,用吸球或吸管（孕 28 ～ 32 周选 6 号吸痰管,孕 32 ～ 36 周选 8 号吸痰管,＞ 37 周选 10 号吸痰管）,先口咽后鼻腔清理羊水及分泌物。注意：过度用力吸引可能导致喉痉挛和迷走神经性的心动过缓并使自主呼吸出现延迟。

羊水胎粪污染时处理：当羊水有胎粪污染时,无论胎粪是稠或稀,头部一旦娩出,可用大孔吸管（12 号或 14 号）或吸球吸胎粪,先口咽后鼻腔。新生儿娩出即评估新生儿有无活力：新生儿有活力时（强有力的呼吸、肌张力好、心率＞ 100 次 / 分）,继续初步复苏；如无活力,即采用气管插管胎粪吸引管吸引方法清理呼吸道。

④擦干：清理完呼吸道,迅速擦干身上的羊水（数秒钟内完成,毛巾最好预热）,擦拭后的毛巾应取走。

⑤触觉刺激呼吸：适当的刺激方法为用手拍打或手指弹新生儿的足底或摩擦新生儿背部 2 次以诱发自主呼吸。

⑥重新摆正体位。

⑦评估：前述步骤要求 30 秒完成。评估心率、呼吸、肤色,耗时 6 秒,必要时监测血氧饱和度。

2. 步骤二：呼吸支持

新生儿复苏有效：心率＞ 100 次 / 分、自主呼吸建立、皮肤黏膜转红,予支持护理；如未达预期效果进行下列处理。

（1）保暖：当呼吸正常,心率＞ 100 次 / 分,皮肤周围性青紫,给予保暖。

（2）常压给氧：当呼吸正常,心率＞ 100 次 / 分,皮肤中心性青紫,常压给氧。

（3）气囊面罩正压人工呼吸：如触觉刺激后无规律呼吸建立,或 60 次 / 分＜心率＜

100 次 / 分，或持续中心性青紫，给予气囊面罩正压人工呼吸。

①器械：自动充气气囊、复苏面罩（足月儿及早产儿型号不同）。预先检查气囊是否连接良好、有无漏气。

②正压人工呼吸方法：面罩的安置应使其覆盖口、鼻，并使下巴下缘置于面罩边缘之内。捏气囊心率为 40～60 次 / 分，呼吸比率 1∶2。确定正压人工呼吸方法的有效性：胸廓随着进气而扩张，双肺闻及呼吸音。异常情况分析：如正压人工呼吸达不到有效通气，需检查面罩和面部之间的密闭性；是否有气道阻塞（可调整头位，清除分泌物，使新生儿的口张开）；气囊是否漏气。通常正压人工呼吸 5 次评判其有效性，并纠正。

（4）评估：正压通气 30 秒后，评估心率、呼吸、肤色，耗时 6 秒，监测血氧饱和度。

3. 步骤三：呼吸、循环支持

复苏有效：心率≥ 100 次 / 分，有自主呼吸，可逐步减少并停止正压人工呼吸。如未达预期效果，进行下列处理。

（1）如自主呼吸不充分，或 60 次 / 分＜心率＜ 100 次 / 分，继续用气囊面罩或气管导管实施正压人工呼吸。新生儿复苏成功的关键是建立充分的正压人工呼吸。注意持续气囊面罩人工呼吸（＞ 2 分钟）可产生胃充盈，应常规插入胃管持续胃肠减压，以防止胃扩张及胃内容物吸入。

（2）如心率＜ 60 次 / 分，继续正压人工呼吸并开始胸外按压。胸外按压是有节奏地按压胸骨，把压力传到心脏，心内压升高，血液被挤入动脉系统。当作用在胸骨上的压力撤除时，血液从静脉回流入心脏。

①胸外按压的体位和部位：取仰卧位，颈部轻度仰伸，并正压呼吸。按压者靠近患儿，但不影响人工呼吸。按压部位在胸骨的下 1/3，即两乳头连线中点下缘，按压胸骨的力度不可太大。

②操作步骤：A. 方法：有双指法和拇指法两种。B. 压力：按压深度为胸骨前后径 1/3。C. 速度：胸外按压和人工呼吸配合，按压 3 次，人工呼吸 1 次，耗时 2 秒，每分钟 120 个动作。D. 注意：手不能离开胸骨压迫区，以防错位或压迫过深损害脏器；按压速度及深度要恒定，按压同时要检查效果。E. 可能发生的损伤：肋骨骨折、气胸、肝破裂。

（3）评估：正压通气加胸外按压 45～60 秒，其中评估心率、呼吸、肤色，耗时 6 秒。一般正压通气加胸外按压 25 个循环，评估 6 秒。

4. 步骤四：药物治疗

如 60 次 / 分＜心率＜ 100 次 / 分，继续正压通气；如心率＜ 60 次 / 分，继续正压通气加胸外按压，并给予药物治疗。

（1）肾上腺素：为强心药，能加快心率，加强心肌收缩力。使用特点：静脉或气管套管内快速给药，静脉给药 0.1～0.3mL/kg（1∶10000）；气管内给药 0.5～1mL/kg（1∶10000）。观察：如心率仍＜ 60 次 / 分，3～5 分钟可重复使用肾上腺素。

（2）扩容剂：血容量不足者给扩容剂，可用全血、生理盐水溶液、乳酸林格氏液。

使用特点：静脉给药，10mL/kg，缓慢推入（＞10分钟）。观察：如仍有低血容量表现，可重复使用；如改善不明显，考虑有代谢性酸中毒。

（3）碳酸氢钠：确诊为代谢性酸中毒时给碳酸氢钠。用药特点：2mmol/kg，静脉给药，至少大于5分钟缓慢推注。观察：若心率仍＜60次/分，继续人工呼吸加胸外按摩，考虑再使用肾上腺素、扩容剂；若持续低血压，考虑使用多巴胺。

（4）纳洛酮：适用于严重呼吸抑制，且产妇分娩前4小时使用过麻醉剂者。用药特点：0.1mg/kg，静脉、肌肉、皮下或气管套管给药。观察：严密观察呼吸、心跳，若再出现呼吸抑制，可再给药。

（三）监护病情

密切观察并记录患儿病情变化，如面色、呼吸、心率、体温、出入量等。复苏后新生儿进入新生儿监护室，复苏后的新生儿有多器官损害的危险，应继续监护，包括：

（1）体温管理。

（2）监护新生儿呼吸道是否通畅，注意观察面色、呼吸、心率。

（3）早期发现并发症。监测心率、血压、氧饱和度、血球压积、血糖、血气分析及血电解质等。复苏后立即对新生儿进行血气分析有助于估计窒息的程度；及时对新生儿的脑、心、肺、肾及胃肠等器官进行功能监测，早期发现异常并适当干预，以减少新生儿的死亡和伤残。

（四）心理护理

向产妇及其家属介绍本病的相关知识，告知家长，该病可能引起缺氧缺血性脑病，发生神经系统严重的后遗症，如患儿出现智力低下、听力下降、瘫痪等，以取得家长的理解与配合。

（五）健康指导

对恢复出院的患儿应指导定期检查，对有后遗症的患儿，应指导家长学会康复护理的方法。

七、护理评价

（1）新生儿是否建立自主、规则呼吸及5分钟Apgar评分明显提高。

（2）新生儿缺氧并发症是否降至最低。

（3）新生儿是否有感染征象。

（4）新生儿体温是否恢复正常。

（5）母亲是否能接受事实，情绪稳定。

第六节　新生儿生活护理

新生儿离开母体进入独立的生活环境，各器官需要进一步完善，生理功能也需要进行有利于生存的重大调整。此时新生儿对外界的适应能力还很差，非常娇嫩，一不小心很容易发生疾病或意外伤害，所以在日常生活护理中必须细心、科学、合理。因此，本节将重点介绍常用的新生儿生活护理知识，如皮肤护理、口腔护理、保护性隔离等。

一、皮肤护理

（一）臀红

1. 定义

臀红，俗称"尿不湿疹"，是婴儿臀部皮肤长期受尿液、粪便及尿不湿的刺激、摩擦或局部湿热，如用塑料膜、橡胶布等覆盖，引起皮肤潮红、溃破甚至糜烂及表皮剥脱的症状，故又称尿不湿皮炎。臀红多发生于外生殖器、会阴及臀部，若皮损则易发生感染。

2. 预防

（1）保持臀部清洁干燥，勤换尿布。

（2）腹泻患儿应勤洗臀部，涂油保护。

（3）勿用塑料布直接包裹患儿臀部。

（4）应选用质地柔软、吸水性强的棉质品做尿布。

（5）当洗涤尿布时应漂净肥皂沫。

3. 护理

保持臀部皮肤清洁、干燥，减轻患儿疼痛，促进受损皮肤康复。

（二）新生儿湿疹

新生儿湿疹也叫"胎毒""奶癣"，是婴儿时期常见的一种皮肤病，属于变态反应性疾病，以在 1 ～ 3 个月大的婴儿中最为多见。婴儿湿疹、婴儿特异性皮炎和婴儿脂溢性皮炎等疾病的很多症状都相似，所以婴儿的皮肤上一旦出现了红斑丘疹，还是要及时到医院就诊，以免一律按照婴儿湿疹处理而延误了病情。

（三）热疹

婴儿热疹，又称痱子，多发生在夏季。热疹一般出现在婴儿的颜面、颈部、肩部、肘窝、腹股沟、腋窝等部位，是婴儿的汗腺功能尚未发育成熟而引起的。预防热疹的方法有：

（1）保持室内通风、凉爽，以减少出汗和利于汗液蒸发。

（2）衣着宜宽大，便于汗液蒸发。

（3）经常保持皮肤清洁干燥，常用干毛巾擦汗或用温水勤洗澡，及时更换潮湿衣服。

（4）热疹发生后，避免搔抓，防止继发感染。

二、口腔护理

正常新生儿无须进行口腔护理，只需喂奶后擦净口唇、嘴角、颌下的奶渍，保持皮肤黏膜干净清爽即可，如患了口腔炎症或其他口腔疾病则需做口腔护理。较常见的口腔病变为鹅口疮，又名雪口病，为白念珠菌感染所致，多见于新生儿及营养不良、腹泻、长期应用广谱抗生素或激素的患儿。新生儿口腔疾病多由产道感染或因哺乳时奶头不洁及使用被污染的乳具感染引起。口腔黏膜表面覆盖白色或灰白色乳凝块样小点或小片状物，可逐渐融合成片，周围无炎症反应，不易拭去，若强行擦拭剥落后，局部黏膜可有出血。最常见于颊黏膜，其次是舌、牙龈、上颚，甚至蔓延到咽部，患处不红、不痛、不流涎，一般不影响吃奶，无全身症状，重者可伴有低热、拒食、吞咽困难。

（一）预防措施

（1）注意观察口腔。经常观察口腔，区别鹅口疮和奶瓣。

（2）母乳喂养前应用温水清洗乳头；乳妈应经常洗澡、换内衣、剪指甲，每次抱孩子时要先洗手。

（3）人工喂养的奶具一定要清洗干净后煮沸消毒。

（4）新生儿必须用药时应避免滥用抗生素；产妇在分娩前应尽早治疗真菌性阴道炎，并做好新生儿卫生，改善营养，增强抵抗力。

（二）护理措施

（1）保持口腔清洁，用2%碳酸氢钠溶液清洁口腔。

（2）用制霉菌素10万单位/次，加水1～2毫升涂患处。

三、大小便护理

观察大小便性状是判断新生儿是否健康的一个重要方法，如何辨别新生儿大小便性状是一名月嫂需掌握的基本技能。

（一）大便状况的辨别

在正常情况下，新生儿出生后24小时内排出胎便。胎便是墨绿色黏稠的粪便，内含有胎儿时期的肠黏液腺分泌物、脱落的上皮细胞、毳毛、皮脂、胆汁等。如果新生儿出生24小时后尚无大便排出，应该请医生检查是否患有先天性消化道畸形。可以通过观察新生儿的大便，了解母乳的质量，也可以得知新生儿母亲的营养是否适当，以便调整饮食结构及科学哺乳。

（1）若新生儿的大便呈黄色，且粪与水分开，大便次数增多，说明新生儿消化不良，提示母乳中含糖分太多，因为糖分过度发酵使新生儿出现肠胀气、大便多泡沫、酸味重。

（2）当母乳中蛋白质过多时，新生儿的大便有硬结块，臭味特别重。

（3）当母乳喂养不足时，大便色绿、量少且次数多，新生儿常因饥饿而多哭闹。

（4）当发生肠道感染时，大便稀薄，或为水样便，或为黏液脓血便，有腥臭味。

（二）小便状况的辨别

新生儿可在分娩中或出生后立即排小便，尿液色黄透明，开始量较少，一周后排尿次数增多，每日可达 20 余次。如果新生儿出生后 12 小时尚无小便排出，应该请医生检查是否患有先天性泌尿道畸形。

四、保护性隔离

（1）新生儿所处室温保持在 18 ~ 22℃，相对湿度保持在 55% ~ 65%，床位整洁、平整、干爽。

（2）做好日常清洁消毒工作。地板、家具、床架等均要湿式打扫。

（3）接触护理新生儿前后要用流水洗手。

（4）减少亲朋好友探视。

（5）当母亲患传染病时，应暂停直接喂奶，可吸出母乳经消毒后喂给新生儿。月嫂如有皮肤病或其他传染病时，不应接触新生儿；如有感冒，禁止进入新生儿病室内。

（6）人工喂养时新生儿奶具、用具要求每天消毒。

（7）加强皮肤护理，每日沐浴一次，保持皮肤皱褶处清洁、干燥；每次大便后清洗臀部，并涂以 10% 鞣酸软膏或消毒油剂。勤换尿不湿，防止臀红。

第七节　新生儿专业护理

新生儿从宫内依赖母体生存到出生后离开母体适应宫外环境，需经历身体各系统解剖和功能上的巨大变化。由于新生儿各器官和组织发育不成熟，调节功能差，此期发病率和死亡率都较高，尤其在出生后 1 周内新生儿死亡人数占新生儿总死亡人数的 70%。护理人员及年轻的父母除了要学会观察新生儿的一般情况，如面色、呼吸、哭声、吸吮力、皮肤及大小便等情况，还需了解有无皮肤、脐部及口腔异常，黄疸消长情况，常见疾病防治及护理等方面的知识，以便能及时发现异常情况，早期处理，早期治疗，以利于新生儿健康成长。

一、脐部护理

（一）日常的脐带清洁

在正常情况下，结扎后的脐带残端一般需要经过 3 ~ 7 天才能脱落，有的需要十余天才能干燥脱落。因此，在这个阶段应该保持脐带部位的干燥和清洁，避免沾染尿液或洗澡水弄湿脐部，男婴更要注意防止尿到脐带上。

1. 脐带脱落前的处理

（1）消毒清洗：每天使用蘸有 75％酒精的消毒棉棒清洁脐部两次。

（2）清洁脐部的方法：每天洗澡后擦干身体，包括脐周；一手拇指和示指将脐部周围的皮肤撑开暴露脐部，一手用消毒酒精棉棒，从脐带根部由内向外呈螺旋状向四周擦拭，直径约 5 厘米。

2. 脐带脱落后的处理

脐带脱落后，脐带根部仍可以有少量黏性分泌物，或者局部有些湿润，可用 75％酒精消毒棉棒继续清洁脐部。清洁脐部的方法和上面的相同，清洁后应该使局部干燥。

（二）脐带异常情况的分辨

当脐部发生轻度炎症时，脐部有少量黏液或脓性分泌物。重度炎症时脐周围皮肤发红或发硬，甚至出现脐部脓肿，伴有臭味。轻者，新生儿可没有全身症状；重者，新生儿可伴有发热、哭闹、呕吐、食欲不佳、精神状态不好等症状。

（三）脐带炎症的预防和护理

1. 脐炎的预防

（1）新生儿衣裤应选择质地柔软的衣裤，减少局部摩擦。

（2）新生儿洗澡后涂爽身粉时，应注意不要落到脐部，以免长期刺激形成慢性脐炎。

（3）可以用 75％酒精擦拭脐部，每日 2 ～ 3 次。不要用脐带粉和龙胆紫。

（4）尿不湿的使用时间不宜过长，避免尿湿后污染脐部。

2. 脐炎的护理

（1）轻度炎症：局部用 3％过氧化氢和 75％酒精从脐根部由内向外环形清洗消毒，彻底消除脐部感染，每日 3 次。

（2）重度炎症：应积极送到医院救治，遵医嘱使用抗生素。

二、发热护理

（一）一般护理

1. 环境

保持室内安静，空气清新、流通，防止对流风。维持室温在 18 ～ 22℃，相对湿度在 60％左右，

2. 饮食

鼓励新生儿多饮水，少食多餐。

3. 皮肤护理

汗湿的衣服需及时更换并清洁皮肤；衣被厚薄、松紧要适当，为增加散热，不宜保暖过度；同时加强口腔护理。

（二）对症护理

（1）降温

①密切观察体温变化，每 4 小时监测一次体温；若超高热或有热性惊厥病史者须 1 ～ 2 小时测量一次，观察热型及伴随症状；体温超过 38.5℃时给予物理降温，如头部冷敷、腋下及腹股沟处置冰袋、温水擦浴等。

②若物理降温效果不佳（新生儿发热只用物理降温，不用药物降温）或体温超过 39℃时给予药物降温，采取降温措施 30 分钟后需要再次测量体温，并做好记录，观察疗效及有无副作用。

（2）密切观察体温变化，警惕高热惊厥的发生。密切观察有无惊厥先兆，尤其有高热惊厥史的患儿，如高热患儿出现兴奋、烦躁、惊恐等惊厥先兆，应立即处理。

（3）注意观察患儿的精神状况、食欲，并经常检查口腔黏膜及皮肤有无皮疹等。如食欲好、玩耍如常，则提示预后较好。如高热持续不退、精神差、嗜睡、烦躁、面色苍白等应警惕并发症的发生，须及时报告并送医院医治。

三、呼吸道感染护理

上呼吸道感染（俗称"感冒"）有 90%是由病毒引起的，气候改变、空气污浊、居室拥挤及护理不当等常可诱发本病。反复上呼吸道感染影响新生儿的生长发育，降低免疫力，还可能诱发哮喘、肾炎、心肌炎等病；经常大量用药会不同程度地损害新生儿的肝肾功能。

（一）休息和营养

俗话说"三分治七分养"，要让新生儿多喝水、多休息。多喝水，用以补充发烧消耗的体液，促进毒素的排出；食欲缺乏或呕吐，可以适当增加吃奶次数，每次量可少一些。

（二）环境

保持室内安静，空气清新、流通，防止对流风。维持室温在 18 ～ 22℃，相对湿度在 60%左右。衣被厚薄、松紧要适当，为增加散热，不宜保暖过度。

（三）皮肤护理

及时更换被汗弄湿的衣服并清洁皮肤，加强口腔护理。

四、腹泻护理

新生儿腹泻又称新生儿消化不良，是新生儿期最常见的胃肠道疾病。新生儿免疫功能差，尤其是肠道的局部免疫能力更低；另外，新生儿消化系统和其他系统功能的调节机制也比较差。因此，新生儿易发生消化功能紊乱，同时也易患感染性腹泻。轻症患者表现为单纯的胃肠道症状，拉稀便一日 5 次至 10 余次，可伴有低热、吸奶差、呕吐、精神不振、轻度腹胀、哭闹、唇干、前囟门凹陷等现象；严重时大便呈稀水样，排便可增加到 10～20 次/日，还伴有高热、呕吐、尿少、嗜睡，甚至出现手足凉、皮肤发花、呼吸深长、口唇樱红色等情况，家长千万不要大意，需要送到医院输液抢救。

（一）预防护理

（1）不洁的人工喂养是造成感染性腹泻的主要原因。因此，提倡母乳喂养，母乳喂养不但能帮助新生儿远离腹泻隐患，还能增强新生儿对各种病菌的抵抗力。但需注意，母乳喂养的妈妈在喂奶前一定要先清洁乳房，洗净双手。

（2）人工喂养时奶具在使用前和使用后都必须严格消毒，如煮沸消毒。对于家中任何可能接触到新生儿的人，包括爸妈、家人及月嫂等，都必须非常注意个人卫生，做到勤洗手、勤消毒。当自己身体不适时更要远离新生儿。

（二）一般护理

（1）保持清洁，勤换尿布，保持皮肤清洁干燥。每次大便后，宜用温水清洗臀部及会阴部，可以局部涂以护臀油以防臀红。呕吐频繁患儿应侧卧，防止呕吐误吸引起窒息。喂食要耐心，准确记录摄入量。

（2）细心观察病情，每天均应观察记录粪便的次数、颜色、性状、气味及混杂物质等。详细观察全身症状，注意有无腹胀、精神萎靡等。

（3）准确测量体重，每隔 2～3 天定期测量 1 次，直到病情好转为止。

（三）控制腹泻次数，预防继续失水

1. 饮食管理

调整饮食、继续进食是必要的治疗与护理措施。根据病情适当调整饮食，以减轻胃肠道负担。需由少到多，逐渐过渡到正常饮食。对乳糖不耐受者，应限制糖摄入量。

2. 严密观察病情

注意大便的变化，观察记录大便次数、颜色、性状、量，及时送检，并注意采集黏液脓血部分。

3. 控制感染

严格无菌观念，严格消毒隔离，食具、衣物、尿不湿应专用，护理患儿前后认真洗手，防止交叉感染。

五、黄疸护理

黄疸是新生儿常见的症状之一，足月儿有 50%、早产儿有 80% 的概率会出现黄疸。新生儿黄疸分为生理性黄疸与病理性黄疸，生理性黄疸是正常现象。

（一）生理性黄疸

新生儿在出生 2 天后，肉眼就可以看出皮肤有点黄，在 4～5 天时到达高峰，大多 7～10 天后就会消失，一般情况良好，黄疸指数（血清胆红素值）足月儿一般不超过 205μmol/L、早产儿不超过 256μmol/L 属正常范围，此黄疸即为生理性黄疸。

（二）病理性黄疸

病理性黄疸可以有以下情况：

（1）黄疸出现得早，出生后 24 小时内即出现黄疸。

（2）黄疸程度重，呈金黄色或黄疸遍及全身，手心、足底亦有较明显的黄疸或血清胆红素浓度＞ 205 ～ 256 微摩尔 / 升。

（3）黄疸持久，出生 2 ～ 3 周后黄疸仍持续不退甚至加深，或减轻后又加深。

（4）伴有贫血或大便颜色变淡的新生儿。

（5）有体温不正常、食欲缺乏、呕吐等表现的新生儿。

发生病理性黄疸时应引起重视，因为它常是疾病的一种表现，应寻找病因，当血清胆红素浓度达到一定程度时，会通过血脑屏障损害脑细胞（常称胆红素脑病），引起死亡或出现脑性瘫痪、智力障碍等后遗症。所以一旦怀疑新生儿有病理性黄疸，应立即就诊。

（三）新生儿黄疸的家庭护理

1. 母乳喂养

母乳喂养在新生儿黄疸护理中至关重要，通过增加母乳喂养量及频率，促进粪便（尤其胎粪）的排出，从而使新生儿体内血清胆红素浓度逐渐下降，黄疸症状逐渐改善。

2. 游泳

水的导热性比空气大，人在水中活动比在陆地上活动能量消耗大，肠蠕动增强，有利于黄疸消退。

3. 抚触

抚触可增加迷走神经的兴奋性，促进胰岛素、胃泌素的分泌，胃泌素能刺激肠蠕动，抚触顺肠蠕动方向进行，从而促进了胃的排空和胎便的排出，血清胆红素从肠道的排出增加，从而有效减少新生儿黄疸的发生概率。

4. 日光浴

日光浴是利用非结合胆红素在太阳光的作用下转化为异构型水溶性胆红素的原理，每天可适量进行日光浴，从而有利于血清胆红素浓度的降低和黄疸的消退。

5. 人工通便法

用开塞露并辅以手指机械性刺激婴儿肛门，可促使大便排出。

6. 中医中药治疗

中医中药对于新生儿黄疸的治疗有较多的应用。

7. 西药治疗

口服肠道益生菌，如双歧杆菌、乳酸菌等制剂，可改变肠道内环境，对减轻黄疸有一定的辅助作用。

第八节　新生儿常用护理技术

一、人工喂养

（一）目的

当母亲因各种原因不能喂哺新生儿时，可选用新生儿配方奶粉喂养，以满足新生儿对各种营养素的需求。

（二）操作重点强调

（1）选择合适的喂奶时间、次数和量。

（2）根据新生儿每日需要量，进行奶粉的配制。

（3）给新生儿喂奶时，应选择正确的人工喂养姿势。

（4）对新生儿呛奶进行正确处理。

（三）用物准备

奶瓶、奶嘴、奶瓶刷、奶瓶专用清洁剂、消毒锅（蒸汽锅、微波炉）、奶瓶夹、奶瓶晾置架、新生儿配方奶粉。

（四）操作流程

1. 奶粉的选择

建议选择新生儿配方奶粉，其将全脂奶粉经改变成分使之接近人乳，适合于喂养新生儿。

2. 奶粉的冲调

（1）准备开水，将水凉至 50 ～ 60℃备用。

（2）洗净双手，取已消毒过的奶瓶，将备用的温开水倒至所需奶量的刻度位置。

（3）打开新生儿配方奶粉，按照说明书，用奶粉里附带的量匙取合适奶粉加入奶瓶中。

（4）套上奶嘴，旋紧盖子，轻轻摇晃奶瓶，使奶粉充分溶解。

3. 选择喂奶姿势

人工喂养有以下 3 种方式可以选择：

（1）斜抱位。

（2）半卧位。

（3）坐位。

4. 正确喂奶

（1）检查奶水温度。

（2）稍微松开奶盖，允许空气进入，补充吸奶后奶瓶内减小的气压。

（3）诱发吸吮反射。

（4）喂哺时，持奶瓶呈斜位，使奶嘴及奶瓶的前半部分充满乳汁，预防空气吸入。

（5）喂奶后，轻轻而果断地移去奶瓶。

5. 奶具的消毒处理

对于新生儿，每次喂奶后均需消毒奶具。对于稍大儿，建议每3天消毒奶具一次，平时喂奶前用开水烫一下。奶具的消毒处理包括清洗、消毒、晾干、组装四个步骤。

（1）奶具清洗

①倒掉残余奶液，用清水冲洗奶瓶内、外壁。

②用奶瓶刷清洗奶瓶内壁、瓶颈和螺旋的奶瓣（可选择使用奶瓶专用清洁剂）。

③将奶嘴翻过来，用专用奶嘴刷清洗奶嘴。

④再次用清水冲洗奶瓶和奶嘴。

（2）奶具消毒

①煮沸消毒：最常用，把玻璃奶瓶（塑胶奶瓶在水开5～10分钟后再放入）放入煮锅内，加入没过奶瓶的水，大火烧开后继续煮5～10分钟，然后放入奶嘴等塑胶制品，盖上锅盖继续煮3～5分钟关火。

②蒸汽消毒：将彻底清洗的奶瓶、奶嘴、瓶盖口朝下放入蒸汽锅内，蒸5分钟左右即可。

③微波炉消毒：向适合用微波炉加热的奶瓶（奶头及连接盖不可用微波炉消毒）内加满水，打开高火10分钟即可。

（3）晾干奶具：将消毒好的奶瓶、奶嘴用消毒过的奶瓶夹取出来，放置在晾置架上，让其自然晾干。

（4）组装奶具：晾干后的奶瓶、奶嘴要组装好，盖好奶瓶盖子，防止被灰尘、细菌污染。

（五）操作注意事项

1. 选择合适的奶嘴

奶嘴软硬度与奶嘴孔大小应合适，喝水时选择圆孔奶嘴，喝奶时选择十字孔奶嘴。

2. 奶量

出生1周内30～45毫升/次，2周内45～60毫升/次，半个月以上75～100毫升/次，每隔3小时左右喂养一次；个别婴儿奶量视消化功能和需要而定；婴儿足月后，应按需喂养。

3. 清洁消毒

配奶和喂奶前均应洗净双手，若无冷藏条件，奶液要现配现喂；若有冷藏条件，配制好的奶液应在12小时内饮用，从冰箱内取出后，应先用温奶器加温再食用。

4. 调整奶量

在初次配乳后，根据新生儿食欲、体重和粪便性状，随时调整乳量。吃奶后婴儿精神活泼，能安静入睡 3～4 小时，体重增长在 0.5 千克/月以上，说明奶量够；如果婴儿吃奶后吵闹，伴吸吮动作，说明奶量不足，需增加奶量。

二、婴儿被动操

（一）目的

（1）增强小儿骨骼与肌肉的发育，促进新陈代谢；安定情绪，改善睡眠；增进亲子感情，促进智力发育；增强免疫力，预防疾病。

（2）促进小儿基本动作的发展。

（3）促进小儿与亲人的情感交流，满足小儿对爱和安全的需要，减少小儿焦虑，促进睡眠，促进小儿健康成长。

（二）操作重点强调

（1）操作手法正确。

（2）时间选择适宜。

（3）情感交流丰富。

（三）用物准备

大毛巾、尿不湿、替换的衣物、有软垫的操作台。

（四）操作流程

1. 准备

（1）月嫂准备：工作衣帽穿戴整齐，摘掉手上饰物，剪指甲，洗手。

（2）环境准备：关上窗户，调节室温至 27℃左右；播放轻柔音乐。抱婴儿至操作台面，打开包被，脱去外套，最好裸体，也可以保留宽松轻便的内衣，便于婴儿活动。

2. 上肢运动

（1）预备姿势：婴儿仰卧位，操作者立于婴儿足端，双手握住婴儿的腕关节，把拇指放在婴儿手掌内，使其握拳，两臂放于身体两侧。

（2）扩胸运动

①第 1 拍：两臂左右分开，与身体呈 90°，掌心向上。

②第 2 拍：两臂胸前交叉。

③第 3 拍同第 1 拍，第 4 拍同第 2 拍，左右手轮换。重复共两个 8 拍。

注意：两臂平展时可帮助婴儿稍用力，两臂向胸前交叉动作应轻柔。

（3）屈肘运动

①第 1 拍：将左臂肘关节前屈。

②第 2 拍：将左臂肘关节伸直还原。

③第3、4拍：换右手屈伸肘关节，重复共两个8拍。

注意：屈肘关节时手触婴儿肩，伸直时不要用力。

（4）肩关节运动

①第1、2拍：将左臂弯曲贴近身体。

②第3拍：以肩关节为中心，由内向外做回环动作。

③第4拍：还原。

④第5～8拍：换右手，动作相同。

⑤共两个8拍。

注意：动作必须轻柔，切不可用力拉婴儿两臂勉强做动作，以免损伤关节及韧带。

（5）伸展上肢运动

①第1拍：两臂向外平展，与身体成90°角，掌心向上。

②第2拍：两臂向胸前交叉。

③第3拍：两臂上举过头，掌心向上。

④第4拍：动作还原。

⑤重复共两个8拍。

注意：两臂上举时两臂与肩同宽，动作轻柔。

（6）踝关节伸屈运动

①预备姿势：婴儿仰卧，两腿伸直，用两手握婴儿脚腕（踝部），但不要握得太紧。

②第1拍：左侧足尖向上，屈曲踝关节。

③第2拍：足尖向下，伸直踝关节。

④重复8拍，第二个8拍换右侧。

注意：屈曲时，稍用力；伸直时不要太用力。

（7）两腿轮流屈伸运动

①预备姿势：成人两手分别握住婴儿两膝关节下部。

②第1拍：屈婴儿左膝关节，使膝缩近腹部。

③第2拍：伸直左腿。

④第3、4拍：屈伸右膝关节，然后伸直右腿。左右轮流，模仿蹬车动作。

⑤重复共两个8拍。

注意：屈膝时成人稍帮助婴儿用力，伸直时动作柔和。

（8）下肢伸直上举运动

①预备姿势：两下肢伸直平放，成人两掌心向下，握住婴儿两膝关节。

②第1、2拍：将两下肢伸直上举呈90°。

③第3、4拍：还原。

④重复共两个8拍。

注意：两下肢伸直上举时臀部不离开台面，动作轻缓。

（9）翻身运动

①预备姿势：婴儿仰卧，两腿伸直。婴儿仰卧位，两手交叉放于胸前。

②第1、2拍：操作者右手放于婴儿胸前，左手垫于婴儿颈背部，帮助婴儿从仰卧位转为左侧卧位。

③第3、4拍：还原。

④第5～8拍：方向同前，帮助婴儿从仰卧位转为右侧卧位。

（五）操作注意事项

（1）最好在两餐之间或充分休息后进行训练，避免疲劳、饥、饱状态。

（2）训练时，动作轻缓，有节奏感，慢慢让新生儿适应。

（3）运动中，动作尽量达到一定的幅度，但不宜过于强迫婴儿，应顺势诱导，否则过度拉伸反而会使婴儿的身体受伤。

（4）可以打乱婴儿被动操的顺序，也可以挑选其中的几节重点训练。

（5）婴儿情绪反应激烈时，应暂停运动。

三、新生儿的睡眠

（一）目的

帮助新生儿快速入睡，培养良好的睡眠习惯。

（二）操作重点强调

培养新生儿良好的睡眠规律，为新生儿提供安全的睡眠环境。

（三）用物准备

婴儿床、枕头、蚊帐。

（四）操作流程

1. 帮助新生儿快速入睡

（1）创造良好的睡眠环境：

①室温保持在18～22℃，相对湿度保持在50%～60%。

②新生儿睡觉时朝着背光方向，或为新生儿挡住光源，让新生儿慢慢适应离开妈妈子宫的生活。

（2）合理安排白天活动：

①让新生儿白天多活动，减少午睡时间。

②晚饭及临睡前不要让新生儿吃太饱，饭后做一些轻松活动。

（3）轻拍新生儿：新生儿睡下后，如果情绪不太安定，妈妈可以轻拍新生儿，让新生儿感到安全，拍的时候注意节奏和力度。

（4）放轻柔音乐：新生儿一出生就会对声音有反应，所以可以让新生儿听音乐，还可以给新生儿哼唱催眠曲。

（5）拥抱新生儿：新生儿需要安全感，睡前给新生儿一个拥抱可以很好地安抚新生儿。

（6）安抚奶嘴：吸吮东西可以使新生儿感到抚慰，也会加速新生儿进入睡眠状态，但不要长时间使用安抚奶嘴，以免产生依赖性。

2. 培养良好的睡眠规律

（1）让新生儿自己入睡：建议在新生儿困倦但还清醒的时候把新生儿放到床上，不建议摇晃着哄新生儿入睡，也不建议边吃奶边入睡。

（2）让新生儿定时睡眠：

①制定上床睡觉时间：最好是在晚上 7：00 ～ 8：30。

②建立一套睡前程序：给新生儿洗澡、换尿不湿、读故事或唱摇篮曲、亲吻新生儿、道晚安等。

③早上叫醒新生儿：如果新生儿早晨过了平常醒来的时间还在睡，最好能把新生儿叫醒，有助于建立生物钟。

④白天小睡：每天在固定时间让新生儿小睡一会儿，或者在上次醒来 2 小时后，再睡一觉。

（3）让新生儿白天少睡：白天新生儿房间要有充足光线，不必特意减少日常生活噪声，尽量多和新生儿一起玩耍。

（4）让新生儿晚上多睡：晚上屋内光线要暗，保持安静，除了抚慰新生儿因为吃、喝、拉、撒等情况引起的啼哭，尽量不要跟新生儿说话。

3. 创造安全的睡眠

（1）环境

①冬季注意保暖，不能使用电热毯；夏季注意通风，风扇、空调不要直接对着新生儿吹。

②新生儿的居室应阳光充足，避免强光直射面部；夜晚不应通宵开灯。

③居室门窗应加纱门、纱窗，避免蚊蝇骚扰。

（2）婴儿床：婴儿床要有一定的安全性能，防止新生儿坠床、夹伤，建议选择木质、有纱窗的婴儿床。

（3）枕头：刚出生的新生儿不需要枕头，为防止吐奶可在肩下垫一软枕；3 个月后可使用 1 厘米左右的低枕；7 ～ 8 个月时可使用 3 厘米左右的枕头。

（4）睡姿：0 ～ 3 个月的新生儿最好采用侧卧位，注意两边侧卧交替进行；3 个月后可让新生儿自己选择睡眠姿势。

（5）入睡：不要摇晃着新生儿睡觉，鼓励新生儿独自入睡，晚上尽量不要搂着睡觉，以免影响新生儿呼吸和活动。

（6）喂奶：夜间喂母乳时，妈妈应该坐起来，保证在清醒状态下喂奶，避免躺着喂奶时发生意外。

（7）急救：备好常用的药品和温度计，以防夜间突发疾病。

（五）操作注意事项

（1）让新生儿养成自己入睡的习惯。

（2）选取恰当的睡眠姿势，既可以塑造良好头形，又可防止发生意外。

（3）晚上睡觉光线不宜太亮，可使用地灯或暖黄色的灯光。

（4）新生儿的睡眠环境宜安静，但不能过于安静，以免长大后无法适应特殊睡眠环境而影响睡眠质量。

（5）新生儿的床不需要太软；新生儿不需要垫枕头。

四、新生儿智护训练

（一）目的

（1）促进新生儿视觉、听觉、触觉等的发育。

（2）促进亲子情感交流，培养良好性格。

（3）促进婴儿基本动作的发展，促进新陈代谢；增强免疫力，预防疾病。

（二）操作重点强调

（1）操作手法正确、按摩力度适当。

（2）时间掌握适宜。

（3）情感交流丰富。

（三）用物准备

红色海绵球、新生儿沙锤、柔软毛巾、婴儿按摩油等。

（四）操作流程

1. 视觉训练

（1）新生儿在安静觉醒状态下。

（2）护理人员一手托住其枕部，一手用红球吸引其注视。

（3）红球在距离眼睛20厘米处，从中线开始，在新生儿开始注视后慢慢向两侧移动。

（4）每次时间不宜过长，从每次20秒增加至1～2分钟。

（5）观察新生儿的反应，身体不适时立即停止。

注意：新生儿仅能看到距离眼睛20厘米的活动的物体，训练追视物体不宜过远。

2. 听觉训练

（1）意义：新生儿的听力发育开始得很早，甚至起始于胎儿期。因此，近年来早期听觉刺激已成为胎教的主要方法之一。新生儿在有了听觉之后，就要不停地听，只要落在他的听觉范围内，他便收入耳内产生听觉，传入大脑，留下痕迹，一直到入睡为止。听觉不仅使新生儿辨认周围环境中的多种声音，而且凭此掌握人类的语言。新生儿期是儿童语言发展最迅速的时期。因此，听觉的发展在这个时期具有非常重要的意义。

（2）听觉训练方法：

①给新生儿听轻柔舒缓的音乐。

②用适合新生儿的沙锤在距离新生儿耳旁 20 厘米处轻轻摇动，吸引新生儿转头。

③也可由家长在新生儿耳旁轻轻呼唤新生儿，吸引新生儿转头。

④两只耳朵轮流进行。

⑤每次 1 ～ 2 分钟。

注意：声音不宜过响，一测时间不超过 30 秒。

3. 视听结合训练

怎样训练新生儿以及什么时候训练新生儿是家长最关心的问题。一般孩子在吃饱后 1 小时左右会有 10 分钟到半小时的觉醒时间，我们要利用新生儿这段觉醒时间进行视听训练。

视听结合训练方法：成人面对新生儿，距离约 20 厘米，一边呼唤新生儿，一边从中线开始，向左右 90° 缓慢移动头部，吸引新生儿的注视。要求声音亲切温柔，面部表情丰富，体现出真切的爱。

以上方法可以训练新生儿的视、听能力及注意力。新生儿很容易疲劳，一般每次视听训练不要超过 10 分钟，以保证新生儿有充足的睡眠。

4. 大运动、精细运动训练

（1）大动作训练含全身按摩、肢体被动活动、俯卧抬头训练。

①全身按摩：按摩可以使体重增加，免疫力增强，刺激神经系统发育，增加亲子感情。腹部按摩可促进肠蠕动，增进消化功能，同时还能达到刺激大脑的效果。

A. 面部：两手对眉弓部由内向外至太阳穴进行按摩，每次做 8 下，重复两次；两手在鼻翼两侧由鼻根部向下进行按摩，每次做 8 下，重复两次。

B. 胸部：两手从胸部中间开始，避开乳头，由内向上、向外呈环形按摩，每次做 4 下，重复两次。

C. 腹部：顺时针方向对腹部进行按摩，两手交替共 4 下，重复两次。

D. 手脚：每次按摩手心、足心各 8 下，重复两次，再对每个手指、足趾进行搓动，每一部位每次 4 下，共 4 次。

注意：将新生儿放在铺着垫子或毛巾的床或台面上，室内温度适宜，新生儿穿单衣；家长洗手后要涂上润滑的护肤油；按摩力度要适中；最好在两次喂奶的中间进行。

②肢体被动活动：可增加肌肉力量和关节活动度，使体格强壮，同时也促进大脑发育。

A. 上肢：两手握住新生儿腕部，先平伸再屈曲做 4 下，每只腕部重复两次。

B. 下肢：两手握住新生儿踝部，向上弯曲，然后伸展做 8 下，重复两次。

注意：将新生儿放在铺着垫子或毛巾的床或台面上，操作者动作轻柔，注意关节的保护。

③俯卧抬头训练：新生儿俯卧在台面上，双手托住新生儿腋下，慢慢托他抬头，可根据新生儿自身的力量逐步减轻上托的力量，每次练习 1～2 分钟。

注意：俯卧练习要在喂奶前半小时到 1 小时进行，切忌在吃奶后马上做。俯卧时注意不要影响呼吸。

（2）精细动作训练：主要是手的灵活性的训练。可让新生儿多握成人的手指或自制小棉条、小玩具等，不定时放于新生儿手中让其抓握（从新生儿手中取出抓物时，可轻触其手背，新生儿会自动放手）。

5. 语言训练

新生儿具备了笑和发音的能力，可在新生儿安静觉醒时，与其面对面，距离约 20 厘米，用轻柔、舒缓、清晰、高音调的声音对新生儿说话，具体内容可以是儿歌、诗词或安抚性的交流等。持续一会儿，可见新生儿肢体活动增加，出现微笑等愉快反应。

6. 认知能力

新生儿对脸谱型的图形及人脸有与生俱来的敏感和喜爱，可多给新生儿看脸谱型挂饰或与其面对面（距离约 20 厘米）交流，使其形成对自身以外的人的认识。

（五）操作注意事项

（1）以上操作程序并不固定，即每次训练不必按 1 至 6 项逐一做完，应视新生儿情绪及生活规律，灵活操作。

（2）以上操作程序为统一整体，可多项同时进行，如做抚触时，可同新生儿说话、播放音乐等。

（3）新生儿室内不必过于安静，维持正常环境即可，但应避免噪声。

（4）不要给新生儿过度的视听刺激，如播放音乐时间每次 20～40 分钟，每天 3～4 次即可。避免不停地同新生儿说话，应留给新生儿独处的时间。

五、婴幼儿安全

（一）目的

给婴幼儿提供健康、安全的居家和外出环境，最大限度地保护婴幼儿。

（二）操作重点强调

婴幼儿的安全意识薄弱，其安全的防线主要依靠父母及其他监护人构筑，父母要增强自己的安全意识和技能，根据婴幼儿不同阶段认知能力的发展进行适当的、反复的安全教育，最大限度地降低安全隐患。

（三）用物准备

居家、户外物品。

（四）操作流程

1. 在家的安全——0～6个月婴幼儿

（1）窒息的预防

①婴儿床上不要放置可能遮盖婴幼儿口鼻的包被、毛绒玩具等。

②不要让婴幼儿睡在过于柔软的物体上。

③尽量让婴幼儿独自入睡。

④妈妈夜间要在清醒状态下给婴幼儿喂奶。

（2）跌落的预防

①换尿不湿后，不要把婴幼儿单独留在换尿不湿的桌子、床、沙发或椅子上。

②婴儿床要加护栏。

③抱婴幼儿的时候，注意保护婴幼儿的头颈部。

④婴幼儿洗头时，用木乃伊约束法；洗澡时，用交叉抱法。

（3）烧烫伤的预防

①一手抱婴幼儿时，另一只手勿同时拿热的食物或水。

②婴幼儿洗澡前要先试水温，水温宜在38～42℃。

③冬季睡觉，不要给婴幼儿使用电热毯，热水袋应放在婴幼儿包被外面。

④家用热水器、开水壶应放在婴幼儿触摸不到的地方。

2. 在家的安全——7～12个月会爬的婴幼儿

（1）窒息的预防

①不要随便给婴幼儿吃易引起窒息的食品，如苹果、葡萄、果冻等。

②家里的药品或者化学用品应放在高处。

③勿给婴幼儿玩有尖角或易脱落小零件的物品。

④给婴幼儿服药时，要按照医嘱实施。

（2）烧烫伤的预防

①不要把热杯子或热碗放在低矮的桌子上。

②家用电热设备，如电热器、电熨斗、电炉等要远离婴幼儿或放在高处。

③婴幼儿洗澡前要先试水温。

④洗澡时，不要把婴幼儿独自放在水盆里。

3. 在家的安全——1～2岁会走的婴幼儿

（1）跌倒的预防

①保持地面干燥，特别是厨房和卫生间。

②家具要牢固，不要有尖角。

③靠窗户的地方不要放置凳子和沙发等家具，窗户要安装间距合适的防盗窗。

④如果家里有楼梯，要装上安全门；如果有室外阳台，要安装高度合适的围栏。

（2）烧烫电伤的预防

①不要把热杯子或碗放在婴幼儿可以触摸到的地方。

②家用电热设备，如电熨斗、电炉等要远离婴幼儿或放在高处。

③告诉婴幼儿不要将手指伸进电风扇，不要玩电线、电源插座、插头、开关等，防止触电。

④婴幼儿洗澡时，应先放凉水，再放热水。

（3）中毒的预防

①家里的药品或者化学用品（清洁剂、化妆品等）应放在高处。

②饮料瓶里不要装有其他与标签不符的液体。

③不要在家里放置杀鼠或杀虫药。

④在厨房安装煤气泄漏探测器。

（4）受伤的预防

①不可将尖锐的东西随意放置，如针、叉子、刀子等。

②不可用绳子拴住奶嘴挂在婴幼儿脖子上。

③不要在家中存放易燃、易爆危险物品，不要让婴幼儿单独燃放鞭炮。

④禁止婴幼儿玩尖锐的东西或拿着它们奔跑，如棒棒糖的棒子、笔等。

⑤最好用纽扣的裤子，不要带拉链。

4. 外出的安全

（1）活动：外出活动时间应循序渐进，夏季 11：00 ～ 15：00 紫外线最强的时候尽量不要户外活动。外出时要做好防晒工作。

（2）防蚊虫：外出活动，要涂好防蚊水，尽量少去低矮树荫、水草较多等蚊虫集聚的地方。

（3）防溺水：如果外出时有水上活动，玩水时要看好婴幼儿，做好保护措施，避免呛咳、溺水。

（4）防着凉：婴幼儿外出时，要注意天气变化，随时为婴幼儿增减衣物，并准备好雨具。

（5）防丢失：不要把婴幼儿一个人放在手推车里，不要让婴幼儿离开父母的视线，父母要留意周边的陌生人。

（6）防意外：开车出行时，要用儿童安全座椅，不要让婴幼儿坐在副驾驶位置，更不要把婴幼儿单独留在密闭的车内，特别是夏季。

（7）流感季节或传染病流行时，尽量不要带婴幼儿去电影院、商场等公共场所。

（五）操作注意事项

要根据婴幼儿不同阶段认知能力的发展进行安全教育，减少不安全因素，保护婴幼儿健康安全成长。

参考文献

[1] 初钰华，刘慧松，徐振彦. 妇产科护理 [M]. 济南：山东人民出版社，2021.

[2] 丁海燕，张力. 妇产科护理 [M]. 长春：吉林科学技术出版社，2019.

[3] 王清. 实用临床妇产科诊疗研究 [M]. 上海：上海交通大学出版社，2019.

[4] 刘典芳. 妇产科常见疾病诊断与治疗 [M]. 长春：吉林科学技术出版社，2019.

[5] 孙会玲. 妇产科诊疗技术研究 [M]. 汕头：汕头大学出版社，2019.

[6] 胡炳蕾. 实用临床妇产科诊疗学 [M]. 长春：吉林科学技术出版社，2019.

[7] 张俊英，王建华. 精编临床常见疾病护理 [M]. 青岛：中国海洋大学出版社，2021.

[8] 韩敏. 现代妇科与产科诊疗进展 [M]. 上海：上海交通大学出版社，2019.

[9] 王梅. 妇产科常见病护理 [M]. 长春：吉林科学技术出版社，2019.

[10] 张翠华，张婷，王静，等. 现代常见疾病护理精要 [M]. 青岛：中国海洋大学出版社，2021.